温病名家医案评析

主编　岳冬辉　张文风　毕　岩

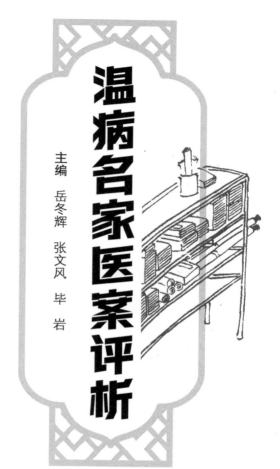

全国百佳图书出版单位
中国中医药出版社
·北京·

图书在版编目（CIP）数据

温病名家医案评析 / 岳冬辉，张文风，毕岩主编 . —北京：中国中医药出版社，2022.12

ISBN 978 - 7 - 5132 - 7661 - 0

Ⅰ.①温⋯　Ⅱ.①岳⋯ ②张⋯ ③毕⋯　Ⅲ.①温病学说—医案—汇编—中国　Ⅳ.① R254.2

中国版本图书馆 CIP 数据核字（2022）第 100743 号

中国中医药出版社出版

北京经济技术开发区科创十三街 31 号院二区 8 号楼

邮政编码　100176

传真　010-64405721

三河市同力彩印有限公司印刷

各地新华书店经销

开本 710×1000　1/16　印张 18.25　字数 275 千字

2022 年 12 月第 1 版　2022 年 12 月第 1 次印刷

书号　ISBN 978 - 7 - 5132 - 7661 - 0

定价　79.00 元

网址　www.cptcm.com

服 务 热 线　010-64405510

购 书 热 线　010-89535836

维 权 打 假　010-64405753

微信服务号　zgzyycbs

微商城网址　https://kdt.im/LIdUGr

官 方 微 博　http://e.weibo.com/cptcm

天猫旗舰店网址　https://zgzyycbs.tmall.com

如有印装质量问题请与本社出版部联系（010-64405510）

编 委 会

序

中医学之传承在于临床，临床之中传于理法，载于医案。理法之始源于《灵》《素》，医案之源始于《诊籍》。故经典者，医之奥旨所本也；医案者，医之传承所在也。近代时医，相率以方投受，而求诸经论者少之。然舍奥旨而务其术，安望其技之神良乎。虽然方以法立，法以制宜，譬之于工，匠心独运，断未有倜规矩而为之者。是知理法者，医之道也，传乎于医案之中，不可不知，不可不究。

幸今有长春中医药大学岳冬辉教授品学兼优，乃温病学领域的青年才俊。继其专著《温病论治探微》与《温病理法析要》获得好评之后，不忘初心，乘胜而行，主持编著《温病名家医案评析》。是书集明末清初至今15位医家之医案编绘于册，230案精中之优。各家医术之长，了然纸上，彰显医术之特长，展现温病之理法，弘扬中医之价值。一册《温病名家医案评析》在手，诸家辨病辨证之法，应用经典之思维，审因论治之思路，理法方药之特色，配伍化裁之技巧，左右逢源之高明，有机地融汇在20余万字的篇章论述中。作为其师承导师，我十分欣喜地看到她勤奋耕耘的学术收获，孜孜不倦的进取精神，敏而好学、勤而善思的学习态度。中医传承，后继有人，此亦为师之荣耀矣！

善观医案者，最能汲取众家之所长也。本书为诸温病名家之案，而诸家无不根柢经典，基于临床，发挥心得，以诊于案。本书之精华亦在于医案之评析，众家之案，出众家之法，经典之应用，方药之遣择，无不精良。是以泛览沉酣，深造自得，久之源流条贯，自然胸有主裁。是知学不博无以通其变，思不精无以烛其微。唯其由博返约，取精用宏，故能悟彻于理，而探微析要。是以借本书出版之际，余欣然为之作序，冀今后有更多如岳冬辉教授这样优秀的青年学者，在中医学术历程的探索中于博、精二字多着力，则必可臻于上工之境界也。

刘景源

辛丑年冬月于北京

前　言

温病学是中医学的重要组成部分，是中医长期防治温病实践经验的总结。历代医家在对温病进行诊治和预防的实践中形成了独具特色的温病理论认识，积累了丰富的临床经验，在治疗当今传染病的实践中发挥了举世瞩目的重要作用，受到国际医学界的关注与重视。发挥中医药在防治传染性和感染性疾病的特色优势，对于当今提高传染病的防治水平，有着重要的现实需求和重要意义。有鉴于此，笔者注意到历代温病代表性医家的学术经验，是温病学理论认识与实践运用的鲜活体现。笔者在总结近20年研究成果的基础上，分别编撰出版了学术专著《温病论治探微》和《温病理法析要》二书。

笔者在教学工作和临床实践中发现，理论与临床虽然互为补充，但是初学者往往将二者脱节，难以做到快速统一，此时就需要大量的临床实践的奠基与理论分析的指导，而医案恰恰扮演了此角色，集二者于一身。清代医家周学海这样评价医案"宋以后医书，惟医案最好看，不似注释古书之多穿凿也。每部医案中，必有一生最得力处，潜心研究，最能汲取众家之所长"。明代医家孙一奎同样给予了医案高度的赞赏，"医案者何？盖诊治有成效，剂有成法，固纪之于册，俾人人可据而用之。如老吏断狱，爱书一定，而不可移易也"。足以证明医案的重要性。因其为医家诊治过程的完备记载，具有一定的真实性和可靠性，所以医案是医家诊疗经验和学术思想的直接体现，更能诠释医家在诊治过程中的辨病辨证思路、望诊脉学心法、选方遣药原则、愈后防瘥体会等。历代名家温病医案是理法方药有机融合的真实纪录和经验结晶，值得研究和借鉴。

本书以时间为轴，分为上、中、下三篇，囊括多种常见疾病，回归历史情境，进行总结分析。上篇为"温病奠基时期医家医案"，精选了汪机、缪希雍、喻昌的医案；中篇为"温病形成时期医家医案"，精选了叶天士、薛雪、刘奎、吴瑭、王士雄、雷丰、柳宝诒的医案；下篇为"温病发展时期医家医案"，精选了张锡纯、程门雪、赵绍琴、王乐匋、李士懋的医案，共 15 位历代温病医家 230 则医案，在基于临床真实世界的前提下，重点评析其临床施治过程中源于经典的思维，审因论治的思路、理法方药的特色、配伍化裁的技巧，从而展示其左右逢源、效如桴鼓的高明所在。严格地说，名医医案是医家们记录其临床所治疗的典型、复杂、疑难病案例，主要是供自己、同道、后人参考学习。通过这些典型的温病医案分析，可以使中医大家的临床经验、思路方法、学术思想得到很好的传承，也可以使研究者在临床诊治疑难危重病症之际得到启发。好的医案，诚能使人开卷有益，学者能借以登堂入室，亦可温故知新，发掘有益的临床辨病辨证、选方用药的经验，从而形成自己临床和学术的理法方药体系，更好权衡自己理论与临床技术方法的短长，以期达到审偏知弊，补偏救弊。何况许多温病医案在于案例本身的特殊性，如疑难、危重病症的成功治疗，医者针对关键的病机证候，准确治疗，扭转病机、逆转病势。或虽为普通疾病，治疗别出心裁，创新诊治思路方法，得到更好的疗效，这些都是弥足珍贵的经验与智慧。医案之意义，在于示人以辨证论治之规矩、圆机活法之变通、理法方药之依据。但因本书所选医案历史跨越从明清至当代，为尊重医案原貌，并未对不同时期医家医案中药物名称进行规范统一，以原医案为准。

温病学理论对临床实践的指导涵盖范围较广，不仅是对外感温病的诊治，还包括对中医内、外、妇、儿各科的辨证用药的指导。

本研究成果是集体智慧的结晶，团队成员本着严谨求实的态度，分工明确，团结协作，在较短的时间内完成了编写任务。但是，由于水平有限，加之时间仓促，难免存在许多不足和欠妥之处，恳请同道专家提出宝贵意见，以利不断完善和提高。

在此书即将付梓之际，衷心感谢一直指导支持我的许多领导和老师。特别感谢恩师北京中医药大学刘景源教授，在学术研究上对我的指导，并在百忙之中欣然为此书作序，给予我许多鼓励和鞭策。谨在此，对所有支持和关心我的人一并致以最诚挚的谢意！

岳冬辉

于长春中医药大学

2021 年 11 月 11 日

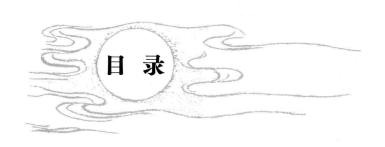

目　录

中篇　温病形成时期医家医案

温病名家医案评析

下篇　温病发展时期医家医案

温病奠基时期医家医案

上篇

温病在宋金元时期开始逐渐摆脱伤寒，时至明末清初，温病医家崭露头角，汪机、吴又可、缪希雍、喻昌等温病名家逐渐登上历史舞台，为温病学说理论体系的形成奠定了坚实的理论基础。虽然此阶段温病学说的理论体系尚未形成，但此阶段的温病医家敢于突破原有固化思想，对温病有了更明确的认识，对温病学说的形成影响巨大，其中以吴又可为代表，认为"温疫之为病，非风、非寒、非暑、非湿，乃天地间别有一种异气所感"，提出与传统六淫不同的"疠气"病因学说，在当时历史条件下是重大的创新性发展。除此之外，此阶段其他温病医家均为即将形成的温病学说奠定了雄厚的理论基础，如汪机明确提出了新感温病的观点，突破了"冬伤于寒，春必温病"的伏寒化温的传统认识；喻昌提出瘟疫三焦病变定位及三焦分治原则等。然而，吴又可虽有《温疫论》闻名于世，但其医案鲜有流传，此为温病之殇，本书之憾。本书沧海寻珠，精选汪机医案 15 则，缪希雍、喻昌医案各 10 则，以体会此时期的温病医家的临床治疗经验及学术思想。

汪机医案评析

汪机（1463—1540），字省之，号石山居士，安徽祁门人，新安医学奠基人。其家世代行医，汪氏少时勤攻经史，后因其母长期患病，多方医治无效，遂跟随其父学医，勤思苦学，钻研医学经典，统揽诸家之长，并加以整理，以至青出于蓝而胜于蓝，医术超越其父，为其母治愈头痛呕吐之患。且汪氏医德高尚，重视病人生死，对危重病人的救治不遗余力。在学术上，汪氏独树一帜，认为营与卫异名同类，用药力主参芪，强调治病防病的关键在固本培元。其一生潜心医学，至古稀之年，仍辛苦耕耘，著书立说，其主要著作有《石山医案》《读素问钞》《运气易览》《针灸对问》《痘治理辨》《伤寒选录》《医学原理》等十余部著作。

案一：治咳嗽燥热伤津案

【医案】

村庄一妇，年五十余。久嗽，咯脓血，日轻夜重。诣予诊视，脉皆细濡而滑。

曰："此肺痿也，曾服何药？"出示其方，非人参清肺散，乃知母茯苓汤也。二药皆犯人参、半夏，一助肺中伏火，一燥肺之津润，故病益加。为处一方：天冬、麦冬、阿胶、贝母为君，知母、生地黄、紫菀、山栀为臣，桑白皮、马兜铃为佐，款冬花、归身、甜葶苈、桔梗、甘草为使。煎服五帖遂安。

【评析】

汪氏本案以润燥生津法治咳嗽燥热伤津之候。本案中患者为五十岁女性，咳嗽时间过长并伴有脓血，且日轻夜重，脉象为细濡而滑。汪机断患者为肺痿，患者曾服知母茯苓汤，汪氏认为知母茯苓汤中人参、半夏等物会助长肺中之伏火，使肺中之津液更加干燥，此时应润燥生津。汪机处方运用天冬、阿胶、贝母为君，天冬配阿胶和贝母，均为滋阴润燥之剂，天冬甘寒而苦，滋阴清热降火；阿胶甘平滋腻，补血通络；贝母甘苦微寒，润肺散结消痈。三药同用，补清并施，治疗肺中虚火伤津为病。汪氏运用知母、生地黄、紫菀、山栀为臣，知母、生地黄均为滋阴清热之品，紫菀可润肺治劳嗽咯血，山栀又可清三焦邪火，滋肺阴的同时祛除肺中郁火，兼以止血。汪氏以桑白皮、马兜铃为佐，桑白皮治咳嗽吐血效果显著，马兜铃可运用于痰中带血，两药合用可清肺泄热。汪氏还运用款冬花、当归身、葶苈子、桔梗等润肺下气之药为使，助肺气得降，则咳嗽可止。汪氏从患者咳嗽日轻夜重、咯脓血得知，患者为久咳伤及肺络。脉象细濡而滑则是因肺为水之上源，肺气不利则水液代谢受阻。汪氏辨证准确，用药得当，善用甘寒药物润燥生津，为后世在燥热致咳方面的论治提供了思路。

案二：治消渴脾气虚弱案

【医案】

一妇年三十逾，常患消渴，善饥脚弱，冬亦不寒，小便白浊，浮于上者如油。予诊脉，皆细弱而缓，右脉尤弱。

曰：此脾瘅也。宜用甘温助脾，甘寒润燥。方用参、芪各钱半，麦冬、白术各一钱，白芍、天花粉各八分，黄柏、知母各七分，煎服。病除后，口味不谨，前病复作，不救。

【评析】

汪氏本案以甘温助脾法治消渴脾气不足之候。本案患者消渴易饥，冬不知寒，伴有淋病，小便白浊，脉细弱而缓，汪氏认为患者是"脾瘅"。瘅，是热的意思。脾瘅为脾中湿热蕴结致病，即过食肥甘厚味，导致内热中满蓄积于脾，脾气上溢于口，从而出现口甘、口黏之症状，日久可转发为消渴病。患者本身消渴容易多饮、多食，小便也不利，说明患者三焦气化功能失常，水液代谢不利，兼脾虚蕴热。汪氏认为应"甘温助脾，甘寒润燥"，运用人参、黄芪为君药，甘温补气健脾；麦冬、白术为臣药，麦冬甘寒益胃生津、白术健脾除湿，两药可甘寒健脾益阴；白芍、天花粉为佐药，白芍最善柔肝脏之刚烈，补阴液之不足，养血活血荣筋，解痉缓急止痛。天花粉最善清肺胃之火，两药参合，共使阴液得养，热邪得清，津液得生，筋脉得舒；黄柏、知母为使药，可以清下焦湿热之邪且不伤阴，治患者下焦湿热所致淋证。汪氏治疗此病后，患者没有节制饮食，仍食肥甘厚味，导致旧病复发。汪氏辨病抓住关键病机，从补脾兼润燥入手，兼顾下焦湿浊之证，认识到消渴由于饮食不节所致，拓展了消渴的病因病机证治思路。

案三：治痰饮真虚假实案

【医案】

一人形短苍白，平素善饮。五月间忽发寒热，医作疟治，躁渴益甚，时常啖梨，呕吐痰多，每次或至碗许，饮食少进，头晕昏闷，大便不通，小便如常或赤，夜梦不安，或一日连发二次，或二日三日一发，或连发二日，平素两关脉亦浮洪，邀予适以事阻，令服独参汤二三帖，呕吐少止，寒热暂住。三日，他医曰：渴甚脉洪，热之极矣，复用独参以助其热，非杀之而何？及予往视，脉皆浮洪近数。

予曰：此非疟而亦非热也。脉洪者，阴虚阳无所附，孤阳将欲飞越，故脉见此，其病属虚，非属热也。渴甚者，胃虚津少，不能上朝于口，亦非热也。盖年逾六十，血气已衰，加以疟药性皆燥烈，又当壮火食气之时，老人何以堪此？然则邪重剂轻，非参所能独活。遂以参、芪各七钱，归身、麦冬各一钱，陈皮七分，甘草五分，水煎。每次温服一酒杯，服至六七帖，痰止病除食进。大便旬余不通，导之以蜜，仍令服三十余帖以断病根，续后脉亦收敛而缓，非复向之鼓击而驶也。

【评析】

汪氏本案以甘温健脾法治痰饮真虚假实之候。本案患者六十余岁，平素易口渴，五月突发恶寒恶热，因误作疟疾治疗，导致患者更加躁烦渴甚。患者喜食梨，且呕吐痰涎，食欲不佳，大便不通，小便不利，夜寐不安。汪氏断其为虚证而非实证，观察其脉象，虽然脉洪但为浮洪，且脉象呈现"向之鼓击而驶"，可见脉搏跳动，此为虚阳浮越于上所致。口渴甚也是因为胃中津液较少，不能上朝于口，而非热邪所致的口渴。患者本六十余岁，体质虚弱，用治疟疾的药物只会更加伤及机体正气，使虚证更虚。汪氏认为在用药方面，因用人参、黄芪七钱速回阳救逆，用当归身、麦冬益胃中津液，陈皮疏利气机，使气得通，甘草调和诸药。患者服六七帖之后，痰饮自除，欲进食，胃气已然得生。然而患者仍有大便不通的症状，汪氏运用蜂蜜润下，患者服三十余帖后余症消失。汪氏诊脉细心认真，在诊断患者脉象属实或虚时可以细心体察，区分不同；注重治病求本，并非看到发热恶寒间隔几日就诊为疟疾，而是综合判断病情，抓住根本病机为虚阳浮越，速生阳气。

案四：治伤暑吐泻案

【医案】

临河程正刚，年三十余，形瘦体弱，忽病上吐下泻，勺水粒米不入口者七日，自分死矣。居士诊脉，八至而数，曰：当仲夏而得是脉者，暑邪深入也。上吐下泻，不纳水谷，邪气自甚也，宜以暑治焉。

或曰：深居高堂，暑从何入？居士曰：东垣云远行劳倦，动而得之为伤热；高堂大厦静而得之为伤暑。此正合静而伤暑之论也。但彼用温热，以暑邪在表，此则暑邪已深入矣，变例而用清凉之剂可也。遂以人参白虎汤进半杯，良久再进一杯，遂觉稍安。家人皆大喜，曰：药能起死回生，果然。三服后，减去石膏、知母，再以人参渐次加作四五钱，黄柏、陈皮、麦冬等，随所兼病而为佐使，一月后，平复如初。

【评析】

汪氏本案以清热益气生津法治伤暑吐泻之候。本案患者即使正当壮年，然而形瘦体弱，不耐寒暑。且暑邪分为阴暑与阳暑，暑季感受热邪与暑邪相合便为阳暑，感受寒邪与暑邪相合便为阴暑，所以《医学原理·暑门》云："其中暑者，乃无病之人，或于深堂大厦，或于阴木幽林，或恣食寒凉以避暑热，致使周身阳气为内、外阴寒所遏，不得伸越。"本案患者深居高堂而病，则为中阴暑之邪，邪气阻滞中焦，所以暴病吐泻，上下不通，水米难进。因此，汪氏治以清热益气生津，用人参白虎汤来进行治疗，白虎汤可清气分实热，已解暑邪，加人参，概"壮火食气"之故。三服之后，邪热大势已退，邪少虚多，所以汪氏去石膏、知母，防止过于寒凉而损伤阳气，加入黄柏清余热、麦冬养阴、陈皮行气健脾，以后期疾病养护。本案患者阴暑伤气，气营两伤，汪氏治以人参白虎汤，实则把握疾病本质，暑邪不在表而在里，应清气分实热，同时暑热伤气，所以人参白虎汤为最佳选择，汪氏"临症自宜裁度"，令人叹服。

案五：治宫热不孕案

【医案】

溪南吴道济妻，年逾三十，无子。诊视其脉近和，惟尺部觉洪滑耳。问得何病？曰：子宫有热，血海不固尔。道济曰：然。每行人道，经水则来，乃喻以丹溪大补丸，加山茱萸、白龙骨止涩之药，以治其内，再以乱发灰、白矾灰、黄连、五倍子为末，用指点水染入阴户，以治其外。依法治之，果愈而孕。

【评析】

汪氏本案以清利下焦湿热法治宫热不孕之候。本案患者尺脉洪滑，下焦湿热蕴结，子宫有热，以致夫妻每每床帏之事，则有出血之症，实为内外共同之作用，内已有邪热迫血，加之外力鼓动，则导致出血。《医学原理·胎孕门》云："胎育之肇，在妇之气血和平而始有孕。"胞宫气血安和则能受孕，而本案患者热迫血行，血海不固，气血不平，阴阳难以相合，所以年逾三十，而未见受孕。汪氏清利下焦湿热，治以丹溪大补丸（大补阴丸），用炒黄柏"祛肾经火，燥下焦湿"，知母清热滋阴，熟地黄、龟甲填补肾精，加入山茱萸、龙骨以酸涩敛精。除此之外，患者因受外力而出血，所以汪氏又施以外治法，以血余炭、白矾灰、黄连、五倍子研末，用指点水染入阴道，以清热固涩燥湿。汪氏本案内外合治，双管齐下，效果明显，点明后世治病切勿只知内服之剂调之，亦可用外治之法。

案六：治湿热痿证案

【医案】

越十余年，因久坐□□，渐次痛延左脚及右脚，又延及左右手，不能行动。或作风治而用药酒，或作血虚而用四物，一咽即痛，盖覆稍热及用针砭，痛益甚。煎服熟地黄，或吞虎潜丸，又加右齿及面痛甚。季秋，始请居士诊之，脉濡缓而弱，左脉比右较小，或涩，尺脉尤弱。曰：此痿证也。彼谓痿证不痛，今以肢痛为痿，惑也。居士曰：诸痿皆起于肺热，君善饮，则肺热可知。经云：治痿独取阳明。阳明者，胃也。胃主四肢，岂特脚耶？痿兼湿重者，则筋缓而痿软，兼热多者，则筋急而作痛。因检《橘泉翁传》示之，始信痿亦有痛也。又，经云：酒客不喜甘。熟地味甘，而虎潜丸益之以蜜，则甘多助湿而动胃火，故右齿面痛也。遂以人参二钱，黄芪钱半，白术、茯苓、生地黄、麦冬各一钱，归身八分，黄柏、知母各七分，甘草四分，煎服五帖，病除，彼遂弃药。季冬复病，仍服前方而愈。

【评析】

汪氏本案以滋阴清肺、补气健脾法治湿热痿证之候。本案为汪氏治疗槐充胡本修案的节选，因本案与其前文医案关联性不大，可以看作单独病例，所以节选。本案患者因久坐而全身大部分不能行动，以药酒、四物、针砭、熟地黄、虎潜丸治之，均从虚从寒，反使病情加重而无大效，汪氏凭脉诊为湿热痿证。《素问·痿论》："肺热叶焦。"直言痿证的主要病机为肺热，而患者素来饮酒，叶天士云："酒客里湿素盛。"酒客不喜甘药，所以味甘之熟地黄、虎潜丸无大效。《素问·痿论》提出"治痿独取阳明"的基本原则，所以，汪氏治以滋阴清肺、补气健脾，以人参、黄芪补气健脾，白术、茯苓健脾祛湿，共奏培土生金；生地黄、麦冬、归身生津养血补阴，黄柏、知母清肺燥湿保阴，甘草调和诸味，以上诸药肺脾同调，共奏益气健脾养血、清热燥湿滋阴之功。

案七：治酒色不谨致湿热内蕴鼓胀案

【医案】

一人年三十余，酒色不谨，腹胀如鼓。医用平胃散、广茂溃坚汤不效。予为诊之，脉皆浮濡近驶。

曰：此湿热甚也，宜远酒色，庶或可生。彼谓甚畏汤药，予曰丸药亦可。遂以枳术丸加厚朴、黄连、当归、人参、荷叶烧饭丸服，一月果安。

越三月余，不谨腹胀，再为诊之。曰：不可为也。脐突如胀，长二尺余，逾月而卒。脐突寸余者有矣，长余二尺者，亦事之异，故为记之。

【评析】

汪氏本案以行气化湿清热法治湿热内蕴鼓胀之候。本案患者嗜欲饮酒，因酒色不节而患鼓胀，燥湿运脾、行气和胃之平胃散与攻坚除满、活血行气、清热利湿之广茂溃坚汤皆不效。患者脉浮濡而稍数，是因饮酒而致湿热蕴结。因此汪氏治以行气化湿清热，用枳术丸以健脾消食、行气化湿，加厚朴行气，黄连清热燥湿，当归活血养血，人参补气，荷叶烧饭为丸，取其能升清阳，以助白术健脾益胃，诸药共奏健脾行气、清热利湿之效。本案重点不止于此，肿胀危重，多生坏证，在《景岳全书·肿胀·肿胀危候》提到了"肿胀危候"，亦备查其预后："大凡水肿先起于腹，而后散四肢者可治；先起于四肢，而后归于腹者难治。掌肿无纹者死。大便滑泄，水肿不消者死。唇黑，唇肿，齿焦者死。脐肿突出者死。缺盆平者死。阴囊及茎俱肿者死。脉绝，口张，足肿者死。足胕肿，膝如斗者死。肚上青筋见，泻后腹肿者死。男从身下肿上，女从身上肿下，皆难治。"本案患者 3 个月后，酒色不谨，腹胀又起，不遵医嘱，实难救治。

案八：治相火亢极胁痛案

【医案】

黟县丞，年逾五十，京回，两胁肋痛。医用小柴胡汤，痛止。续后复痛，前方不效，请予往治。脉皆弦细而濡，按之不足。

曰：此心肺为酒所伤，脾肾为色所损，两胁胀痛，相火亢极，肝亦自焚。《经》云："五脏已虚，六腑已极，九候须调者死。"此病之谓欤。果卒。

【评析】

汪氏本案诊治相火亢极胁痛之候。本案患者两胁肋痛，脉弦细而濡，按之不足，为正气受损之象，且年逾五十，常有酒色，此为真阴耗竭。《素问·上古天真论》："以酒为浆，以妄为常，醉以入房，以欲竭其精，以耗散其真，不知持满，不时御神，务快其心，逆于生乐，起居无节，故半百而衰也。"本案患者正是如此，正气耗散，真精匮乏。虽然用小柴胡汤和解少阳，调畅枢机，可取效一时，但逆天无力，所以复痛再服而罔效。归根结底，患者心肺脾肾俱损，肝肾阴亏，真阴耗竭，导致肝肾二相火亢盛，虚火上亢，灼烧两胁，出现两胁肋疼痛，实为本虚标实之重症。《素问·宝命全形论》云："凡刺之真，必先治神，五脏已定，九候已备，后乃存针，众脉不见，众凶弗闻，外内相得，无以形先，可玩往来，乃施于人。"患者五脏皆虚，药物难以发挥作用，所以终致病卒。由本案可知汪氏医学造诣深厚，能准确把握病势动态，以决死生，同时，亦在提示后人酒色伤人，养生保健不可不知。

案九：治内伤吐血案

【医案】

一人年三十余，形瘦神瘁，性急作劳，伤于酒色，仲冬吐血二盏盆，腹胀肠鸣，不喜食饮。医作阴虚治，不应。明年春，又作食积治。更灸中脘、章门，复吐血碗许。灸疮不溃，令食鲜鱼，愈觉不爽。下午微发寒热，不知饥饱。予诊其脉，涩细而弱，右脉尤觉弱而似弦。

曰：此劳倦饮食伤脾也，宜用参、芪、白术、归身、甘草，甘温以养脾；生地黄、麦冬、山栀，甘寒以凉血；陈皮、厚朴，辛苦以行滞。随时暄凉，加减煎服，久久庶或可安。三年病愈。后往临清买卖，复纵酒色，遂大吐血，顿殁。

【评析】

汪氏本案以补脾益气、清热凉血法治内伤吐血之候。本案患者年三十余，形体消瘦，精神不振，乃气血虚弱之象；性情急躁，乃肝火偏盛；劳作不休，精神愈耗；饮食不节，嗜酒好色，脾胃肝肾俱损。由此种种，于农历十一月大量吐血，伴腹胀肠鸣，胃口全无。经医施治，愈觉不舒，每日下午微恶寒发热，不知饥饱。汪氏诊其脉涩细而弱，右脉尤弱而似弦，脉证合参，此病机为内伤脾肾，阴火上炎，迫血逆行。细思其体质，患者劳倦伤正，气血亏虚；急怒伤肝，肝火素盛；纵色伤肾，肾水亏耗；嗜酒伤脾，统血无权，故阴火逆乱，迫血妄行而大吐血。脾伤宜养，治疗应以复后天之本为关键，汪氏以人参、黄芪、白术、当归身、甘草等品甘温养脾，佐生地黄、麦冬、山栀等清润凉血，辅陈皮、厚朴行气消滞。又嘱其适于寒温，食饮有节，起居有常，不妄作劳，安养身心，或可康泰。三年患者病愈，复行商贾，酒色无度，吐血而亡。此病属难治，多年调养，一朝挥耗，不遵医嘱，肆意妄为，为医者亦无可奈何。

案十：治大怒呕血案

【医案】

一人五十，形色苍白。性急，语不合，则叫号气喊呕吐。一日，左奶下忽一点痛。后又过劳，恼怒，腹中觉有秽气冲上，即嗽极吐。或亦干咳无痰，甚则呕血，时发如疟。或以疟治，或以痰治，或以气治，药皆不效。予往诊之，脉皆浮细，略弦而驶。

曰：此土虚木旺也。性急多怒，肝火时动。故左奶下痛者，肝气郁也；秽气上冲者，肝火凌脾而逆上也；呕血者，肝被火扰不能藏其血也；咳嗽者，金失所养又受火克而然也；呕吐者，脾虚不能运化，食郁为痰也；寒热者，水火交战也。兹宜泄肝木之实，补脾土之虚，清肺金之燥，庶几可安。遂以青皮、山栀各七分，白芍、黄芪、麦冬各一钱，归身、阿胶各七分，甘草、五味各五分，白术钱半，人参三钱。煎服月余，诸症尽释。

【评析】

汪氏本案以清泻肝火、培土生金法治大怒呕血之候。本案患者年五十，平素面色苍白，提示血虚不荣；性情急躁，易发怒火，发必号喊，乃肝火亢盛之象；发怒伴随呕吐，提示肝木盛壮，过乘脾土。一日患者左奶下忽一点痛，乃肝经循行之处，肝气郁滞不通，则胸胁滞痛；后过于劳累，内伤脾脏；又愤怒频频，肝火逆动，乘犯脾土，即觉腹中有秽气冲上而吐；肝中藏血，阴火内扰，肝血失藏，随气逆上，则见呕血；肺金为脾土之子，脾土被乘，母病及子，则肺失所养，又灼于阴火，则肺气不利而咳；发如疟状，恶寒发热，乃体内阴阳争耗，卫外失司之象。汪氏诊其脉，浮细弦驶，阳气浮越则脉浮，气血不足则脉细，肝火内扰则脉弦。脉证合参，此患乃木旺乘脾之病机也，治当明晰主因，勿以治疟法、化痰法、解郁法治之，此皆本末倒置也。汪氏以清泻肝火、培土生金为法，宗李东垣补中益气之方，以参、芪补气，白术补脾，栀子清火，麦冬、当归、阿胶滋阴补血，五味子、白芍酸敛肝气，又去原方升发之升麻、柴胡，以青皮代陈皮增解郁之力，佐甘草调和诸药兼助清热，全方共奏清肝泻火、益气健脾之功。

案十一：治脾虚咯血案

【医案】

一人年逾三十，形色清癯，病咳嗽，吐痰或时带红。饮食无味，易感风寒，行步喘促，夜梦纷纭，又有癩疝。医用芩连二陈，或用四物降火，或用清肺，初服俱效，久则不应。邀予诊之。脉皆浮濡无力而缓，右手脾部濡弱颇弦。

曰：此脾病也。脾属土，为肺之母，虚则肺子失养，故发为咳嗽；又肺主皮毛，失养则皮毛疏豁，而风寒易入；又脾为心之子，子虚则窃母气以自养，而母亦虚，故夜梦不安。脾属湿，湿喜下流，故入肝为癩疝，且癩疝不痛而属湿。宜用参、术、茯苓补脾为君；归身、麦冬、黄芩清肺养心为臣；川芎、陈皮、山楂散郁祛湿为佐，煎服累效。后以参四钱，芪三钱，术钱半，茯苓一钱，桂枝一钱，尝服而安。

【评析】

汪氏本案以补脾祛湿、清肺养心法治脾虚咯血之候。本案患者年逾三十，身形清瘦，病为咳嗽，且痰中带血，饮食无味，易感风寒，行步喘促，夜梦纷纭，又病癩疝。汪氏诊脉，皆浮濡无力而缓，右手脾部濡弱颇弦。脉缓无力，为正虚之象，濡则脾湿不运，浮则阳气浮越，右手脾部脉弦，提示此人亦有肝火过旺犯乘脾土之势。脉证合参，本案患者病因根本在脾，《灵枢》有云："脾和则口能知五谷矣。"脾虚不运，食欲不振，水谷不化，周身失养，肌肉无力，则形体瘦弱，行步困难；脾为肺之母，脾虚则不养肺脏，故见肺咳气喘；肺主皮毛，肺虚则皮毛疏松，易感风寒；脾为心之子脏，子虚则窃母气以自养，而心气亦虚，因此夜梦频频；脾虚则水湿停运，湿性趋下，流注肝经则为癞疝，此病《儒门事亲》有云："癞疝，其状阴囊肿缒，如升如斗，不痒不痛者是也。"纵观诸症，此患病机为脾气虚弱、心肺失养也，医者不识，或误诊为痰火证，以芩连二陈清肃；或误诊为阴虚证，以四物汤滋阴降火；或误诊为肺热病，以清肺法治之，皆为治标之法，未达根本，故初服稍缓，继则无效。汪氏以四君子汤去甘草补脾为君药，恐甘者令人中满故也；以归身、麦冬、黄芩清肺养心为臣，且当归身、麦冬皆滋阴养血以降火，可助黄芩清热燥；以川芎、陈皮、山楂散郁祛湿为佐，全方共奏补脾祛湿、清肺养心之功。此方应手而效，后以人参、黄芪、白术补脾益肺，茯苓、桂枝宁心助阳，尝服而安。

案十二：治风暑入于阴分病疟案

【医案】

一人年三十，六月因劳取凉，梦遗，遂觉恶寒，连日惨惨而不爽，三日后头痛躁闷。家人诊之，惊曰脉绝矣。议作阴证，欲进附子汤。未决，邀予往治。

曰：阴证无头痛。今病如是，恐风暑乘虚入于阴分，故脉伏耳，非脉绝也。若进附子汤，是以火济火，安能复生？姑待以观其变，然后议药。次日，未末申初果病。寒少热多，头痛躁渴，痞闷呕食，自汗，大便或泻或结，脉皆濡小而驶，脾部兼弦。此非寻常驱疟燥烈劫剂所能治。遂用清暑益气汤减苍术、升麻，加柴胡、知母、厚朴、川芎，以人参加作二钱，黄芪钱半，白术、当归各一钱，煎服二十余帖而愈。

【评析】

汪氏本案以清暑益气、健脾除湿截疟法治风暑入于阴分病疟之候。六月正值暑月，气候炎热，本就动辄腠理开汗出，而本案患者又有劳力之因，则可推测其必定汗出过多，气随汗泄，导致津气亏虚，且"久劳伤气"，劳力之后人体正气消耗，抗邪无力，患者贪凉，引风暑邪气趁虚而入，直伏阴分，扰动精室，所以患者出现梦遗。风暑伏于内，郁而不得发，所以头痛闷躁，脉伏不出。同时，阳气亦郁闭于里，抗邪温煦之力不足，所以恶寒，几日惨惨困倦不爽，本证为阳盛格阴，附子汤温经散寒，附子辛温大热，所以此方是为误治，以火济火，火愈更炙，导致寒少热多，而发疟病。由于患者出现痞闷呕食，自汗，大便或泻或结，脉皆濡小而驶，脾部兼弦之证，说明风暑邪气伤及脾胃，所以汪氏治以清暑益气，健脾除湿截疟。方用清暑益气汤减苍术、升麻味辛升散之品，重用人参、黄芪、白术益气健脾，当归和血，加柴胡"祛寒热邪气"，厚朴、川芎理气除胀，知母清热润燥，全方共奏清暑益气、健脾除湿截疟之功。"阴证无头痛"为本案辨证的一大特色，对临床诊治具有一定的参考价值。

案十三：治伤暑受热病疟案

【医案】

本县二尹大人，北人，形长魁伟，年逾四十。六月，舟中受热，病疟。寒少热多，头痛躁渴汗多，医用七保饮治之，不愈。予诊其脉浮濡而驶略弦。曰：此暑疟也。以白虎汤加人参三钱，煎服十余帖而疟止。

【评析】

汪氏本案以清热祛暑、益气养阴法治伤暑受热病疟之候。本案患者六月舟中受热而发病，此时暑气正盛，舟中闷热实非避暑之良地，所以感受暑邪，暑为阳邪，其性升散，易伤津耗气，所以患者寒少热多、头痛、躁渴、汗多。且患者身材魁梧，气血充实，邪正交争激烈更易耗伤气阴。前医以主治一切疟疾的七保饮治疗，此方又名七宝饮、截疟七宝饮，由厚朴（姜汁制）、陈皮、炙甘草、草果仁、常山、槟榔、青皮组成，虽具有燥湿祛痰截疟之功，治疗寒少热多，但前医不知医理，不懂辨证，见症择药，所以方不对证，患者未愈。患者"脉浮濡而驶略弦"，驶者数也，浮数为暑邪蒸腾，脉象濡弦说明已有伤气阴之象，所以整体脉为暑热之征。故汪氏治宜清热祛暑，益气养阴。方用白虎加人参汤，用石膏辛寒质重以清透气热，用知母苦寒以清热润燥，用甘草、粳米以益气和中，使泻火而不伤脾胃，加入人参益气生津，诸药共奏清暑益气生津之效。汪氏本案意在提醒后世，不可见症择方，而是应当抓住疾病本质，找到疾病根本，方证相应，方可桴鼓相应，不得相失。

案十四：治厥阴湿热生虫案

【医案】

一妇每临经时，腰腹胀痛，玉户淫淫，虫出如鼠黏子状，绿色者数十枚，后经水随至。其夫问故。予曰：厥阴风木生虫，妇人血海属于厥阴，此必风木自甚，兼脾胃湿热而然也。正如春夏之交，木甚湿热之时，而生诸虫是也。宜清厥阴湿热耶。令以酒煮黄连为君，白术、香附为臣，研末，粥丸，空服。吞之月余，经至无虫而妊矣。

【评析】

汪氏本案以清热燥湿、行气止痛法治厥阴湿热生虫之候。女子以肝为先天，肝主藏血，为经水储存之库。脾胃为后天之本，气血生化之源，为经水生成之根本。本案患者虽有其夫代述，但其经前腰腹胀痛，玉户淫淫，虫出如鼠黏子状，带下异常，汪氏认为其风木自甚，肝气郁结，湿热自生，同时由肝及脾，脾胃亦有湿热，二者湿热相合，下注于胞宫，所以导致行经前阴道分泌物增多，甚则如虫。因此，汪氏治以清热燥湿，行气止痛。药用黄连为君，苦寒以清热燥湿，酒煮以增强其通经活络之效；用白术以健脾燥湿，用香附以疏肝行气，活血止痛，二者共为臣药，三药共奏燥湿除带之功。本案汪氏以三味药治愈患者，足以突显出其对病证的把握精准，所以本案也意在提示后世临床用药不在多，而在于精，不可片面见症选药，一定要对证治疗。

案十五：治痰热内阻痫证案

【医案】

一女年六岁，病左手不能举动三年矣，后复病痫。初用人参、半夏，或效或否。予诊左脉浮洪，右脉颇和。

曰：痰热也。令以帛勒肚，取茶子去壳三钱，接碎，以滚汤一碗，滤取汁，隔宿勿食，早晨温服。吐痰如大蒜瓣者三碗许，手能举动，痫亦不作。

【评析】

本案汪氏以茶子治痰热内阻痫证之候。本案患儿年六岁，左手不能举动三年而后复病痫，汪氏在《医学原理·急慢惊风门》指出痫病缘由为"小儿真阴未长，其体纯阳，心火常亢，肺金受制，不能平木，故肝木常是有余，脾土常是不足。或摄养失宜，致六淫外袭，或为饥饱内伤，致损中气，不能健运，津液凝聚成痰，阻碍升降，而急慢之惊作矣"。详细阐述了小儿惊痫为中焦脾气受损，健运失司，津液不化而生痰所致。患儿初用人参、半夏，益气化痰，效果首鼠两端，未见明显疗效，汪氏认为本案为痰热作祟，治以清热祛痰，取茶子去壳接碎滚汤。《本草纲目》记载茶子"治喘急咳嗽，祛痰垢"。所以患儿服药后，吐痰三碗许，给阻经络之痰热以出路，邪去则病症自除。

贰 缪希雍医案评析

缪希雍（1546—1627），字仲淳，号慕台，明代海虞（今江苏常熟）人。曾侨居于浙江长兴，而后因躲避魏忠贤的迫害而迁居于江苏金坛，并在此处终殁，后由其亲友挽灵车回祖居地而葬于常熟虞山东麓。缪希雍在医学理论上有所发挥与创新，辟如伤寒时地议、内虚暗风说、脾阴说、吐血三要法等，对中医学发展作出很大贡献。缪希雍对外感热病、中风、血证、脾胃等疾病有独特的心得体会，论治外感病多有创见，阐发温病以启迪后世；辨中风真假见解独树一帜；阐发脾阴旨在承前启后；吐血三法之论，立意独特深远；《神农本草经疏》论中药炮制之法，补前人缺漏。缪希雍的学术观点、治病经验、用药心得多有创新，且能独树一帜，在医学史上有承前启后的学术价值，著有《神农本草经疏》30 卷、《本草单方》19 卷、《先醒斋医学广笔记》4 卷。

案一：治瘟疫邪热伤津案

【医案】

史鹤亭太史，丁亥春患瘟疫，头痛，身热，口渴，吐白沫，昼夜不休。医师误谓太史初罢官归，妄投解郁行气药，不效；又投以四物汤，益甚。诸医谢去，谓公必死。遣使迎仲淳至，病二十余日矣，家人俱以前方告。仲淳曰：误也。瘟疫者，非时不正伤寒之谓，发于春故谓瘟疫。不解表，又不下，使热邪弥留肠胃间，幸元气未尽，故不死。亟索淡豆豉约二合许，炒香。麦冬两许，知母数钱，石膏两许。一剂，大汗而解。时大便尚未通，太史问故？仲淳曰：昨汗如雨，邪尽矣。第久病津液未回，故大便不通，此肠胃燥，非有邪也。今日食甘蔗二三株，兼多饮麦门冬汤。不三日，去燥粪六十余块而愈。

【评析】

缪氏本案以清热养阴法治疗瘟疫热邪伤津之候。缪希雍治疫重视清气分热以泄热透泄，强调解表与润燥并举。由于瘟疫邪毒传变迅速，稍不及时就可耗伤营阴，胃阴被耗伤则虚火妄动。缪氏断此病为瘟疫传于胃肠、热邪弥留肠间所致。因此应快速祛除瘟疫毒邪。缪氏运用石膏、麦冬、知母发汗解表透邪。缪氏在此处运用汗法透邪，并非伤寒解表汗法，而是有别于仲景汗法的瘟疫透邪之法，亦是后世叶天士"汗之可也"的理论雏形与证治体现。针对肠中热邪煎灼阴津证，缪氏果断透邪外出，在邪尽后大便未通，借大剂甘蔗汁、麦门冬汤，滋液润肠则腑行自利，后世医家称"增水行舟"之法。可见缪氏拳拳于护养津液，对后世温病学家有很大的启示。缪氏论治疫病，认为阳明证或兼阳明者居多，邪气从口鼻而入，强调速逐热邪，重视护养津液，确为上获仲景"之真髓，下启温病学家法门"。

缪希雍在《先醒斋医学广笔记》提出："伤寒、温疫，三阳证中，往往多带阳明者……凡邪气之入，必从口鼻，故兼阳明证者独多。"本案邪从口鼻而入，其表未解，里热已炽，热久不退，津液受伤，不汗不便，邪无从出，虽云热邪弥留肠胃而病实仍涉手太阴肺，治热病解表透邪用白虎汤、竹叶石膏汤，缪氏习用法并发挥，运用石膏、知母解表清热生津，配豆豉发汗，并用麦冬资汗源，冶解肌发汗、清热生津诸法于一方，而组方具有药简量重力宏之特点，因药证恰合，故投剂即得"解肌热散汗出，则诸症自退"之捷效。

案二：治发狂热扰心神案

【医案】

张太学璇浦内人，患热入血室，发狂欲杀人，白下。医以伤寒治之，煎药未服。陈锡玄邀仲淳往诊。仲淳云：误矣。覆其药，投一剂而安。先与童便，继与凉血行血、安心神药，遂定。

【评析】

缪氏本案以凉血行血法治狂证热扰心神之候。缪希雍治血证强调降气、行血、补肝三法。缪希雍在《神农本草经疏》中论治血三法时指出：血分之病亦三：即血虚、血滞、血热妄行。提出补血、清血凉血与通血三法，其中之一便是"血热者宜清之、凉之"，法当用酸寒、苦寒、咸寒、辛凉之品。缪希雍针对多数医家过于重视火热病机，只求清热凉血，过于使用寒凉药，导致变证坏证过多，因此提出治血三法告诫后世。正如清代王旭高评价的那样，"缪氏三法，专为治吐血不辨证而设"。缪氏在此案中运用了童便。童便为"极便极贱、极效验之药"，仓促间随处可得，童便滋阴降火止血，消瘀血，为治血证要药。在止血方面，缪氏吐血三要法名震古今。行血而止血、补肝、降气亦推崇童便。阳明病下血谵语者，此为热入血室，用上方去茅根、侧柏，生地黄浓煎，以童便兑饮。缪氏或用其大剂，或急则治标，或用于炮制，或用之单饮、调服、兑服、和服、兼饮、煎服，或用以食疗，或选经配伍，治疗多种危急重症。

案三：治邪在阳明久泄案

【医案】

四明虞吉卿，因三十外出诊，不忌猪肉，兼之好饮，作泄八载矣。忽患伤寒，头痛如裂，满面发赤，舌生黑苔，烦躁口渴，时发谵语，两眼不合者七日，洞泄如注，较前益无度。其尊人虞仰韶年八十二矣，客寓庄敛之处，方得长郎凶问，怀抱甚恶，膝下止此一子，坐待其毙，肠为寸裂。敛之问余曰：此兄不禄，仰韶必继之。即不死，八十二老人，挟重赀而听其扶榇东归，余心安乎？万一有此，惟有亲至鄞耳！余闻其语，为之恻然。急往诊，其脉洪大而数。为疏竹叶石膏汤方，因其有腹泻之病，石膏止用一两，病初不减。此兄素不谨良，一友疑其虚也，云：宜用肉桂、附子。敛之以其言来告。余曰：诚有是理，但余前者按脉，似非此证，岂不数日脉顿变耶？复往视其脉，仍洪大而数。余曰：此时一投桂、附，即发狂登屋，必不救矣。一照前方，但加石膏至二两。敛之曰：得毋与泄泻有妨乎？余曰：热邪作祟，此客病也，不治立殂。渠泄泻已八年，非暴病也。治病须先太甚，急治其邪，徐并其夙恙除之。急进一剂，夜卧遂安，即省人事；再剂而前恶症顿去；不数剂霍然，但泻未止耳。余为疏脾肾双补丸方，更加黄连、干葛、升麻，以痧痢法治之，不一月，泻竟止。八载沉疴，一旦若失。仰韶瘳矣，别余归老，拜谢垂涕，谓父子得以生还，皆余赐也。

【评析】

缪氏本案以清凉温润并温补脾肾法治久泄虚中有热之候。《药征》说："《名医别录》言石膏性大寒，自后医者怖之，遂至于置而不用焉。"《济阴纲目》说："中虚不可用石膏。"世医多守其说，但石膏本经谓微寒实则并不伤胃。若脾胃虚寒之腹泻，石膏固在禁例，此案乃热邪作祟，故虽洞泄如注而投石膏无害。缪氏治涵玉子暑病腹泻一案，予白虎汤，玉涵亦因腹泻而改服他药，反不效，后仍赖白虎汤收功，足见石膏于热病之有腹泻者，当用则用，不必畏疑，若识药不精，恐其寒凉伤胃而不服，反致病机顿失。

缪氏在脾胃论治上更有其独到见解，如其认为肾为先天，脾为后天，脾肾相互资生，治脾应兼顾肾，自创了脾肾双补丸（人参、莲肉、菟丝子、五味子、山茱萸、真怀山药、车前子、肉豆蔻、橘红、砂仁、巴戟天、补骨脂）；肝木太盛，必乘胃害脾，法当制肝实脾、平肝和胃，先以风药发散升举，次用健脾益气之品；五脏皆分阴阳，脾胃自不例外，其强调临证当区分脾阴、脾阳，以甘寒滋润为育脾阴之大法；脾失健运，则易化湿，调治脾胃须注重化湿，其喜用茅山苍术，化湿健脾。脾肾双补丸以菟丝子、五味子、巴戟天、补骨脂温补肾阳，这些药温肾而不刚烈，即叶天士所谓"柔剂阳药"，尤适宜病久肾气衰馁者。

案四：治中风热极生风案

【医案】

臧玉涵次郎，年十六，因新婚兼酒食，忽感痘。诸医以为不可治。施季泉至，八日浆清，寒战咬牙，谵语，神思恍惚。诸医皆欲以保元汤大剂补之，季泉以为不然。改用犀角地黄汤，得脱痂，后忽呕吐，大便燥结，淹延一年，群医束手，告急仲淳。仲淳视其舌多裂纹，曰：必当时未曾解阳明之热，故有是症。命以石膏一两，人参一两，麦冬五钱，枇杷叶、橘红、竹沥、童便为佐。一剂即安。再进二剂，膈间如冷物隔定，父母俱谓必毙。仲淳曰：不妨，当以参汤投之。服两许，即思粥食，晚得大便，风疾顿瘳。

【评析】

本案缪氏以顺气开痰、养阴补阳法治中风热极生风之候。对中风病的认识，在唐宋以前主要以"内虚邪中"立论；唐宋以后金元以降突出以"内风"立论。缪氏对中风首明真假内外，从南北地域之特点进行论述，并提出"内虚暗风"说。内虚即阴虚，暗风即内风。他认为其病机为"真阴既亏，内热弥甚，煎熬津液，凝结为痰，壅塞气道，不得通利，热极生风"，症见"或不省人事，或言语謇涩，或口眼歪斜，或半身不遂"。发病先期，多有内热证候，如口苦舌干，大便秘结，小便短涩等。对此缪氏提出了顺气开痰以治其标，养阴补阳以治其本的原则，并告诫尤不可误用治真中风之风燥药。本案是对缪氏治疗中风的印证，可见缪氏对中风的治法遣方已脱离唐人的散外风与金元诸家的单从某一病机入手的旧法，而从标本两方面兼顾，其独成一家，被后世所称许。清代医学大家叶天士"论治中风、肝风，主于肝肾阳虚'内风暗袭'，无疑继承了缪氏的'内虚暗风'论"。如《临证指南医案·中风》叶氏处方用药，"膏方多用天冬、麦冬、沙参、天麻、白蒺藜、竹沥、芦根汁、梨汁、柿霜等；丸方用天冬、枸杞子、首乌、甘菊花、茺蔚子、豆衣、茯苓、石斛、虎骨胶等。"凡此用药风格，在叶案中处处可见，无不与缪氏同轨共辙。

案五：治妊娠热病胎动不安案

【医案】

于润父夫人娠九月，患伤寒阳明证，头疼，壮热，渴甚，舌上黑苔有刺，势甚危。仲淳投竹叶石膏汤。索白药子（医马病者）。不得，即以井底泥涂脐上，干则易之。一日夜尽石膏十五两五钱，病瘳。越六日，产一女，母子并无恙。

【评析】

本案缪氏以甘寒清气法治妊娠热病胎动不安之候。"伤寒温疫三阳证中，往往多带阳明者"。而通过对《伤寒论》的探析，缪氏又悟出"仲景治阳明以固津液为本"，故治三阳证当急清阳明大热，以存津液。他法以甘寒清气为主，方多化裁白虎、竹叶石膏汤。而应用石膏，尤积心得，指出石膏"辛能解肌，甘能缓热，大寒而兼辛甘，则能除大热"。非独阳明气分热盛，即使表邪未尽，但见传入阳明趋势，或"邪热结于腹中，则腹中坚痛，邪热不散，则神昏谵语"等，俱可佐以大剂石膏。待肌解热散，诸症自退。如此案治一妊娠九月之妇，症见头疼壮热，渴甚，舌上黑苔有刺，势甚危急。缪氏直清其阳明炽热，一日夜尽石膏十五两五钱而病瘳，越六日，竟产一女，母女均安。本案热炽势危，石膏清热作用强而其性纯良，故缪氏放胆投之，一日夜竟重用近一斤，收到了撤热护胎之效，可谓胆识俱全。叶天士论妊娠温病，有"如热极用井底泥、蓝布浸冷覆盖腹上等，皆是保护之意"之说，观此案，即知"等"字原不可草草看过。如热极而但重外治护胎，必有主次颠倒之失；如内治撤热而用性不良纯之品，恐亦不免损胎之弊。张锡纯治温病极赞石膏之妙，谓宜于妇人产、妊时，除了仲景尝以之治妇人乳中虚、烦乱，与此等治案，亦不无启迪。

案六：治中风痰气互结案

【医案】

乙卯春正月三日，予忽患口角歪斜，右目及右耳根俱痛，右颊浮肿。仲淳曰：此内热生风及痰也。治痰先清火，清火先养阴。最忌燥剂。

真苏子三钱，广橘红三钱，栝楼根三钱，贝母四钱，天冬三钱，麦冬五钱，白芍药四钱，甘草七分，鲜沙参三钱，明天麻一钱，甘菊花三钱，连翘二钱。

河水二盅半，煎一盅，加竹沥、童便各一杯，霞天膏四五钱。饥时服，日二剂。

【评析】

缪氏本案以清热开痰法治中风痰气互结之候。缪氏论中风分真假内外，尤对"内虚暗风"大有发明，他认为"大江以南……亦致卒然僵仆类中风证"，缪氏谓此即"内虚暗风"，并认为"内虚暗风，确系阴阳两虚，而阴虚者为多"。因此治疗就宜与外来风邪相别，法当以清热、顺气，开痰，救其标，次当治本，阴虚则益血，阳虚则补气，气血两虚则气血兼补。同时还指出"治痰先清火，清火先养阴"。本案治口角歪斜，右目及右耳根俱痛，右颊浮肿时，缪氏曰：此内热生风及痰也，治痰先清火，清火先养阴，最忌燥剂。缪氏认为半身不遂若在左者属血虚，在辨证同时直加当归身、熟地黄、杜仲等，从上可见缪氏论类中确多重阴虚，他对类中病机的阐述为后世治类中树立了典范。叶天士《临证指南医案》中风门及肝风多宗此意，且进一步发展为"内风乃身中阳气之变动"的"阳化内风"说，认为引起身中阳气变动的病因病机可以是由于肾液少，水不涵木，虚风内动或由于平昔努劳忧思，五志气火交并于上，肝胆内风鼓动盘旋，上盛而下虚或由于肝血肾液两枯，阳扰内旋或由于中阳不足，阳明络脉空虚而内风暗动。

案七：治产后脾阴不足案

【医案】

王善长夫人产后腿疼，不能行立，久之饮食不进，困惫之极。仲淳诊之曰：此脾阴不足之候。脾主四肢，阴不足故病下体。向所饮药虽多，皆苦燥之剂，不能益阴。用石斛、木瓜、牛膝、白芍药、酸枣仁为主；生地黄、甘枸杞、白茯苓、黄柏为臣；甘草、车前为使。投之一剂，辄效，四剂而起。昔人治病必求其本，非虚语也。

【评析】

缪氏本案以甘润养阴法治产后脾阴不足之候。缪氏论治脾阴虚典型症状为不思食、形体瘦削、腿疼、困惫之极、不能行立、烦懑身热、不眠。常以白芍药、石斛、甘枸杞、麦冬育养脾阴，佐以人参、甘草、扁豆以益气，茯苓、橘红、薏苡仁、木瓜、黄柏、滑石等以清热利湿，这突出生津益气、润中寓清的用药特点。缪氏育养脾阴用药虽不多，但对后世医家影响却很大。如胡慎柔的养真汤、吴澄的中和理阴汤、陈藏器的六神散、《圣济总录》的山芋丸、喻昌辉的益脾汤等，其处方用药虽各有特点，但所用之药基本在缪氏育脾阴用药范围之内。显然甘凉濡润的养胃阴法与缪氏润解法在治法用药上非常相似而与东垣温补升发之治法截然不同，由此认为叶氏润胃阴法胎息于缪氏的润脾法亦入情入理。

案八：治阴虚内热案

【医案】

顾季昭患阴虚内热。仲淳云：法当用甘寒，不当用苦寒。然非百余剂不可，慎勿更吾方。欲加减，使吾徒略加增损可也。果百剂而安。

天冬、麦冬、桑白皮、贝母、枇杷叶各二钱，地骨皮三钱，五味子一钱，白芍药二钱，鳖甲三钱，苏子研细二钱，车前子二钱。

【评析】

缪氏以甘寒凉润法治阴虚内热之候。缪氏对脾胃十分重视，他说："治阴阳诸虚病皆当以保护胃气为急。"虽然重视脾胃是许多医家所共有的特长，然缪氏有别于他人的则在于重视脾胃的同时能对脾胃之阴、阳区别而论之。他不仅重视脾胃阳气升发的一面；同时亦能顾及脾胃之阴，对脾与胃，脾之阴和阳分别而论之。缪氏认为"胃气弱则不能纳，脾阴虚则不能消"，提出饮食不进，食不能消，腹胀夜剧，肢痿等，不能但责脾胃气虚的观点，应着眼于脾阴，有时往往是"脾阴不足之候"，而"世人徒知香燥温补为治脾虚之法，而不知甘寒滋润益阴之有益于脾"。在缪氏著作中对脾阴论治虽未系篇论述，仅散见于其脉案中，但对脾阴的证、治都有所论及，在治法上提出以"甘凉滋润"、酸甘化阴为治脾阴之大法。在补脾阴方面缪氏常喜用一些甘润养阴之品，麦冬、天冬、石斛、生地黄、沙参、天花粉、竹叶、竹沥、芦根汁等。在此案中缪氏运用麦冬、天冬、贝母、枇杷叶等甘寒滋润之品养胃中之津液。缪氏这一润脾法的提出不但补充了东垣论治脾胃偏主阳气升发而忽视脾胃之阴的不足，同时对叶天士创立胃阴说亦有启示。叶天士养胃阴用药也多从缪氏，其养胃阴遣药组方与缪氏同出一辙，只是叶氏继承和发扬了缪氏育养脾阴之法，悟其真谛，别出"胃阴之说"。后世吴鞠通《温病条辨》亦发挥了缪氏甘寒养阴的治法。缪氏养胃阴的学术思想对温病医家影响颇深，其甘寒益阴的治法也是温病学派的常用治法。

案九：治吐血热入营血案

【医案】

庄含之久患吐血，岁常数发。其平素善心计，多穷思不寐，凡细务必亲。戊午冬遂大发，气一上逆，则吐血盈碗，夜卧不宁。医者百药杂投，迁延至巳未夏日，夜不瞑目者凡七。至后三日去血十七盂，每盂约二碗。汤糜不能咽，才一勺入口，喘嗽数百声不止，血随涌出。第冷童便凉水稍能下。时方盛暑，两足苦寒若冰，着绒靴尚称冷不已。众医以为，劳心太过，致伤心血，动心火，故血不能归经；心与肾不交，故阴火逆上，而水无以制之，故喘急不已；肾水原虚，更当火亢之，令孤阴愈不足，故足畏寒甚。投以四物及止血凉血，如犀角、地黄、黄柏、山栀、芩连、蒲黄、郁金、黑荆芥诸剂，而血愈涌甚；投以天王补心及大剂茯苓、远志、酸枣仁、圆眼诸药，而不寐如故。众医袖手，告技穷矣。其族兄庄一生邑庠生士，不行医，深究医理。含之自抱病来，时过视之，每谛审其证，复诊得其脉，左右寸关俱有力而数几七至，右关浮沉鼓指特甚，细寻之，复带滑，两寸并弦细而迟。乃语其亲兄敛之曰：失血之脉，当浮芤细弱，肾脉当沉滑有力，今反之。若作虚论，是病脉不应，不治必矣。但阴极似阳，脉虽强，久按之必无神。证宜漱水不欲咽而喜温，今并不然。以愚见乃阳盛格阴于下，为极热证，非虚火也。法当以大黄、玄明粉导阳明之气下降入阴；其关脉带滑，食不下咽，是气逆时强饮食，致血与痰夹食滞不消，更须少加枳实，否则食闭阳明之气亦不能下。依此可活也。敛之以其言商之众医，悉咋舌称怪，谓此药一下咽，当洞泻立毙。又延一两日，势危甚，含之始自言等死耳？吾甘以身听兄所为。一生乃用生大黄酒洗五钱、玄明粉五钱、枳实三分，欲入桂一分，众以盛夏不肯用，一生云：不用桂阳气无向导，后来难清楚耳。止以前三味，长流水一碗煎数沸，倾出，入小蓟汁二酒杯、童便半碗，和令巫服。服下片时许，不作泻而足已温，始去袜，亦不大喘，思饮食，乃啜温糜一瓯。自是血虽来，不大吐矣。第日夜不寐如昔。一生谓：此非心经诸药能愈。《甲乙经》曰：卫气不得入于阴，当留于阳，阳盛阴虚，故目不能瞑。此之谓也。治法饮以半夏汤一剂，阴阳已通，其卧立至。盖半夏得一阴之气而枯，所谓生于阳成于阴者，故能引阳气入于阴，而成于阴者为血分之药，意惟此可以治之。乃用夏枯草一两，作甘澜水煮服，覆杯而卧立至，后血不复大吐，第日有数口不断，阳明脉仍洪数而实，不时齿痛、咽痛、口渴诸症杂见。乃于凉血止血剂中加石膏两许，更间服大黄、玄明粉，至一月后，始以大黄用韭汁浸，九蒸九晒，蜜丸，时间服百丸。两三月间大约用过生大黄十余两、石膏几三四斤、大黄丸复几十余两。阳明数实之脉始退，而血渐已。真奇证也。此后，乃纯用养阴之剂，兼服六味地黄丸无间，历半载几复故，但隔数日或痰中见血如米粒大一二点。含之欲速求愈，往润于诸医商之，谓：血脱后宜补气。令服参术数剂，复几致大发。仍用前法，更半年余，而后不复发矣。予初以为阴虚，治之不效，及一生用前法，予闻之，深叹其见之是也。临证有一时思维不到，不宜偏执己见，参合详审，以别几微，乃无误耳。

【评析】

缪氏本案以清热凉血法治吐血热入营血之候。《先醒斋医学广笔记·吐血》曰："宜行血，不宜止血。血不行经络者……病日痼矣。"缪氏认为，出血系血不能循经运行，多气血上壅所致。壅者宜行，逆者宜降，行血如同禹凿渠治水，因势利导，使得血行经络，则无壅溢之患，不必止血而血自止。如一见出血就全方位止血，虽能取效一时，但其弊随之而至，反复出血、发热、发闷、恶食，病情日益痼结难解。行血一法可以疏闭畅流，使血归于经，环行上下，不复壅遏，有不止血而血自止之妙。此法对慢性出血、色暗不鲜、量少不畅、连绵不断者尤为适宜，而且对其他类型的出血也有积极的意义。行血一法，后世医家多有继承和发挥。如叶天士强调"莫见血以投凉，勿因嗽以理肺"。对于出血病证，处方用药中，止血治标药用得很少，仅在个别案中出现其一二。然而，方中却常用郁金、琥珀、丹参、降香、牛膝、童便、川贝等宣通之品。血证大家唐容川指出"凡有所瘀，莫不壅塞气道……故以祛瘀为治血要法"。可见其深明缪氏吐血三要法之旨。缪氏提出"宜行血，不宜止血"，强调对于出血一症，要审证求因，不要机械教条，明确止血和行血的辩证关系。告诫医者治疗血证时，要在不影响血液畅通运行的前提条件下去遣方选药，以实现止血目标，甚至借助行血达到止血的目的。

案十：治暑病气分热盛案

【医案】

臧玉涵子岁半，盛夏咳嗽七日，因浴受惊，又伤食，大热倦顿三日，不敢与药，目瞑唇茧舌干。谋之仲淳，曰此暑病也，当与白虎汤。玉涵曰：腹泻，石膏无害乎？曰：以天水散探之。服二钱，少顷，药夹痰而吐，微汗身凉，黄昏复热；又以天水散二钱，不效。仲淳曰：其为暑症无疑，当以白虎汤加人参。因儿患肺热且止。仲淳再诊之曰：暑邪客于皮肤分肉，有热无寒，是为瘅疟。断当用白虎汤。连服二剂，不效。鼻露，眼开，口不纳气，势甚危，叩仲淳曰：此正气不足胜邪也。偶思《刺疟论》有云：凡疟先时一食顷乃可治，过时则失之也。又云：无刺熇熇之热，无刺浑浑之脉，无刺漉漉之汗。意者服药不得时耶！将前药并剂，煎露一宿，鸡鸣温服之，病顿失。更不须调理，精神渐复，经年无病。以此知仲淳察病望气，灵心慧眼，又知服药贵及时。当早服晚投，当热而温，当温而热，均失之也。

【评析】

缪氏本案以清气解表法治暑热气分热盛之候。根据疟疾"中气不足，脾胃虚弱，暑邪乘虚客之而作"的虚实夹杂的病机，缪氏认为治疗疟疾应补泻兼施，"必先清暑益气，调理脾胃为主"，主张先"用白虎汤二三剂，随证增损，解表以祛暑邪"，若有兼夹证者，应随证治之。并认为疟疾"久而不解，必属于虚"，必须大补真气，大健脾胃才能治愈。缪氏治疗疟疾用白虎汤和清暑益气汤解表以祛暑邪。"热多者用白虎汤加减"：硬石膏自一两至四两，知母自四钱至二两四钱，竹叶自一百片至四百片，麦冬自八钱至三两二钱，粳米自一小撮至二大撮。病人素虚或作劳者，加人参自三钱至一两。其中石膏辛甘，大寒，"辛能解肌，甘能缓热，大寒而兼辛甘则能除大热"，故能解肌散暑邪。知母、竹叶、麦冬、粳米助石膏清热祛暑。"不渴者，用清暑益气汤"。缪氏非常重视药物的煎服方法，在治疟疾药的煎服上也有独到的见解。其曰："药宜黄昏煎，以井水澄冷，须露一宿，五更进温服。"并解释"疟乃暑邪为病，暑得露则散也"。

 喻昌医案评析

　　喻昌（1585—1664），字嘉言，号西昌老人，江西新建人，享年八十岁。据《牧斋遗事》载，喻昌本姓朱，为明期的宗室，在明亡之后，为避祸而把朱姓隐去，后又改为俞，以后又改为"喻"。因喻氏与《牧斋遗事》作者钱牧斋是密友，所以此说甚有参考价值。喻氏祖籍为江西新建（今南昌市），清初移居江苏常熟。喻氏学识极精，才气横溢，曾习举于业，在崇祯年间以副榜贡生进京城，但未能在朝当官。不久，清兵入关，明亡，即研习禅学，后又攻习医学，遂成为一代名医。先后教习弟子七十余人，文献称其精心妙术，冠绝一时。著述甚多，主要有《尚论篇》《尚论后篇》《医门法律》《寓意草》《喻选古方试验》等。喻氏对《伤寒论》有深刻的研究，同时也在《伤寒论》的基础上对温热病的证治提出了许多新的见解，并认为当时的医生对温热证"茫然不识病之所在，用药不当，邪无从解，留连辗转，莫必其命"。

案一：治疟疾阴液已伤案

【医案】

陆平叔文学，平素体虚气怯，面色萎黄，药宜温补，不宜寒凉，固其常也。秋月偶患三疟，孟冬复受外寒，虽逗寒热一班，而未至大寒大热。医者以为疟后虚邪，不知其为新受实邪也，投以参术补剂，转致奄奄一息。迁延两旬，间有从外感起见者，用人参白虎汤，略无寸效，冒昏嘿嘿，漫无主持。弥留之顷，昆弟子姓，仓皇治木，召昌诊视，以央行期之早暮，非求治疗也。昌见其脉未大坏，腹未大满，小水尚利，但筋脉牵掣不停，因谓此病九分可治，只恐手足痿废。仲景有云，经脉动惕者，久而成痿。今病已二十三日之久，血枯筋燥，从可识矣。吾今用法，治则兼治，当于仲景之外，另施手眼，以仲景虽有大柴胡汤两解表里之法，而无治痿之法。变用防风通圣散成方减白术，以方中防风、荆芥、薄荷、麻黄、桔梗为表药，大黄、芒硝、黄芩、连翘、栀子、石膏、滑石为里药，原与大柴胡之制相仿，但内有当归、川芎、芍药，正可领诸药深入血分而通经脉；减白术者，以前既用之贻误，不可再误耳。当晚连服二剂，第一剂殊若相安，第二剂大便始通，少顷睡去，体间津津有汗。次早再诊，筋脉不为牵掣，但阳明胃脉洪大反加，随用大剂白虎汤，石膏、知母每各两许，次加柴胡、花粉、芩、柏、连翘、栀子一派苦寒，连进十余剂，神识始得渐清，粥饮始得渐加，经半月始起坐于床，经一月始散步于地。人见其康复之难，咸忧其虚。抑且略一过啖，即尔腹痛便泄，俨似虚证。昌全不反顾，但于行滞药中加用柴胡、桂枝，升散余邪，不使下溜，而变痢以取愈。然后改用葳蕤、二冬，略和胃气，间用人参不过五分，前后用法，一一不违矩镬，乃克起九死于一生也。门人不解，谓先生治此一病，藉有天幸。《内经》云：盛者责之，虚者责之。先生今但责其邪盛，而不责其体虚，是明与《内经》相背也。余笑曰：吾非骛末忘本，此中奥义，吾不明言，金针不度也。缘平叔所受外邪，不在太阳，而在阳明，故不但不恶寒，且并无传经之壮热，有时略显潮热，又与内伤发热相仿，误用参、术补之，邪无出路，久久遂与元气混合为一。如白银中倾入铅制，则不成银色。所以神识昏惑，嘿嘿不知有人理耳。又阳明者，十二经脉之长，能束筋骨而利机关。阳明不治，故筋脉失养，而动惕不宁耳。然经虽阳明，而治法迥出思议之表。仲景云：阳明居中土也，万物所归，无所复传。又云：伤寒欲再作经者，针足阳明，使邪不传则愈。凡此皆指已汗、已下、已传经之邪为言，故中土可以消受。若夫未经汗下，未周六经，方盛之邪，中土果能消之否耶？所以仲景又云：阳明中风，脉浮弦大而短气，腹都满，胁下及心痛，久按之气不通，鼻干，不得汗，嗜卧，一身及面目悉黄，小便难，有潮热，时时哕，耳前后肿。刺之小差，外不解。病过十日，脉续浮者，与小柴胡汤；脉但浮，无余症者，与麻黄汤；若不尿，腹满加哕者，不治。平叔之脉弦浮大，而短气，鼻干，不得汗，嗜卧，一身及面目悉黄，过经二十余日不解，悉同此例。第其腹未满，小水尚利，则可治无疑。然治之较此例倍难，以非一表所能办也。今为子辈畅发其义。夫天包地外，地处天中，以生、以长、以收、以藏，玄穹不尸其功，而功归后土。故土膏一动，百昌莫不蕃茂；土气一收，万物莫不归根。仲景之言中土，但言收藏，而生长之义，在学者自会。设偏主收藏，则是地道有秋冬春夏，能化物而不能造物矣。治病之机亦然。平叔之病，举外邪而锢诸中土，则其土为火燔之焦土，而非膏沐之沃土矣。其土为灰砂打和之燥土，而非冲纯之柔土矣。焦土、燥土全无生气，而望其草木生之也，得乎？吾乘一息生机，大用苦寒，引北方之水以润泽其枯槁，连进十余剂，其舌始不向唇外呪呷，所谓水到渠成。乃更甘寒一二剂，此后绝不置力者，知日饮食入胃，散精于脾，如灵雨霢霂，日复一日，优渥沾足，无藉人工灌溉，而中土可复稼穑之恒耳。必识此意，乃知吾前此滥用苦寒，正以培生气也。生气回，而虚者实矣。夫岂不知其素虚，而反浚其生耶。

【评析】

喻氏本案以甘寒之剂治疗疟疾阴液已伤之候。部分医家认为仲景详于伤寒而略于温病，强调救阳而略于护阴。然则在《伤寒论》当中救阳与护阴同样重要。在热病救阴不单指养阴津，另外还要防止津液再度受损。本案前医顾及患者本属虚弱之人，出现脉弦浮大、短气、鼻干、无汗、嗜卧、一身及面目悉黄的症状，此时误犯实实之戒以治之，伤及津液，喻氏取苦寒之药以治之，终在以甘寒之剂以养护之。喻氏用"灵雨霢霂"比喻脾胃津液充足的状态，主要是要说明受病邪所困的脾胃，如同焦土，需要灌溉，用苦寒之剂先清其热则复其津液，再培其中焦之生气，这与急下存阴有异曲同功之妙。喻氏针对失治误治后的痢疾，运用防风通圣散减去白术，因医者以为患者疟后虚弱，用参、芪、术之类补虚，因此喻氏减去白术，恐增加邪气的力量，再加黄柏、连翘、栀子等清热解毒的苦寒之品，"引北方之水以润泽其枯槁"，用苦寒、甘寒充其津液，连服十余剂则愈。

案二：治肺痈燥热伤肺案

【医案】

陆令仪尊堂平日持高，肠胃素枯，天癸已尽之后，经血犹不止，似有崩漏之意。余鉴姜宜人交肠之流弊，急为治之，久已痊可。值今岁秋月，燥金太过，湿虫不生，无人不病咳嗽，而尊堂血虚津枯之体，受作独猛，胸胁紧胀，上气喘急，卧寐不宁，咳动则大痛，痰中带血而腥，食不易入，声不易出，寒热交作。而申酉二时，燥金用事，诸苦倍增。其脉时大时小，时牢伏时弦紧。服清肺药，如以勺水沃焦，无禆缓急。诸子彷徨无措，知为危候，余亦明告以肺痈将成，高年难任。于是以葶苈大枣泻肺汤，先通其肺气之壅，即觉气稍平，食稍入，痰稍易出，身稍可侧，大有生机。余曰：未也，吾见来势太急，不得已而取快于一时，究竟暂开者易至复闭，迨复闭则前法不可再用矣。迨今乘其暂开，多方以图，必在六十日后，交冬至节方是愈期。盖身中之燥，与时令之燥，胶结不解，必俟燥金退气，而肺金乃得太宁耳。令仪昆季极恳专力治之。此六十日间，屡危屡安，大率皆用活法斡旋。缘肺病不可用补，而脾虚又不能生肺，肺燥喜于用润，而脾滞又艰于运食。今日脾虚之极，食饮不思，则于清肺药中，少加参术以补脾；明日肺燥之极，热盛咳频，则于清肺药中，少加阿胶以润燥。日续一日，扶至立冬之午刻，病者忽自云，内中光景，大觉清爽，可得生矣，奇哉！天时之燥去，而肺金之燥，遂下传于大肠，五六日不一大便，略一润肠，旋即解散，正以客邪易去耳！至小雪节，康健加餐，倍于为主曩昔。盖胃中空虚已久，势必加餐，复其水谷容受之常，方为全愈也。令仪昆季咸录微功，而余于此症有退思焉，语云宁医十男子，莫医一妇人；乃今宁医十妇人，不医一男子矣！

【评析】

喻氏本案以清肺润燥法治疗肺痈燥热伤肺之候。本案虽未提及清燥救肺汤，但在治疗方面，所用之法同清燥救肺汤之意，意清其肺且不伤其阴为要旨。本案提及"肺燥喜于用润"，正合清燥救肺汤中阿胶、胡麻仁之意，另以参术补脾，与清燥救肺汤中用人参、甘草之意相同。从而可知，清燥救肺汤包含了清肺、润燥、补脾的组方含义。本案患者由于病势较重，故先选用了葶苈大枣泻肺汤急泻其肺。但由于患者本身体弱脾虚，不能急攻，采缓以治之。因为不清肺润燥则邪无以化，而不补脾培土则化源将竭，如本案所云："肺病不可用补，而脾虚又不能生肺。肺燥喜于用润，而脾滞又艰运食。"在这种情况下，喻氏以"活法斡旋"，或于清肺药中加参术以补脾虚，或于清肺药中加阿胶以润燥，在清肺的大前提下，兼顾到脾肺之津液。除了在用药上给予的启发之外，喻氏治病也重视天人相应的观点。按运气学说理论，一年中，秋分至立冬为阳明燥金司令；一日中，申酉为阳明燥金主时。而五脏中，肺属阳明燥金，加上患者脾胃虚弱，化源不足，土不生金，故病机之关键在"燥"字上。由于外燥与内燥相合，此燥难以化解，喻曰"必待时令之燥退位，其病方可治愈"，后于立冬之日而愈。可见在治疗中考虑时间因素对疾病的影响是很重要的参考，同时加强时间医学的重要意义。喻昌治燥强调"火热伤肺"的病机，认为"肺为娇脏，寒冷所伤者十之二三，火热所伤者十之七八，寒冷所伤不过裹束其外，火热所伤则消烁其中，所以危害倍烈也"，火热伤津竭液变化较速。"火热盛则金衰，火热盛则风炽，风能胜湿，热能耗液，转令阳实阴虚故风火热之气胜于水土，而为燥也。"这是对于燥证虚实病机的认识。在治疗原则上，喻氏治疗因外感秋令燥气所伤者，提出宜用平寒而佐以苦甘，必以寒热平和之剂以轻清达邪。吴鞠通的桑菊饮及桑杏汤皆是受其影响，属轻宣润肺之剂。

案三：治春温寒热错杂案

【医案】

金鉴春月病温，误治二旬，酿成极重死症，壮热不退，谵语无伦，皮肤枯涩，胸膛板结，舌卷唇焦，身蜷足冷，二便略通，半渴不渴，面上一团黑滞。从前诸医所用之药，大率不过汗、下、和、温之法，绝无一效，求救于余。余曰：此症与两感伤寒无异，但两感症日传二经，三日传经已尽即死；不死者，又三日再传一周，定死矣。此春温症不传经，故虽邪气留连不退，亦必多延几日，待元气竭绝乃死。观其阴证、阳证，两下混在一区，治阳则碍阴，治阴则碍阳，与两感症之病情符合。仲景原谓死症，不立治法，然曰发表攻里本自不同，又谓活法在人，神而明之，未尝教人执定勿药也。吾有一法，即以仲景表里二方为治，虽未经试验，吾天机勃勃自动，若有生变化行鬼神之意，必可效也。于是以麻黄附子细辛汤，两解其在表阴阳之邪，果然皮间透汗，而热全消。再以附子泻心汤，两解其在里阴阳之邪，果然胸前柔活，人事明了，诸症俱退，次日即思粥，以后竟不需药，只此一剂，而起一生于九死，快哉！

【评析】

喻氏两解阴阳法治疗春温寒热错杂之候。喻氏根据两感伤寒的辨治思路，虽仲景于此谓为"死症"，无治法，然仍取仲景之义，取经方愈之。喻氏以麻黄附子细辛汤，两解其在表阴阳之邪汗后热势退去，再行附子泻心汤，两解其在里之邪，服后意识清醒，诸症俱退。值得肯定的是，这种兼顾表里阴阳的治疗方法，无疑为伤寒两感病的辨治提供了新的思路，是对《伤寒论》的创新和发展。本案春温，喻昌治疗先以麻黄附子细辛汤发汗，再以附子泻心汤下之，两剂即可愈。喻昌强调此为"仲景法度，森森具列，在人之善用也"。他辨别医家见热烦、枯燥的症状就不敢用附子恐怕以热助热。其实不然，因为不藏精之人肾中阳气不鼓，肾精不得上升，故枯燥外见，才用附子助阳，则阴气上交于阳位。如釜底加火，则釜中之气水上腾，而润泽有立至者。冬伤于寒，又不藏精，春月病发证候似半表半里之证，但不能以半表半里药治之，否则反而会使病情加重。这是因为此证为太少阴互为标本，与少阳之半表半里完全不同。两经同病，治太阳以发汗之，则动少阴之血从少阴以温之，则助太阳之邪。

案四：治膈气危症案

【医案】

咫旭乃室病膈气二十余日，饮粒全不入口。延余诊时，尺脉已绝而不至矣。询其二便，自病起至今，从未一通，止是一味痰沫上涌，厌厌待尽，无法以处。邑庠，有施姓者，善决生死，谓其脉已离根，顷刻当坏。余曰：不然，《脉经》明有开活一款云，上部有脉，下部无脉，其人当吐不吐者死。是吐则未必死也，但得天气下降，则地道自通。故此证倍宜治中，以气高不返，中无开阖，因成危候。待吾以法缓缓治之，自然逐日见效，于是始独任以观验否。乃遂变旋覆代赭成法，而用其意，不泥其方。缘女病至尺脉全无，则莫可验其受孕，万一有而不求，以赭石、干姜辈伤之，呼吸立断矣，姑阙疑。以赤石脂易赭石，煨姜易干姜，用六君子汤加旋覆花，煎调服下，呕即稍定。其岳父见用人参，以为劫病而致憾。余曰：无恐也，治此不愈，愿以三十金为罚；如愈，一文不取。乃全神炤应，药必亲调，始与服之。三日后，渐渐不呕；又三日后，粥饮渐加，举家甚快。但病者全不大便，至是已月余矣。一则忧病之未除，再则忧食之不运，刻刻以通利为嘱。余曰：脏气久结，食饮入胃，每日止能透下肠中一二节，食饮积之既久，脏气自然通透，原议缓治，何得急图耶！举家佥以余为不情，每进诊脉，辄闻病者鼻息之扬，但未至发声相詈耳。盖余以归、地润肠之药，恐滞膈而作呕，硝、黄通肠之药，恐伤胎而陨命。姑拂其请，坚持三五日，果气下肠通，而病全瘳矣！病瘳而其家窃议曰：一便且不能通，曷贵于医耶？月余腹中之孕果渐形著。又议曰：一孕且不能知，安所称高耶？吁嗟！余之设诚而行，以全人夫妻子母，而反以得谤也，岂有他哉！惟余得谤，当世之所谓医者，然后乃得名耳！

【评析】

喻氏本案用益气和胃、降逆化痰合润肠通下法治膈气危症之候。膈气，即噎膈，《圣济总录》曰："人之胸膈，升降出入，无所滞碍，命曰平人。若寒温失节，忧患不时，饮食乖宜，思虑不已，则阴阳拒隔，胸脘痞塞，故名膈气。"本案患者病膈气二十余日，气机不通，阻滞胸膈，升降失宜，故而中焦阻滞，上下二焦难以交通，所以下见二便不通，上见痰沫涌吐，中则饮食不入，以发危重之候。病虽危重，但喻氏认为患者并非死证，缘由"上部有脉，下部无脉，其人当吐不吐者死。是吐则未必死也"。因患者尺脉全无，未能查其孕否，恐"赭石、干姜辈伤之"。因此，喻氏弃旋覆代赭汤，而用旋覆代赭法缓治以益气和胃、降逆化痰，方中用六君子汤益气健脾，旋覆花降逆化痰，赤石脂收湿降逆，煨姜和中止呕。服药之后，呕渐渐止，粥饮渐加，但大便未行，喻氏以当归、生地黄润肠缓下，又恐邪气滞膈作呕，加芒硝、大黄逐邪通积。喻氏恐其有孕，药猛伤胎，仍以缓法治之。纵观本案，喻氏用益气和胃、降逆化痰合润肠通下法以达到理中开阖、通透脏气的目的。喻氏上下求索、左右兼顾，以保孕妇无虞，可见其诊治之高明，顾虑之周全。

案五：治厥颠疾风火相煽案

【医案】

吴添官生母，时多暴怒，以致经行复止。入秋以来，渐觉气逆上厥，如畏舟船之状，动辄晕去，久久卧于床中，时若天翻地复，不能强起，百般医治不效。因用人参三五分，略宁片刻。最后服至五钱一剂，日费数金，意图旦夕苟安，以视稚子。究竟家产尽费，病转凶危。大热引饮，脑间有如刀劈，食少泻多，已治木无他望矣。闻余返娄，延诊过，许以可救，因委命以听焉。余以怒甚则血菀于上，而气不返于下者，名曰厥颠疾。厥者逆也，颠者高也。气与血俱逆于高颠，故动辄眩晕也。又以上盛下虚者，过在少阳。少阳者，足少阳胆也。胆之穴皆络于脑，郁怒之火，上攻于脑，得补而炽，其痛如劈，同为厥颠之疾也。风火相煽，故振摇而热蒸。木土相凌，故艰食而多泻也。于是会《内经》铁落镇坠之意，以代赭石、龙胆草、芦荟、黄连之属，降其上逆之气；以蜀漆、丹皮、赤芍之属，行其上菀之血；以牡蛎、龙骨、五味之属，敛其浮游之神。最要在每剂药中，生入猪胆汁二枚。盖以少阳热炽，胆汁必干。亟以同类之物济之，资其持危扶颠之用。病者药一入口，便若神返其舍，忘其苦口，连进十余剂，服猪胆汁二十余枚，热退身凉，饮食有加，便泻自止，始能起床行动散步，然尚觉身轻如叶，不能久支。仆恐药味太苦，不宜多服，减去猪胆及芦龙等药，加入当归一钱，人参三分，姜枣为引，平调数日而全愈。母病愈，而添官即得腹痛之病，彻夜叫喊不绝，小水全无。以茱连汤加延胡索投之始安。又因伤食复反，病至二十余日，肌肉瘦削，眼胞下陷，才得略再。适遭家难，症变壮热，目红腮肿，全似外感有余之候。余知其为激动真火上焚，令服六味地黄加知柏三十余剂，其火始退。退后全身疮痍黄肿，腹中急欲得食，不能少耐片顷，整日哭烦。余为勉慰其母曰：旬日后腹稍充，气稍固，即不哭烦矣。服二冬膏而全瘳。此母子二人，皆极难辨治之症，竟得相保，不亦快哉！

【评析】

本案喻氏以重镇安神法治疗厥颠疾气血逆乱于上之候。《素问·调经论》：

"血之与气并走于上，则为大厥，厥则暴死，气复反则生，不反则死。"人之血气，周流全身，循环不息，一有逆乱。"百病变化乃生"。若因外感或内伤等致病因素，引起气血逆乱于上，即可发生厥逆证，出现"暴死"。倘若救治得法，气血得循常道，尚可生还，否则回天乏术。临床上中风、中暑、颠疾等疾病的病理机转，均属此类。喻氏将怒甚则血菀于上，气不返于下，称厥颠疾。厥者逆，颠者高，气与血俱逆于高颠，故动辄眩晕。脑为奇恒之府，神机之源，在人体的情志活动中起重要作用。喻氏非常重视大脑在发病中的地位，无论是外感，还是内伤，皆可直接导致颠伤而成疾。本案是暴怒气逆上厥，肝胆上亢，上冒清空，故头痛如劈。劳则伤肾，怒则伤肝，使肝阳更加盛，肝胆之穴络脑，郁怒之火上亢则痛。故导致脑内气血紊乱，风火相煽的恶性循环。导致此证重危的原因有二：其一是头颅至上有盖，阳升亢害无制，火性炎上难息，至此全扰于内；二是头为阳气会聚最多之处，阴血充盈最满之地，邪亢则脑中气血乱，元神失灵而成厥。历代医家从脑论治情志病变甚少，往往责之肝阳、肝风、肝火等，只注重情志病变的病因及发病部位，而忽视了病变损及的病位及病机。头为诸阳之会，肝阳化风，气血并逆，直冲犯脑，故喻氏将此案病名定为厥颠疾。喻氏善用潜降药物治疗厥颠疾。潜降药物的性质为下降、重沉，作用于机体有向下的趋向。喻氏治疗情志病的降气药有沉香、降香、旋覆花；潜阳药有代赭石、琥珀、珍珠、朱砂、磁石。息风药有羚羊角、石决明、天麻、钩藤；泻火药有龙胆草、芦荟、青黛、猪胆汁；滋阴药有龟甲；安神药有枣仁、柏子仁、远志；收敛之性的药有龙骨、牡蛎、五味子，因其具有下降潜行的作用，皆可作潜降药使用。

案六：治疟疾邪正相争案

【医案】

刘泰来年三十二岁，面白体丰，夏月惯用冷水灌汗，坐卧巷曲当风。新秋病疟，三五发后，用药截住。遂觉胸腹间胀满日增，不旬日外，腹大胸高，上气喘急，二便全无，食饮不入，能坐不能卧，能俯不能仰，势颇危急。虽延余至家，其专主者在他医也。其医以二便不通，服下药不应，商用大黄二两作一剂。病者曰：不如此不能救急，可速煎之。余骇曰：此名何病，而敢放胆杀人耶？医曰：伤寒肠结，下而不通，惟有大下一法，何谓放胆！余曰：

世间有不发热之伤寒乎？伤寒病因发热，故津液枯槁，肠胃干结，而可用下药，以开其结。然有不转矢气者不可攻之戒，正恐误贻太阴经之腹胀也。此病因腹中之气散乱不收，故津水随气横决四溢而作胀，全是太阴脾气不能统摄所致。一散一结，相去天渊，再用大黄猛剂，大散其气，若不胀死，定须腹破。曷不留此一命，必欲杀之为快耶！医唯唯曰：吾见不到，姑已之。出语家人曰：吾去矣，此人书多口溜，不能与争也。病家以余逐其医而含怒，私谓，医虽去，药则存，且服其药，请来未迟。才取药进房，余从后追至，掷之沟中。病者殊错愕，而婉其辞曰：此药果不当服，亦未可知，但再有何法可以救我？其二弟之不平，则征色而且发声矣。余即以一束，面辨数十条，而定理中汤一方于后。病者见之曰：议论反复精透，但参、术助胀，安敢轻用？大黄药已吃过二剂，尚未见行，不若今日且不服药，捱至明日再看光景。亦无可奈何之辞也。余曰：何待明日？腹中真气渐散，今晚子丑二时，阴阳交剥之界，必大汗晕眩，难为力矣！病者曰：锉好一剂，俟半夜果有此症，即刻服下何如？不识此时服药尚可及否？余曰：既畏吾药如虎，煎好备急亦通。余就客寝坐待室中呼召，绝无动静。次早，其子出云：昨晚果然出汗发晕，忙服尊剂，亦不见效，但略睡片时，仍旧作胀。进诊，病者曰：服药后，喜疾势不增，略觉减可，且再服一剂，未必大害。余遂以二剂药料作一剂，加人参至三钱，服过又进一大剂，少加黄连在内。病者扶身出厅云：内胀大减，即不用大黄亦可耐，但连日未得食，必用大黄些些，略通大便，吾即放心进食矣。余曰：如此争辨，还认作伤寒病不肯进食，其食吃饭、吃肉亦无不可。于是以老米煮清汤饮之，不敢吞粒。余许以次日一剂立通大便，病者始快。其二弟亦快，云：定然必用大黄，但前后不同耳。次日戚友俱至，病者出厅问药。余曰：腹中原是大黄推荡之泄粪，其所以不出者，以膀胱胀大，腹内难容，将大肠撑紧，任凭极力努挣，无隙可出，看吾以药通膀胱之气，不治大便，而大便自至，足为证验。于是以五苓散本方与服，药才入喉，病者即索秽桶，小便先出，大便随之，顷刻泻下半桶。观者动色，竟称华陀再出，然亦非心服也。一月后小患伤风，取药四剂，与荤酒杂投，及伤风未止，并谓治胀亦属偶然，竟没其功。然余但恨不能分身剖心，指引迷津耳，实无居功之意也。

【评析】

　　喻氏本案以截疟和解法治疟疾邪正相争之候。喻氏指出，"外邪得以入而疟之，每伏藏于半表半里，入而与阴争则寒，出而与阳争则热……疟邪之舍于荣卫，正属少阳半表半里"。认为素体虚弱而感受外来邪气，是疟疾发病的主要原因，疟疾的病机则主要为邪入募原（少阳）。疟邪舍于营卫，邪正相争，故发病必有寒有热。寒热往来，是为少阳所主，属正疟；纯热无寒，是为温疟；纯寒无热，而为寒疟。在治则治法上，喻氏指出截疟和解为主要大法，然面对夹内伤或经误治之疟，又有所不同，故当结合临床实际情况，做到辨证用药，灵活施治。强调治疟时必求邪之所在，认为"凡治疟，不求邪之所在，辄行大汗大下，伤人正气者，医之罪也"。喻氏提出，施用截疟一法须注意把握时机，尤其是对津液大伤，易发生虚脱之患，应先补益元气，做到预防为先。在疟疾治疗过程中及善后应注重培养中气，顾护脾胃，认为疟邪伤正，易伤津耗液，而脾胃为后天之本，气血生化之源，脾胃健壮，饮食增多，自能运化精微而培养气血津液，故治疗应从健脾胃着手，合理使用黄芪人参汤、四君子汤、补中益气汤等方。观喻氏治疟所用方剂，不难发现喻氏以截疟和解为主要治法，在用药上喜用清热生津、和解少阳类药物。然此类药物往往辛温苦寒，耗气伤阴，克伐脾胃，故喻氏又常在治疟方中加入不少味甘生津及顾护脾胃之品，如炙甘草、粳米、人参、白茯苓、陈皮、栝楼根等。此案喻氏并没有运用大黄荡涤肠胃积热，而是运用理中汤、五苓散类，因患者脾虚不能统摄正气，遂用理中汤益气；再用五苓散通膀胱之气，膀胱之气一通，大便自然通下，效若桴鼓。可见喻氏善于治病求本，注意顾护脾胃正气。

案七：治小儿惊风热邪闭窍案

【医案】

　　袁仲卿乃郎入水捉蟛蜞为戏，偶仆水中，家人救出，少顷大热呻吟。诸小儿医以镇惊清热合成丸、散与服，二日遂至昏迷不醒，胸高三寸，颈软，头往侧倒，气已垂绝，万无生理。再四求余往视。诊其脉，止存蛛丝，过指全无，以汤二茶匙滴入口中，微有吞意。谓之曰：吾从来不惧外证之重，但脉已无根，不可救矣。赵姓医云：鼻如烟煤，肺气已绝，纵有神丹，不可复活。余曰：此儿受症何致此极，主人及客俱请稍远，待吾一人独坐静筹其故。良久，曰：得之矣！其父且惊且喜，医者愿闻其说：余曰：惊风一证，乃前人凿空妄谈，后之小儿受其害者，不知几千百亿兆，昔与余乡幼科争论，殊无证据，后见方中行先生《伤寒条辨》后附痉书一册，专言其事，始知昔贤先得我心，于道为不孤。如此证因惊而得，其实跌仆水中，感冷湿之气，为外感发热之病，其食物在胃中者，因而不化，当比夹食伤寒例，用五积散治之。医者不明，以金石寒冷药镇坠，外邪深入脏腑，神识因而不清，其食停胃中者，得寒凉而不运，所进之药皆在胃口之上，不能透入，转积转多，以致胸高而突，宜以理中药运转前药。倘得症减脉出，然后从伤寒门用药，尚有生理。医者曰：鼻如烟煤，肺气已绝，而用理中，得毋重其绝乎？余曰：所以独坐沉思者，正为此耳。盖烟煤不过大肠燥结之证，若果肺绝，当汗出大喘，保得身热无汗？又何得胸高而气不逼，且鼻准有微润耶？此余之所以望其有生也。于是煎理中汤一盏与服，灌入喉中，大爆一口，果然从前二日所受之药一齐俱出，胸突顿平，颈亦稍硬，但脉仍不出，人亦不苏。余曰：其事已验，即是转机，此为食尚未动，关窍堵塞之故。再灌前药些少，热已渐退，症复递减。乃从伤寒下例，以玄明粉一味化水，连灌三次，以开其大肠之燥结。是夜下黑粪甚多，次早忽言一声云：我要酒吃。此后尚不知人事，以生津药频灌，一日而苏。

【评析】

本案喻氏以解肌清热法治疗小儿惊风之候。喻氏认为小儿肌肉、筋骨、脏腑、血脉俱未充长，阳则有余，阴则不足。阴不足，阳有余，身内易生热，热盛则生痰、生风、生惊，即热痰风惊"后人不炫。因四字不便立名，乃节去二字，以惊字领头，风字煞尾。后人不解，遂以为奇特之病，且谓此病有八候"。以其头摇手劲，而立抽掣之名，以其卒口噤脚挛急，而立目邪心乱搐搦之名，以其脊强背反，而立角弓反张之名。其实小儿热邪闭窍所致的"热、痰、风、惊"证与小儿"惊病"不同，前者是由于"小儿腠理未密，易于感冒风寒"且内则脏腑血脉成而未全，阴液不足，阳实有余，感受外邪之后，易于生热，热盛生痰、生风、生惊而为热、痰、风、惊之候。小儿"惊病"则是因小儿气怯神弱，凡猝遇怪异形声及骤然跌仆，皆生惊怖。其候面青、粪青、多烦、多哭，其神识昏迷，对面撞钟放铳，全然不闻，与热邪塞窍完全不同，不可混为一谈。喻氏提出"表法原取解肌，而不取发汗，况于小儿肌肤嫩薄，腠理空虚，断无发汗之理"。临证治疗宜解肌清热，若太阳证多，阳明证少，则用桂枝汤加葛根汤。喻氏强调，小儿之用解肌服桂枝类，须当"从乎轻剂""不必啜热稀粥""并不可急灌逼其大汗出"。

案八：治肾虚耳鸣案

【医案】

捧读祖台钧谕，耳中根原甚悉。且考究方书，揣察内景，即深于医旨者，不能道只字。不肖昌竦然于金玉之音，从兹倍加深入矣。庆幸庆幸！昨力论中，明知左耳有一膜遮蔽，姑置未论。但论右耳，所以时清时混之故，在于阴气，上触耳。盖人两肾之窍，虽开于耳，而肾气上入耳际，亦为隔膜所蔽，不能越于耳外，止于耳根下，少则微鸣，多则大鸣，甚且将萦耳之筋，触之跳动，直似撞穿耳轮之象者，然实必不可出也。设阴气能出耳外，而走阳窍，则阴阳相混，非三才之理矣。故耳之用，妙在虚而能受也。外入之气，随大随小，至耳无碍。惟内触之气，咶咶有声，所以外入之气，仅通其半。若郁怒之火动，内气转增，则外入之气转混，必内气渐走下窍，上窍复其虚而能受之体，然后清清朗朗，声入即通，无壅碍也。方书指为少阳胆、厥阴肝，二经热多所致，是说左耳分部。然少阳之气，能走上窍，其穴皆络于脑颠，无触筋冲耳之理，不当与厥阴混同立说。其通圣散一方，汗下兼用，乃治壮火之法。丹溪所取，亦无确见。惟滚痰丸一方，少壮用之，多有效者，则以黄芩、大黄、沉香之苦，最能下气，而礞石之重坠，大约与磁石之用相仿也。不肖昌所以不用此方者，以其大损脾胃，且耗胸中氤氲之气也。至于肾虚耳鸣，指作膀胱相火上升，则阳火必能透出上窍，不为鸣也！尤见丹溪无据之谈。《易》言水中有火，原说真火，故坎中之一点真阳，即真火也。高年之人，肾水已竭，真火易露，故肾中之气，易出难收。况有厥阴之子，为之挹取乎！然则壮水之主，以制阳光，如盏中加油，而灯焰自小，诚为良治。乃云作肾虚治不效者，知其泛论，世人不为老人立法也。夫收摄肾气，原为老人之先务，岂丹溪明哲而为此等议论乎！不肖昌昨方论中，欲返祖台右耳十余年之聪，以仰答帝鉴，慰藉苍生耳。非为左耳数十年之锢论也。草野不恭，统惟亮宥。谨复。

【评析】

本案喻氏以温补下元法治老人肾虚耳鸣之候。本案患者诊为肾虚耳鸣，阴气走下窍，而上入于阳位，则有窒塞耳鸣之候。故五十岁以上之人，喻氏曰："肾气渐衰于下，每每从阳上逆……故能听之近不碍，而听远不无少碍。"这与窍中另有一膜，遮蔽外气，不得内入所致的耳聋截然不同，耳聋治以开窍为主，所用石菖蒲等药及外填内攻等法，皆治耳聋之病。老年耳鸣，为阴气不自收摄，越出上窍。表现为耳中汩汩有声，或如蛙鼓蚊锣，鼓吹不已。喻氏明辨此症治以磁石为主，以其重能达下，性主下吸，又能制肝木之上吸；用地黄、龟胶等滋阴之药辅之；五味子、山茱萸之酸以收之，则疗效甚好。所以喻氏定"收摄肾气，原为老人之先务"，老年之人，肾水已竭，真火易露，故肾中之气，易出难收，故治需温补下元，壮水之主，以制阳光。《黄帝内经》云"五十始衰"是指阴气至是始衰。阴气衰，则不能自主尔。所以喻氏明确提出："是以事亲养老诸方，皆以温补下元为务。诚有见于老少不同。治少年人惟恐有火，高年人惟恐无火。无火则运化艰而易衰，有火则精神健而难老，有火者老人性命之根，未可以水轻折也。"故阳气以潜藏为贵。治以桂、附之类，重在温补下元。

案九：治暴症吐血案

【医案】

黄湛侯素有失血病，一晨起至书房，陡暴一口，倾血一盆，喉间气涌，神思飘荡，壮热如蒸，颈筋粗劲。诊其脉，尺中甚乱。曰：此昨晚大犯房劳，自不用命也。因出验血，见色如太阳之红。其仆云：此血如宰猪后半之血，其来甚迎。不识病人有此确喻，再至寝室，谓曰：少阴之脉萦舌本，少阴者，肾也。今肾中之血汹涌而出，舌本已硬，无法可以救急。因谛思良久，曰：只有一法，不得已用丸药一服，坠安元气，若得气转丹田，尚可缓图。因煎人参浓汤，下黑锡丹三十粒，喉间汩汩有声，渐不入腹，顷之舌柔能言，但声不出。余亟用润下之剂，以继前药。遂与阿胶一味，重两许，溶化，分三次热服，溉以热汤。半日服尽，身热渐退，颈筋渐消。进粥与补肾药，连服五日，声出喉清，人事向安。但每日尚出深红之血盏许，因时令大热，遵《内经》热淫血溢，治以咸寒之旨，于补肾药中多力秋石，服之遂愈。

【评析】

喻氏以清热凉血法治急性吐血之候。本案患者素有失血，又犯房劳，以致暴吐鲜血，病势凶险。喻氏予以人参、黑锡丹三十粒回阳救逆，继而运用润下之剂佐血肉有情之阿胶，再予以补肾药。采用此法，可以避免胃肠受药难之苦，亦可直接缓治脾胃疾病。黑锡丹具温壮下元、镇纳浮阳之功，主治真阳不足、肾不纳气、浊阴上泛、上盛下虚、痰塞胸中之上气喘促、四肢厥逆、冷汗不止等。本案素有失血，又犯房劳，下焦虚寒，即阳微阴盛，虚寒在里，逼阳上浮，同时肾不纳气，故暴吐血。喻氏论曰："古今论失血之症，皆混在痰火一门。"无论血证的新久缓急，其根本都本之于火。然而火有阴阳不同，治法也有差别。阴虚火旺导致呕吐可以因为阳火暴发致病，或水不足以制火，亦或阳火潜伏体内择时突发，以故载阴血而上溢。所以凡用凉血清火之药，皆以水制火之常法，施之于阴火，反而助其火势。喻氏治吐血之失血急用参汤固元，加入阿胶等补血之药，气血双补，通过大补元气速生血液，实为巧妙之法。

案十：治失血症热积胃中案

【医案】

顾枚先年二十余岁，身躯肥大，平素嗜酒，迩来鳏居郁郁。壬午孟夏患失血症，每晚去血一二盏，至季夏时，去血无算。面色不见憔悴，肌肉不见消瘦，诊其脉亦不见洪盛，昼夜亦不见寒热。但苦上气喘促，夜多咳嗽，喉间窒塞，胸前紧逼，背后刺胀，腹中闷痛，躁急多怒。医以人参、阿胶治失血成法，用之月余，逾增其势。更医多方，以图用膏子之润上，而气时降也；用牛膝、黄柏之导下，而血时息也。及服酒研三七少许，则血止而咳亦不作。但未久血复至，咳复增，又以为龙雷之火所致，思用八味丸中之些微桂、附，以引火归原。总由未识病情也，请因是症而益广病机焉！人身血为阴，男子不足于阴，故以血为宝，是以失血之症，阴虚多致发热，面色多致枯黑，肌肉多致消瘦。今病者不然，岂其有余于血哉？以病为饮醇伤胃，胃为水谷之海，多气多血，二十余年水谷充养之精华，以渐内亏而外不觉也。胃之脉从头走足，本下行也。以呕血之故，逆而上行，则呼吸之音必致喘急矣。胃之气传入大肠、小肠、膀胱等处，亦本下行也，以屡呕之，故上逆而不下达，则肠腹之间必致痛闷矣。胃气上奔，呕逆横决，则胸中之气必乱。至于紧逼痛楚，则乱之甚矣。胸中之位舍有限，已乱之气，无处可容，势必攻入于背，以背为胸之府也。至于肩髃骨空，钻如刃刺，则入之深矣。故一胃耳，分为三脘，上脘气多，下脘血多，中脘气血俱多，今胃中既乱，气血混矣。不但胃也，胃之上为膈，其心烦多怒者，正《内经》所谓血并于膈之上，气并于膈之下致然，气血倒矣。所以《内经》又言：血并于阳，气并于阴，乃为热中。又言：瘅成为消中。瘅即热也，消中者，善食多饥，而肌肉暗减也。病者之嗜饮，为热积胃中，其不病消中，而病呕血者，何耶？《内经》又以胃脉本宜洪盛，反得沉细者，为胃气已逆。若见人迎脉盛，则热聚于胃，而内生痈。今胃脉已见沉细，其不成胃痈，而成呕血者，又何耶？不知病者呕血之源，与此两者同出异名耳！热积于中即为消，血积于中即为痈，而随积随呕，则为此症。揆其致此之由，必以醉饱入房而得之。盖人身气动则血动，而媾精时之气，有乾坤鼓铸之象，其血大动。精者血之所化也，灌输原不止胃之一经。独此一经所动之血，为醉饱之余所阻，不能与他经之血绵续于不息之途，是以开此脱血一窦，今者竟成熟路矣！欲治此病，不如此其分经辨症，何从措手乎？岂惟经也，络亦宜辨。胃之大络贯膈络肺，不辨其络，亦孰知膈间紧逼，肺间气胀痰胶，为胃病之所传哉？当此长夏土旺，不惟母病而子失养，抑且母邪尽传于子。至三秋燥金司令，咳嗽喘满之患必增，不急治之，则无及矣！今岁少阴司天，少阴之上，热气主之，运气热也；夏月适当暑热，时令热也，而与胃中积热，合煽其疟，不治其热，血必不止。然不难于血之止也，第患其止而聚也。聚于中为蛊，为痈，犹缓也；聚于上为喘，为厥，则骤也。惟遵《内经》热淫血溢，治以咸寒之旨为主治。咸能走血，寒可胜热，庶于消渴、痈疽两患可无妨碍。然必先除经病，务俾经脉下走，经气下行，后乃可除络中之病，譬沟渠通而行潦始消也，未易言也。

【评析】

喻氏以咸寒法治疗失血证热积胃中之候。本案患者二十余岁，嗜好饮酒，患失血证后消瘦，伴咳嗽胸中闷痛。喻氏指出"人身血为阴，男子不足于阴，故以血为宝，是以失血之证，阴虚多致发热，面色多致枯黑，肌肉多致消瘦"。此病为饮酒过多伤胃。胃为水谷之海，多气多血，因饮酒过多伤及胃中气血。胃之脉从头走足，本下行则呕血。胃气上逆克肺金则喘急。胃之气传入大肠、小肠、膀胱本下行，上逆而不下达，则肠腹之间必致痛闷。胃中浊气呕逆横决，则胸中之气必乱。症见紧逼痛楚，则乱之甚。消中者善食多饥，而肌肉暗减。病者之嗜饮，为热积胃中。热积于中即为消，血积于中即为痛，而随积随呕，则为此证，必以醉饱入房而得之。喻氏曰："人身气动则血动，而媾精之气……治此病，不如此以分经辨证。"胃之大络贯膈络肺。肺间气胀痰胶，为胃病之所传。遵《黄帝内经》热淫血溢，治以咸寒之旨为主治。咸能走血胜热。用玄明粉化水煮黄柏，秋石化水煮知母，以清解蕴热而消癖化疽，加甘草以调其苦。独取咸寒气味，进四剂而血止。喻氏用咸寒药物治胃中积热，另辟蹊径，为后世治病提供了思路。

温病形成时期医家医案

中篇

随着上一时期的理论奠基，对温病的认识逐渐趋于成熟，辨治理论初步形成体系，温病学说的形成条件基本具备。至康乾盛世，随着经济、文化的繁荣，温病学说集前人之长，顺势而生，确立了以卫气营血和三焦辨证为特点的温病辨证理论，形成了独具特色的完整的温病学说证治体系。此时期以叶天士、薛生白、吴鞠通、王孟英为主流代表，他们大胆突破"温病不越伤寒"的传统观念，在温病的辨证施治上，敢于总结前人经验，创立新理论，制定新治法，丰富温病的诊疗手段，以温病作为多种热性病的总称，在学术上自成体系，在外感热性病方面取得了划时代的成果。与此同时，温病中的温疫学派也形成了极大成就，戴天章的《广瘟疫论》、杨栗山的《伤寒瘟疫条辨》、刘奎的《松峰说疫》、余师愚的《疫疹一得》均在此时期诞生。温病形成时期，学术思想空前繁荣，然而金无足赤，此时期温疫学派医案留存较少，并多为记载他人医案，因此本书中仅选用了刘奎《松峰说疫》中记载之案10则。此阶段医家医案以温病四大家为主，各精选医案20则，又加雷丰医案20则、柳宝诒医案10则，以体会此时期的温病医家的临床治疗经验及学术思想。

叶天士医案评析

叶桂（1667—1746），字天士，号香岩，晚年号上津老人，江苏吴县（今江苏省苏州市）人。世代业医，谦虚好学，博采众长，融会贯通，自成一家，擅长治疗温热病，被后世誉为温热大师。《临证指南医案》《温热论》《幼科要略》《叶氏医案存真》《未刻本叶氏医案》《叶天士晚年方案真本》等系其门人或后人整理叶氏所述及病案而成。其主要学术贡献是创温病卫气营血辨证体系，发挥三焦分证之理。临床诊断尤重辨舌验齿之法，倡导脾胃分治，善于甘润养胃，处方以轻清灵动见长。

案一：治风温阴伤陷入心包案

【医案】

吴，冬月伏邪，入春病自里发，里邪原无发散之理，更误于禁绝水谷，徒以芩、连、枳、朴，希图清火消食以退其热，殊不知胃汁受劫，肝风掀动，变幻痉厥危病，视诊舌绛，鼻窍煤黑，肌肤甲错干燥，渴欲饮水，心中疼热，何一非肝肾阴液之尽，引水自救。凡阳内烁，躁乱如狂，皆缘医者未曾晓得温邪从阴，里热为病，清热必以存阴为务耳。今延及一月，五液告涸，病情未为稳当，所持童真，食谷多岁，钱氏谓幼科易虚易实，望其有生机而已。

阿胶、生地、天冬、川石斛、鸡子黄、玄参心。

又，咸润颇安，其热邪深入至阴之地，古云：热深厥深。内涸若此，阴液何以上承，虑其痱融阻咽，故以解毒佐之。

玄参心、真阿胶、真金汁、细生地、天冬、银花露。

又，胃未得谷，风阳再炽，入暮烦躁，防其复厥。

生地、白芍、麦冬、金汁、阿胶、牡蛎、金银花露。

又，神识略苏，常欲烦躁，皆是阴液受伤，肝风不息，议毓阴和阳。

生地、牡蛎、阿胶、麦冬、木瓜、生白芍。

又，膻中热炽，神躁舌干，痰多咳呛，皆火刑肺金，宜用紫雪丹一钱。

【评析】

叶氏本案以清热养阴开窍法治风温阴伤陷入心包之候。患者病情迁延有时，从痰多咳呛等症状来看，似是风温病。因初治失法，病久阴液大伤，症见舌绛、肌肤甲错干燥，当是肝肾阴液耗尽之象。叶氏采用养阴治病法，以期通过养阴制阳、扶正祛邪，挽救危候，是不得已之法。二诊病情稍缓，咸润法收到效果，故继续使用。四诊之际，神识略苏，知咸润养阴，已经奏效。但单用清泻肺火之治，究嫌不力，本案病机似属于外感风热，化火陷入心包，病程至五诊之际，症见"膻中热炽，神躁舌干"，故用紫雪丹清热开窍，镇惊安神。紫雪丹系《外台秘要》方，善治温热病热邪内陷心包，高热烦躁、神昏谵语、痉厥、口渴唇焦等危重之候。

案二：治温热阳明津损案

【医案】

王，脉虚数倏，寒热，口渴思饮，营卫失和，阳明津损，初因必夹温邪，不受姜、桂辛温。有年衰体，宜保胃口，攻伐非养老汤液也。

沙参、花粉、玉竹、甘草、桑叶、甜杏仁、元米（粳米）。

【评析】

叶氏本案以养胃滋阴法治温热阳明津损之候。温病初期，邪在营卫，如按伤寒法，多用姜、桂以发散表邪。但姜、桂辛温，发汗太过，易耗伤阳气，损及津液。今患者年衰之体，气阴本亏，复夹温邪，不受姜、桂辛温，而胃阴耗伤，胃阴不足，虚热内生，故口渴思饮，脉虚数。治疗当因人制宜，养胃滋阴，不宜攻伐太过。方中沙参、天花粉、玉竹养胃滋阴；桑叶润燥养阴；胃气宜降不宜升，故用杏仁降胃气，润肠通便；加粳米养胃生津；甘草健脾和胃，调和诸药，以养胃滋阴、和降肺胃之气而奏效。

案三：治温热自血分而发案

【医案】

王，十八，夜热早凉，热退无汗，其热从阴而来，故能食、形瘦，脉数左盛。两月不解，治在血分。

生鳖甲、青蒿、细生地、知母、丹皮、竹叶。

【评析】

叶氏本案以凉血散血通络、滋阴清热泻火、透邪热从血分外达法治温热自血分而发之候。患者症见夜热早凉、热退无汗、能食、形瘦、脉数左盛等。从"治在血分"的治疗思路分析，所谓"热从阴而来"是指热自血分而发，气属阳，血属阴，故曰："热从阴而来。"血分阴津损伤，热伏难以透出，为其病机的关键所在，方用生鳖甲配细生地凉血滋阴，青蒿配竹叶透热外出；知母配丹皮凉血泄热。从"两月不解，治在血分"分析，其症还应有"舌绛"等营血分见症。后来吴鞠通根据此案，制定出青蒿鳖甲汤，见于《温病条辨·下焦篇》第 12 条，组成为青蒿、鳖甲、细生地、知母、丹皮，并称此方为"辛凉合甘寒法"。其原条文谓："夜热早凉，热退无汗，热自阴来者，青蒿鳖甲汤主之。"青蒿鳖甲汤以鳖甲滋阴入络剔邪，青蒿芳香清透，两药配伍组成了滋阴透邪的基本治法。吴氏认为："此方有先入后出之妙，青蒿不能直接入阴分，有鳖甲领之入也；鳖甲不能独出阳分，有青蒿领之出也。"由于本方证的病机深在血分，因此，用生地黄、丹皮凉血散血，配合鳖甲滋阴凉血透络。知母苦寒，既能滋阴，又可清热泻火，与青蒿配合则清热透泄。全方凉血散血通络，滋阴清热泻火，透邪热从血分阴部外达而出。吴氏进一步指出："邪气深伏阴分，混处气血之中，不能纯用养阴；又非壮火，更不得任用苦燥。故以鳖甲……入肝经至阴分，既能养阴，又能入络搜邪；以青蒿芳香透络，从少阳领邪外出；细生地清阴络之热；丹皮泻血中之伏火；知母者，知病之母也，佐鳖甲、青蒿而成搜剔之功焉。"其辨方证要点是低热、夜热早凉、舌红少苔、脉细数。

案四：治温邪入营肝风欲动案

【医案】

金（女），温邪深入营络，热止，膝骨痛甚，盖血液伤极，内风欲沸，所谓剧则瘛疭，痉厥至矣。总是消导苦寒，冀其热止，独不虑胃汁竭，肝风动乎，拟柔药缓络热息风。

复脉汤去参、姜、麻仁，生鳖甲汤煎药。

【评析】

叶氏本案以柔药缓络热以息风法治温邪入营肝风欲动之候。究其病机为温病后期，余热已止，阴液大伤，虚风欲动。此时若误用消导、苦寒之品，则必有劫胃伤阴而引动肝风之患，故宜柔药缓络热以息风，以复脉汤去参、姜、麻仁，生鳖甲汤煎药。

案五：治暑热阻于中焦案

【医案】

某，暑热阻于中焦。

藿梗、橘白、厚朴、川连、半夏、茯苓。

【评析】

叶氏本案以苦寒泄热、渗泄利湿法治暑热阻于中焦之候。盖因暑热夹湿，蕴阻中焦，气机着滞，故治疗以辛苦寒清化湿热为法，叶氏认为"暑必夹湿，伤在气分"，如果识证不准，盲目采用消导、升举、温补等法，必使暑邪无有出路。"法当苦寒泄热，苦辛香流气渗泄利湿，盖积滞有形，湿与热本无形质耳"，故以黄连清热，藿香芳香化湿，厚朴理气燥湿，半夏、茯苓通降胃气，橘白化痰开胃。药仅六味，处方严谨，用药精到，对后世临床治疗暑热夹湿病证有重要指导作用。

案六：治感受暑热气机不通案

【医案】

某，冒暑运行，热气由口鼻吸入，先犯上中，分走营卫，故为寒热疟疾。当淡泊饮食滋味，轻疏胃气，投剂或以凉解芳香，或以甘寒生津，皆可治疗。奈何发散不效，复肆行滋补，致肺气壅闭，胃中凝滞，自上及下，一身气机不通，变成肿胀，矫其非而欲与攻逐。无如病久形消，又虑正气之垂寂，不得已用保和丸，缓疏中焦。渐渐升降得宜，六腑转达，腑气先通，经脉之气无有不通者矣。

保和丸。

【评析】

叶氏本案以和胃通腑、缓疏中焦法治感受暑热气机不通之候。患者系感受暑热气机不通之候。起因于感受暑热，发为疟疾，疟邪伏于半表半里，出入于营卫之间，邪正相搏，则寒热发作；治疗当清热解表、和解祛邪，饮食宜清淡而易于消化者为宜。无奈前医先误用发表，继误用滋补，致使肺气壅闭，胃脘窒塞，一身气机不通，变为肿胀。予保和丸者，意在消食导滞，和胃通腑，缓疏中焦。保和丸出自《丹溪心法》，通常主要用于食积内停胸脘之痞闷胀痛、嗳腐吞酸、厌食呕吐等病变。本案之所以选用本方，实是针对病变过程感受暑热，复因误治而致"一身气机不通"这一特点而考虑的。方中半夏、茯苓、陈皮、莱菔子苦辛淡以通降上下；山楂、神曲苦降酸泄、芳香开胃；连翘甘凉清热散邪，以求腑气通彻，然后经脉可通。诸药配伍，胃气得和，热清湿去，则诸症自除。

案七：治湿热下陷泄泻案

【医案】

某，湿热下陷，腹痛泄泻。

藿梗、神曲、桔梗、广皮、川连、茯苓、米仁、泽泻。

【评析】

叶氏本案以化湿与清热兼顾、化湿与理气并用之法治湿热下陷泄泻之候。其治疗主要针对湿热证中湿重于热的泄泻，通过分消开泄湿热法达到开上、畅中、渗下的目的。湿热郁蒸胃肠，传化失常而症见腹痛、泄泻，治疗以化湿清热、理气止痛。处方以藿梗芳香化湿，黄连燥湿清热，薏苡仁、茯苓、泽泻健脾利水渗湿，陈皮理气消胀，神曲消食开胃。湿热泄泻多有黏滞不爽症状，故桔梗降气排脓。本案用药特色在于化湿与清热兼顾，化湿与理气并用，而化湿之中，又是芳香化湿、苦寒燥湿、利水渗湿合用，从而能够达到分消走泄的目的。

案八：治风温入肺，肺热郁结案

【医案】

叶，风温入肺，肺气不通，热渐内郁，如舌苔、头胀咳嗽、发疹、心中懊恼、脘中痞满，犹是气不舒展，邪欲结痹，宿有痰饮，不欲饮水，议栀豉合凉膈方法。

山栀皮、豆豉、杏仁、黄芩、瓜蒌皮、枳实汁。

【评析】

叶氏本案以清热化痰理气法治风温入肺，肺热郁结之候。风温入肺，肺热郁结，为风温病常见证候。叶氏选用栀豉汤加味，以香豉辛散，山栀、黄芩清热，杏仁宣肺止咳，瓜蒌皮、枳实宽胸散结理气。案中提到"合凉膈方法"，而实际方中却并未合用凉膈散如硝、黄之类，而是取黄芩、山栀、瓜蒌皮、枳实清热化痰理气。究其原因，乃该病邪热在上，如用硝、黄之类，则易使邪陷入里，徒伤阴液。本方有凉膈之意，而未按凉膈成方药味，足见叶氏随证化裁之巧。

案九：治伏气热蕴三焦案

【医案】

张，伏气热蕴三焦，心凛热发，烦渴，遍体赤斑，夜躁不寐，两脉数搏。羚羊角、犀角、连翘心、玄参心、鲜生地、金银花、花粉、石菖蒲。

又，寒热，必有形寒攻触，及于胃脘之下，口渴，喜饮暖汤，斑已发现，病不肯退，此邪气久伏厥阴之界矣。

桂枝、川连、黄芩、花粉、牡蛎、枳实。

【评析】

叶氏本案以泻心汤变方治伏气热蕴三焦之候。患者症见心凛热发，烦渴，遍体赤斑，夜躁不寐，乃气血两燔，营阴已虚，心包受扰之候，叶氏投以羚角、犀角、连翘心、玄参心、鲜生地、金银花等以气血两清。复诊时，"斑已发现"，但是病尚未退，究其原因，乃热邪结胸，故有口渴、喜饮热汤、胃脘不适等症。此属邪气久伏厥阴之界矣。故叶氏转用泻心汤变方，以芩、连清热，花粉生津除烦，枳实宽胸除痞，桂枝、牡蛎散结消饮。叶氏在温病中，善用泻心法也是他的一个特点。

案十：治暑热夹湿案

【医案】

杨，暑热必夹湿，吸气而受，先伤于上，故仲景伤寒，先分六经；河间温热，须究三焦。大凡暑热伤气，湿着阻气，肺主一身周行之气，位高，为手太阴经。据述病样，面赤足冷，上脘痞塞，其为上焦受病显著。缘平素善饮，胃中湿热久伏，辛温燥烈，不但肺病不合，而胃中湿热，得燥热锢闭，下利稀水，即协热下利，故黄连苦寒，每进必利甚者，苦寒以胜其辛热，药味尚留于胃底也。然与初受之肺邪无当。此石膏辛寒，辛先入肺，知母为味清凉，为肺之母气，然不明肺邪，徒曰生津，焉是至理。昔孙真人未诊先问，最不误事。再据主家说及病起两旬，从无汗泄。经云：暑当汗出勿止。气分室塞日久，热侵入血中，咯痰带血，舌红赤，不甚渴饮，上焦不解，漫延中下，此皆急清三焦，是第一章旨。故热病之瘀热，留络而为遗毒，注腑肠而为洞利，便为束手无策。再论湿乃重浊之邪，热为熏蒸之气，热处湿中，蒸淫之气，上迫清窍，耳为失聪，不与少阳耳聋同例。青蒿减柴胡一等，亦是少阳本药。且大病如大敌，选药若选将，苟非慎重，鲜克有济。议三焦分清治，从河间法。

飞滑石、生石膏、寒水石、大杏仁、炒黄竹茹、川通草、莹白金汁、金银花露。

又，暮诊。诊脉后，腹胸肌腠发现瘾疹，气分湿热，原有暗泄之机。早间所谈，余邪遗热，必兼解毒者为此。下午进药后，诊脉较大于早晨，神识亦如前，但舌赤，中心甚干燥，身体扪之，热甚于早间，此阴分亦被热气蒸伤，瘦人虑其液涸。然痰咯不清，养阴药无往而非腻滞，议得早进清膈一剂。而三焦热秽之蓄，当用紫雪丹二三匙，藉其芳香宣窍逐秽，斯锢热可解，浊痰不黏，继此调理之方，清营分，滋胃汁，始可瞻顾，其宿垢欲去，犹在旬日之外。古人谓下不嫌迟，非臆说也。

紫雪丹。

知母、竹叶心、连翘心、炒川贝、竹沥、犀角、玄参、金汁、银花露。

又，一剂后用：

竹叶心、知母、绿豆皮、玄参、鲜生地、金银花。

又，一剂后，去银花、绿豆皮，加人参、麦冬。

又，初十申刻诊，经月时邪，脉形小数，小为病退，数为余热，故皮腠麸蜕，气血有流行之义。思食欲餐，胃中有醒豁之机，皆佳兆也。第舌赤而中心黄苔，热蒸既久，胃津阴液俱伤，致咽物咽中若阻，溺溲尿管犹痛，咯痰浓厚，宿垢未下，若急遽攻夺，恐真阴更涸矣，此存阴为主，而清腑兼之。故乱进食物，便是助热，惟清淡之味，与病不悖。自来热病，最怕食复劳复，举世共闻，非臆说也。

细生地、玄参心、知母、炒川贝、麦冬、地骨皮、银花露、竹沥。

又，脉症如昨，仍议滋清阴分余热，佐清上脘热痰。一照昨日方，去地骨皮、银花露，加盐水炒橘红。

【评析】

叶氏本案以清化暑湿、宣通三焦法治暑热夹湿之候。暑温病变，是感受夏令暑热病邪而发生的一种急性外感热病，以发病急聚，初起即见阳明气分证候，病程中易伤津耗气，易于化火、生痰、闭窍、动风等临床特点。但由于夏天气候炎热，雨湿又重，故暑温病变除了感受暑热之邪外，往往兼感湿邪，所谓"暑必兼湿"就指此而言。其治疗以清暑泄热为基本治法。如暑温夹湿在卫者，以清暑化湿、透表散寒为主；暑湿困阻中焦者，以苍术白虎汤清暑化湿；暑湿弥漫三焦者，以清化暑湿、宣通三焦为主。本案前后六诊，是暑温的重症。初诊，其病尚在气分，症见"上焦不解，漫延中下"诸候，故用三石汤清热利湿，从三焦分清着手。傍晚复诊时，患者出现瘾疹，且见舌赤，中心甚干燥，身体扪之，热甚于早间，表明病邪已由气分入血分，于是叶氏用犀角地黄汤合紫雪丹加减，以凉血清热。此方选药恰当，以犀角凉血，竹叶心、连翘心清心，知母、金汁、银花露清热解毒，紫雪丹清热辟秽，川贝、竹沥化痰热，玄参养阴顾正，因而一剂大效。三诊以后，气血之热邪已清，但见舌赤而中心黄苔，且热蒸既久，致咽物咽中若阻，溺溲尿管犹痛诸症，乃由胃津阴液俱伤使然，故专予存阴为主，而清腑兼之。同时提醒患者注意饮食调理，因为"乱进食物，便是助热，惟清淡之味，与病不悖。自来热病，最怕食复劳复，举世共闻，非臆说也"。终以滋清阴分余热，佐清上脘热痰而获愈。

案十一：治暑温热陷心包案

【医案】

暑风上受，首先犯肺，热蕴不解，逆传心包，肝阳化风，盘旋舞动，神昏谵语，脉虚，急宜辛凉，开热疏痰，俾神魂复摄，斯无变幻。为今治法，须治上焦。苦降消克，是有形有质，非其治矣。

犀角尖二钱，鲜生地一两，甘草五钱，廉珠末三分（研细冲入），焦丹皮二钱，连翘一钱五分，赤芍二钱，卷心竹叶二钱，白灯心五分。

煎成化服牛黄丸二分，冰糖四两、乌梅一钱煎汤代水。

病久阴阳两伤，神迷微笑，厥逆便泄，正虚大著。若治病攻邪，头绪纷纭，何以顾其根本，莫如养正，以冀寇解。

人参一钱五分，青花龙骨五钱，白芍药三钱，南枣（去核）三枚，淘净怀麦一合，炙甘草一钱。

补正厥泄并止，邪少虚多彰明矣。清火消痰，理化辛开。下乘方法，片瓣不得入口矣。急宜扶助肝阴，俾得阴阳交恋，不致离二，则厥逆自止，然非可旦夕图功。希其不增别症，便是验处。

细北沙参一两，青花龙骨八钱，南枣四枚，白芍五钱，炙黑甘草一钱五分，上清阿胶二钱，怀麦一两。

黏痰咳呕外出，邪有外达之机，神识颇清，正有渐复之势矣。但筋惕脉虚，元气实馁，扶过秋分大节，得不变幻，方可。

大怀生地汁五钱（煎三十沸），龙骨五钱，白芍三钱，天冬三钱，鲜白花百合汁五钱（煎三十沸），人参一钱，怀麦五钱，南枣二枚，上清阿胶一钱五分，炙黑甘草一钱。

将前四诊合参，颇有功成之望，然日就坦途乃佳。

人参一钱（包举大气），天冬一钱（清滋金水），炙黑甘草五分（调和解毒），麦冬一钱五分（滋金土），川斛三钱（养胃口生真），生地汁一两（捣同煎，培益先天阴气），鲜白花百合汁煎汤代水（清金降火，生津化热）。

夫用药如用兵，须投之必胜，非徒纪律已也，况强敌在前，未可轻战，戢民固守，则是可为。今观此症本质素亏，时邪暑湿热三气交蒸互郁，上犯清灵，都城震惊，匪朝伊夕矣。藏精真气神衰惫困穷，阳津阴液，久为大伤，治惟保其胃口，生真培元固本，犹恐不及，何暇再顾其标之痰热耶，仍主前法。

人参一钱，阿胶一钱五分（米粉炒），料豆衣三钱，茯神去木二钱，天冬（炒松）一钱，麦冬（炒松）一钱，大生地（炒黑）一两，甜北沙参四钱，百合煎汤代水。

神气渐复，生机勃然，但受伤已久，未易收功，缓以图之，静以待之

人参一钱，熟地炭四钱，炒松麦冬一钱五分，阿胶一钱五分，生地炭四钱，炒松天冬一钱五分，百合汤代水。

痰中微带红色，此交节气代更，浮游之虚火上升，无足怪也。治宜清上益下。

人参一钱，霍石斛三钱，生牡蛎四钱，绿豆壳三钱，麦冬一钱五分，白粳米三钱，白芍药三钱，清阿胶一钱五分，茯神三钱，百合汤代水。

【评析】

叶氏本案以扶正镇怯、甘缓息风、育阴生津法治暑温热陷心包之候。暑性炎热，最易耗气伤津。同时暑气通于心，不仅病变过程中暑热病邪极易深入心营，内闭清窍，出现神昏谵语，也有暑热病邪直接侵犯心营而病者。此外，暑热炽盛，又易于引动肝风，出现痉厥之变。本案前后八诊，是一个完整的病案。初诊，暑风上受，首先犯肺，热蕴不解，暑温邪热，内陷心包，用凉营清热、安神开窍，自属正法。但因其脉虚，故方中不用菖蒲、郁金芳香开窍之品，而用甘草、灯心、珠粉，且以冰糖、乌梅煎汤甘酸化阴，照顾到虚中夹实的病机。二诊之际，出现厥逆便泄、微笑神迷，正气已虚，于是撤去清凉泄热治实证诸药，而改以扶正镇怯、甘缓息风之法，用甘麦大枣汤加味。三诊在前方中加入阿胶顾阴，已使神清正复。四诊之后，取甘麦大枣汤、炙甘草汤、百合生地汤复方，以育阴生津调理。叶氏特别指出"今观此症本质素亏，时邪暑湿热三气交蒸互郁，上犯清灵，都城震惊，朝伊夕矣。藏精真气神衰惫困穷，阳津阴液，久为大伤"。故治惟保其胃口，生真培元固本，缓以图之，静以待之，清上益下，使神气渐复，生机勃然，而终获全功。

案十二：治燥火上郁龈肿咽痛案

【医案】

某，燥火上郁，龈肿咽痛。当辛凉清上。

薄荷梗、连翘壳、生甘草、黑栀皮、桔梗、绿豆皮。

【评析】

叶氏本案以辛凉清上、宣解燥郁法治燥火上郁龈肿咽痛之候。本案言简意赅，叶氏以"燥火上郁"阐述病因病机，以"龈肿咽痛"描述患者主要症状，短短八字，主诉病机一应俱全。叶氏在病因病机中，强调燥气郁结；在犯病部位中，突出燥邪侵袭上焦头目五官。叶氏本方用栀子、薄荷梗清燥火、解郁结，以仿栀子豉汤辛透之力；连翘壳、绿豆皮清泄上焦燥热；生甘草清热利咽，与桔梗利咽之效相伍直达病所。诸药相合共奏辛凉清上之功。本方对后世影响甚广，吴鞠通根据本方拟定出翘荷汤方证，指出"燥气化火，清窍不利者，翘荷汤主之"，治疗燥邪"复气为火"之证。何廉臣在《重订广温热论·验方》进行加味，形成了加味翘荷汤，由青连翘、苏薄荷、炒牛蒡子、桔梗、焦栀皮、绿豆皮、生甘草、蝉蜕、苇茎、老紫草组成，使该方增加凉营透热转气的作用，以治疗伏气温病病机变化的杂病，如咽喉肿痛，皮肤发斑、发疹等。叶氏本案虽简，但意义却大，为后世治疗燥邪化火提供了诊治思路。

案十三：治夏热秋燥伤肺胃阴分案

【医案】

卞，夏热秋燥致伤，都因阴分不足。

冬桑叶、玉竹、生甘草、白沙参、生扁豆、地骨皮、麦冬、花粉。

【评析】

叶氏本案以甘寒清热、生津润燥法治夏热秋燥伤肺胃阴分之候。本案患者因受夏季暑热和秋季燥邪侵袭，燥热为温邪，损伤阴液，温邪首伤肺胃，肺胃二脏喜润恶燥，所以燥热伤津，导致肺胃阴分受损。本案叶氏虽未提及患者出现的症状，但根据病因病机可推测出本案患者可出现咽干口渴，干咳痰少而黏，或发热，脉细数，舌红少苔者等症。叶氏治以甘寒清热、生津润燥，用冬桑叶轻宣燥热；玉竹、白沙参、麦冬、花粉等甘寒之品生津润燥，清养肺胃；地骨皮凉血除蒸清肺，以治虚火；生甘草、生扁豆培土生金。本方生津润燥，肺胃同调，吴鞠通亦用此方治疗秋燥伤阴之证，定名为沙参麦冬汤。

案十四：治阴暑伤中下利案

【医案】

下利半月，脉涩，此阴暑伤中。

草菱、厚朴、茯苓、丁香、益智、广皮。

【评析】

叶氏本案以温阳散寒、健脾化湿法治阴暑伤中下利之候。本案患者下利半月，脉涩，叶氏诊断为阴暑所伤。阴暑者，暑月伤于风寒邪气。患者发病半月，寒邪入里，停于胃肠，寒湿内蕴，脾胃运化功能失常，以致下利，导致阴液损伤，从而出现涩脉。叶氏治以温阳散寒、健脾化湿，用荜茇、丁香温中散寒，温补胃肠；益智仁温阳醒脾止泻；厚朴、陈皮行气除湿；茯苓健脾渗湿，"利小便以实大便"。诸药相合，标本兼顾，配伍精当。

案十五：治湿郁气滞胀泻案

【医案】

陆（妪），气滞为胀，湿郁为泻。主以分消。

炒厚朴、大腹皮、茯苓、泽泻、煨益智、广皮、炒楂肉。

【评析】

叶氏本案以分消之法治湿郁气滞胀泻之候。本案患者胀泻为病，为湿郁气滞之证。湿邪内盛，困阻中焦，中阳受困，运化失司，出现泄泻；湿性黏滞，阻遏气机，中焦枢机不利，大气难转，出现腹胀。本案叶氏治以分消，着眼于湿，湿除则气机通畅，"治湿不利小便，非其治也"，所以用茯苓、泽泻淡渗利湿，以利小便；厚朴、大腹皮、陈皮行气，一方面行气除胀，另一方面行气除湿；益智仁温脾化湿止泻；山楂行气消食，健运脾胃。

案十六：治复感风寒之邪案

【医案】

某，复受寒邪，背寒，头痛，鼻塞。

桂枝汤加杏仁。

【评析】

叶氏本案以调和营卫、宣肺散寒法治复感风寒之候。本案患者重复感受寒邪，出现背冷、头痛、鼻寒等症，为太阳病。太阳之为病，无非两种，一种为表实证，用麻黄汤，另一种为表虚证，用桂枝汤。本案患者叶氏用桂枝汤加杏仁治疗，说明患者为太阳表虚证，所以用桂枝汤调和营卫，解肌祛风。同时，本案患者为复受寒邪，邪气更盛，叶氏恐桂枝汤外解之力不达，故加入杏仁，取杏仁宣肺之功，以期肺气宣降，以解外束之寒邪。叶氏在临床上用桂枝汤化裁较多，如兼有内热者加黄芩，气阴不足者加玉竹或花粉等。本案叶氏选用经方加减治疗疾病，足以证明温病与伤寒不可分割，学温病者不可不知伤寒。

案十七：治气分燥热案

【医案】

某，脉右数大，议清气分中燥热。

桑叶、杏仁、大沙参、象贝母、香豉、黑栀皮。

【评析】

叶氏本案以辛凉甘润法治气分燥热之候。叶氏本案精短干练，惟记载"脉右数大"这一症状，说明此脉象是与其他类似疾病的鉴别要点。本案燥热为外感邪气，即温燥外感，出现发热、头痛、口渴、咽干、鼻塞、目涩等症，与风热外感出现的发热重、恶寒轻、头痛、口渴、咽干等症差别细微，由于二者皆为温热类疾病不易区分，所以叶氏突出其脉，以脉辨证。风热外感脉象为浮而动数，因风热袭于卫表，或两寸独大，因风热袭于上焦之故；而本案温燥之脉右数大，概数者为热，大者灼气。叶氏治以辛凉甘润，淡豆豉助桑叶轻宣解表，沙参生津润肺，栀皮清泄肺热，象贝母止咳化痰。吴鞠通在此方的基础上加入梨皮，使其更具甘寒滋润之效，命名为桑杏汤，诸药相合，共奏"以辛凉甘润之方，气燥自平而愈"之效。

案十八：治食入即吐并心下痛案

【医案】

孙，食物随入即吐，并不渴饮。当年以苦辛得效，三载不发。今心下常痛如辣，大便六七日始通，议通膈上，用生姜泻心汤。

生姜汁四分（调），川连六分（炒），黄芩二钱（泡10次），熟半夏三钱（炒），枳实一钱，人参五分（同煎）。

又，问或不吐食物，腹中、腰臀似乎气坠，自长夏起，心痛头重，至今未减。思夏热必兼湿，在里水谷之湿，与外来之热，相浩结聚饮邪矣，当缓攻之。议用控涎丹五分，间日一用。

【评析】

叶氏本案以辛开苦降、通膈降逆合清热化饮法治食入即吐并心下痛之候。本案患者食入即吐，胃脘辣痛，大便秘结，为热结于中之证，从而导致上下不通之候；但患者"并不渴饮"，说明内有饮邪，邪热蒸腾饮邪，上潮于口。叶氏治以辛开苦降，以通膈降逆，用生姜泻心汤。《伤寒论本义》论"此生姜泻心以苦治热，以甘补虚，以辛散痞，为对证之剂也"。复诊时，吐已止，但脘痛、腹坠、头重诸症仍在，亦在提示热邪虽有缓解，但饮邪依旧，源于暑必兼湿，内外两湿相合，日久成饮，所以叶氏徐徐而治，予控涎丹以缓攻积饮。热饮被除，宿疾可愈。

案十九：治噎膈案

【医案】

俞，酒热郁伤，脘中食阻而痛，治以苦辛寒。

小川连、半夏、香豉、枳实、茯苓、姜汁。

又，苦辛化燥，噎阻不舒，而大便不爽，治手太阴。

鲜枇杷叶、紫菀、苏子、杏仁、桃仁、郁金。

【评析】

叶氏本案以肃肺降气法治噎膈之候。本案患者噎膈发病是由于酒热郁伤所致，出现胃脘部食阻而痛的症状。叶氏先予辛开苦降法，用小半夏汤加减，以黄连清热，香豉、枳实行气，虽然热郁被挫，但上气不降，下气不同，于是叶氏改用肃肺降气法，以紫菀、苏子、杏仁宣降肺气，鲜枇杷叶润肺，郁金行气开郁。纵观本案，体现了叶氏治疗实证噎膈的两个治法，一在治胃，一在治肺。噎膈病位在胃，胃以降为顺；肺为金脏，肃降之功，以助胃之通降，故叶氏以此为治。

案二十：治热气痞结案

【医案】

刘，热气痞结，非因食滞，胃汁消烁，舌干便难。苦辛开气，酸苦泄热。是治法矣。

川连、生姜、人参、枳实、橘红、乌梅、生白芍。

【评析】

叶氏本案以苦辛开气、酸苦泄热法治热气痞结之候。本案患者热邪里结，又伤胃阴，症见胸脘痞结，舌干便难。叶氏治以苦辛开气，酸苦泄热。用川黄连配生姜开气，乌梅配川黄连泄热，枳实、橘红理气，人参、乌梅、白芍以养胃阴。其方从泻心汤化裁而来，变单纯辛开苦降之剂为又兼有泄热养阴之效，足见叶氏化裁古方之妙。

贰 薛雪医案评析

薛雪（1681—1770），字生白，号一瓢，晚年号扫叶老人，为江苏省吴县（今苏州市）人。薛氏出身书香门第，自幼耳濡目染，早年从师习文，博览群书，年长即博学多才，擅长诗画，文武兼备。薛氏精通医理，临床经验丰富，尤对湿热病的证治有很深造诣。《医经原旨》《薛生白医案》《扫叶庄医案》和《湿热病篇》是其主要学术著述。系统论述湿热病变的因机证治，祛湿重视宣畅三焦，立法用药别具匠心。

案一：治暑热病邪直入肝经案

【医案】

诊得真气久不周于四肢，又暴受暑邪类中，遗溺目瞑，脉弦数而上承鱼际，肝风为足厥阴，暑风为手厥阴。手足二经得病，喑而不能言者，不治。且移至近地凉处为病室，外解暑邪，内用对证之药，以救其逆。

羚羊角、竹茹、连翘仁、鲜桑枝、半夏、鲜石菖、蒲根。

【评析】

薛氏本案以平肝息风、清热化痰法治暑热病邪直入肝经之候。人必先虚而后邪入。本病真气先虚而不周于四肢，卫外功能见弱，暑热病邪直入肝经，暑热亢盛而引动肝风，症见遗溺目瞑，脉弦数而上承鱼际。暑为火热之气，性属阳邪，湿为水湿之气，性属阴邪，两者性质虽然不同，但常相兼为患，所以暑热致病，每夹湿邪，成为暑湿病邪。因肝风为足厥阴，暑风为手厥阴。手足二经得病，风动而痰随之而生，痰火上壅，故喑而不能言。故治疗首先将患者移至近地凉处，同时外解暑邪，内用对证之药，以救其逆。方中有羚羊角平肝息风、清肝明目，以清直入足厥阴经之暑热病邪；鲜石菖蒲根清热化痰以清手厥阴之暑风；竹茹、连翘仁、半夏清热解暑，燥湿化痰；鲜桑枝祛风化湿，以促真气周于四肢。

案二：治长夏湿郁泄利案

【医案】

长夏入秋，脾胃主气，湿郁阻气，为痛为泻，更月不愈。中宫阳气未醒，仍有膨满之象，导气利湿主方。

茯苓皮、草果、藿香梗、广皮、厚朴、大腹皮。

【评析】

薛氏本案以辛开理气、燥化湿浊法治长夏湿郁泄利之候。患者的病变特点是湿浊阻滞中焦脾胃。其发病时间是长夏与秋季过渡时期，湿气当令，人体感受湿邪，易于郁阻气机，遂现腹胀、腹痛、腹泻之症。因其中宫阳气未醒，故有膨满之象。并明确提出导气利湿的治法，意在辛开理气，燥化湿浊。选方用药也本于此。该方以芳香化湿类草果、藿香梗，与行气化湿的茯苓皮、广皮、厚朴、大腹皮相配伍组合成方，加强导气利湿的作用。

案三：治寒湿伤脾久变湿热案

【医案】

下痢腹痛，初因寒湿伤脾，久变湿热，着于肠胃，痛利不减，肠中硬起不和，不得流通明甚。当以苦泄小肠，兼分利而治。

川连、楂肉、木通、川柏、泽泻、苦楝皮。

【评析】

薛氏本案以苦泄分利法治寒湿伤脾久变湿热之候。湿热之邪不自表而入，故无表里可分，而未尝无三焦可辨，犹之河间治消渴亦分三焦者是也。夫热为天之气，湿为地之气，热得湿而愈炽，湿得热而愈横。湿热流注下焦，大肠传导失司，则下利。本则医案，初因寒湿伤脾，久变湿热，着于肠胃，痛利不减，对湿热下利证的病因、病机演变叙述得比较详细。其肠中硬起不和者，这显然是湿热之邪着于肠胃，肠腑气机因之着滞使然。薛氏治法比较清晰，诚所谓"湿滞下焦，故独以分利为治"。因其久变湿热，故一要苦泄、二要分利。处方紧紧依据立法，黄连、黄柏、苦楝皮苦寒燥湿清热，木通、泽泻则是淡渗水湿，佐用山楂肉消食化滞。理法方药，丝丝入扣，中规中矩。

案四：治气分上热吸烁津液案

【医案】

气分上热，吸烁津液，能令便艰，当滋养营液，其心痛必安。
柏仁、茯神、鲜生地、天冬、阿胶、炒桃仁。

【评析】

薛氏本案以生津养液法治气分上热吸烁津液之候。患者的病机特点是

"气分上热，吸烁津液"，津液为热邪耗伤，肠道失于濡润，遂现便艰之症。肠道腑气不畅，则胃气失于和降，故案中心痛之心当是心下。治疗思路，当视热盛与津伤的轻重缓急，酌情变通。从本案的用药来看，偏于生津养液。柏子仁、桃仁虽不是润肠通便的主药，但均是果实类药物，利于养阴润燥。生地黄、天冬均是甘寒之品，善能养阴清热，生地黄鲜用，润燥作用尤著。阿胶乃养血润燥之上品，茯神健脾气、安心神，意在图本。诸药合用，津液得复，燥屎得下，腑气得通，故而心痛必安。

案五：治夏感湿邪阳气困顿案

【医案】

客游劳顿，阳气先伤，夏季湿邪，是阴郁遏身中之气。经旨谓阳邪外寒，胸中清阳不旋，不饥痞闷。先治其痞，仿仲景薤白汤。

桂枝、薤白、生姜、茯苓、半夏。

【评析】

薛氏本案以温通阳气、通阳化湿法治夏感湿邪阳气困顿之候。脾为湿土之脏，胃为水谷之海，湿性属土，同气相求，内外相引，故湿邪为病，易犯阳明、太阴。在病程中自始至终都有轻重不等的胸闷、脘痞、呕恶、腹泻等脾胃气机阻滞的症状。湿热为患，素体中阳偏盛者，病位多在胃，多表现为热重于湿的证候；素体中阳不足者，病位多在脾，多表现为湿重于热。正如薛氏所说："中气实则病在阳明，中气虚则病在太阴。"本案从"清阳不旋"可以看出，阳气困顿，阳不化湿，阳为湿困，所以温通阳气、通阳化湿就成为当务之急。桂枝和薤白的配伍，本是仲景用于治疗胸痹的法度。原因胸中阳气不足，阴邪上乘阳位而成。薛氏因其病机相似，巧妙地借鉴这一治疗思路，用于阳气困顿，阳不化湿所致脘痞的治疗。方中既有瓜蒌薤白半夏汤中薤白和半夏的配伍，又有枳实薤白桂枝汤中薤白、桂枝的配伍，可谓思路清晰，别出心裁，配伍精当。

案六：治寒自口鼻入腑气不和案

【医案】

寒自口鼻中入内，发散疏表非法，便燥不爽，腑气不和，当先治痛理气。

生香附汁、草果仁、杏仁、高良姜、广皮、厚朴。

【评析】

薛氏本案以温中散寒法治寒自口鼻入腑气不和之候。患者病变以外感寒邪自口鼻中入内，腑气不降之大便难为主。从处方当中已经可以看出"良附丸"的组合了。良附丸由高良姜、香附组成，虽出自清代谢元庆的《良方集腋》，但这本书是清代晚期辑录民间验方、汇编而成的。从薛案来看，该方早就应用于实践中，且谢亦是吴中人，有条件接触当地医家临床实践中的验方。方中良姜温中散寒，香附行气止痛，特别是香附用汁，意在润下。陈皮、厚朴、草果皆是行气疏达止痛之品，杏仁宣降肺气，辅厚朴以降肺、胃、大肠之气，又可润燥通便。方中草果、厚朴偏于温燥，如有寒湿凝聚，方为合拍。故以方测证，推测本案寒邪所致便燥不爽，腑气不和之证，当有寒湿相兼之可能。

案七：治湿温直犯中焦案

【医案】

病本湿温，元气不能载邪外出，直犯中焦之势矣。拟以栀、豉上下分开之，姜、芩左右升降之，芳香之草横解之，以冀廓诸邪，未识得奏肤功否。

黑山栀、淡芩、川郁金、生香附、炒香附、生姜、鲜石菖蒲、生甘草。

【评析】

薛氏本案以轻清宣透与苦寒泻火并举，苦燥化湿与辛散宣发并用法治湿温直犯中焦之候。热为阳邪，湿为阴邪，湿热两合，如油入面，热得湿而愈炽，湿得热而愈横，其势难分难解。薛氏《湿热条辨》云："邪由上受，直趋中道。"始上焦，再中焦而后下焦，其病机的转化，与机体的体质密切相关，

"中气实则病阳明，中气虚则病太阴"。本案病虽属湿温，其所以有"直犯中焦之势矣"。都因为"元气不能载邪外出"，以冀廓诸邪，是知湿温之邪尚未入脏腑，病在上中二焦气分，邪滞胸脘，症必见胸痞脘闷，机窍不灵。故以栀子豉汤加味，香豉宣透，使邪从上泄；山栀子苦寒泻火，使邪从小便而走；生姜左宣，淡芩右降；郁金、香附、鲜石菖蒲芳香开窍，逐秽开胃，所以横解四旁，轻清宣透与苦寒泻火并举，苦燥化湿与辛散宣发并用。凡湿温之邪在半表半里而未入脏腑者，最宜此法。

案八：治暑热中阴内闭外脱案

【医案】

暑者，热中之阴邪也，心先受之，侵入胞络，怠惰不语，神昏肢冷，为不治。今脉迟软，渐有是机，四末渐冷，竟有内闭外脱之虞。急用通阳救逆之法，仿古大顺散之义，未识何如。

桂枝、半夏、焦白芍、炙甘草。

【评析】

薛氏本案以温通阳气、散寒解暑法治暑热中阴内闭外脱之候。感受暑湿病邪者，初起以热盛阳明兼湿邪困阻太阴为主要病机。若在夏暑之季，贪凉饮冷太过，而夹湿兼寒者，则又可以有暑湿内阻而寒邪外遏的病机变化。本案为暑者，乃热中之阴邪也。暑气通于心，故易于心先受之，侵入心胞络，而见怠惰不语、神昏肢冷。薛氏诊脉迟软，四末渐冷，乃知暑湿内阻而寒邪外遏，阳气不得外达，恐有内闭外脱之虞，故急用通阳救逆之法温通阳气，散寒解暑。方用大顺散之义化裁，以桂枝通阳，半夏化湿，焦白芍、炙甘草和中救逆。考古方大顺散，出自宋·陈师文等《太平惠民和剂局方》，采用了温中散暑法。原方由甘草、干姜、杏仁、肉桂组成。主治冒暑伏热，引饮过多，脾胃受湿，水谷不分，清浊相干，阴阳气逆，霍乱呕逆；脏腑冷热不调，泄泻多渴，心腹烦闷，痢下赤白，腹痛后重。清·汪讱庵认为脾胃者，喜燥而恶湿，喜温而恶寒，予姜、肉桂散寒燥湿，杏仁、甘草利气调脾，皆辛甘发散之药，升伏阳于阴中，亦从治之法也。如伤暑无寒证者，不可执泥。清·王晋三认为《局方》祖仲景大青龙汤，以肉桂易桂枝，而变为里法。病由暑湿伤脾也，故先将甘草、干姜同炒，辛甘化阳以快脾欲；再入杏仁同炒，利肺气以安吐逆；白芍、甘草主治绞肠痧痛，用之拌炒，以燥脾湿；复以肉桂为散，俾芳香入阴，升发阳气以交中焦，祛脾之湿。湿去而阳气得升，三焦之气皆顺，故曰大顺。徐洄溪谓："此治夏月内伤饮冷证，非治暑也。"徐氏一言之极是。盖夏月火土司令，暑必夹湿，炎暑熏蒸，烈日当头，人有贪凉饮冷，现水寒之湿，停蓄中州，故取干姜、肉桂等味辛性热之品，祛寒胜湿；佐以杏仁之辛润，肃降肺，虑姜、桂之辛散太过，佐甘草和中缓急。

案九：治风温乍起元不胜邪案

【医案】

体盛之人气必弱，寒热乍起，即现小便短数，头项瞤动，舌干齿燥，气促，脉左弦右弱，渴不欲饮，皆元不胜邪之象，恐其乘津液之衰，遽尔内陷，宜谨慎斟酌，缘此时正当燥令故耳。

天花粉、卷竹叶、厚橘红、青蒿梗、麦冬、六一散。

【评析】

薛氏本案以清热养阴保津法治风温乍起元不胜邪之候。风温乃感受风热病邪而发生的一类急性热病。叶天士《温热论》谓："风温者，春月受风，其气已温。"本病初起，邪在肺卫，主要症状有发热、口渴、自汗、恶寒、咳嗽、头痛等。在病势发展过程中，有时可出现神昏、谵语等逆传心包的证候及发斑等症。温病发汗后，出现身灼热、自汗、身体沉重、嗜睡、鼾声、说话困难等正气虚损，邪热内陷证候。本案患者体盛气弱，正不胜邪，风温乍起，如入无人之境，故最易热盛伤津，且易元不胜邪，而邪热内陷，症见寒热乍起，小便短数，头项瞤动，舌干齿燥，气促，脉左弦右弱，渴不欲饮。且此时正当燥令，极易变生危候。故其施治，应清热养阴保律。幸邪尚未陷，正可清透之。故以麦冬、花粉养阴保津；橘红、六一散清化实热以畅通三焦气机；卷竹叶、青蒿梗清透风热，又可散湿。

案十：治暑热流陷势将发痉案

【医案】

暑由上受，先入肺络，日期渐多，气分热邪，逆传入营，遂逼入心包络中，神迷欲躁，舌音短缩，手足牵引，乃暑热流陷，势将发痉，热在里闭，肢体反不热，热邪内闭外脱，岂非至危至急。考古人方法，清络热必兼芳香，开里窍以清神识，若重药攻邪，直走肠胃，与胞络无干涉也。

犀尖、鲜生地、玄参、银花、石菖蒲、化至宝丹。

【评析】

薛氏本案以清络热必兼芳香、开里窍以清神识法治暑热流陷，势将发痉之候。暑热化火，由气入营，有以热逼营血的斑疹为主要症状，而影响到两厥病变的，有以热灼心包的昏谵为主要症状而引动肝风者。可见，同样是暑热由气入营，而见症有差异，主次有不同。本案感受暑热之邪，先入肺络，日期渐多，而气分热邪，逆传入营，遂逼入心包络中，症见神迷欲躁、舌音短缩、手足牵引，乃暑热流陷，势将发痉，病由邪灼心包，热极生风，从手厥阴心包经影响足厥阴肝经。所以有发痉之势。同时，热在里闭，肢体反不热，热邪内闭外脱，故认为病情至危至急。其治疗，薛氏主张"清络热必兼芳香，开里窍以清神识"。方用犀尖、石菖蒲、至宝丹以清心开窍，鲜生地、玄参、金银花以清热救阴。薛氏特别提醒，此种病变，与阳明腑实之实邪内结，热扰神明有别，不宜重药攻邪，直走肠胃，此与胞络无干涉也。

案十一：治春温伏邪热自里发案

【医案】

冬温伏邪，先厥后热，深热从里而发，汗出烦渴，当救胃汁。

竹叶心、麦冬、生谷芽、乌梅肉、生草、川石斛。

【评析】

薛氏本案以养阴生津、甘寒清热之法治春温伏邪热自里发之候。冬季寒邪内伏，至春季深热从里而发，属于典型的春温发病。温邪内伏，发于肺胃气分，阴液暗耗，汗出烦渴，胃津耗伤亦甚。薛氏在治疗上提出"救阳明之液为急务者，恐胃液不存，其人自焚而死也"。薛氏以养阴生津、甘寒清热为法，并合用了酸甘化阴之法。方用竹叶心清热除烦，麦冬、川石斛养阴生津，生谷芽益胃和中，乌梅肉味酸生津，生草味甘益气，意在救胃汁、存津液。

案十二：治暑风上郁阳分头痛鼻渊案

【医案】

暑风上郁阳分，昼日头痛，鼻渊。

鲜荷叶汁、青菊叶、滑石、羚羊角、连翘、桑叶、银花。

【评析】

薛氏本案以清暑利湿、轻清宣透之法治暑风上郁阳分之候。暑为阳邪，易袭阳位，头为诸阳之会，尤易受侵。暑邪上受，蒙闭清窍，故有头痛、鼻渊之症。薛氏在治疗上以王纶"治暑之法，清心利小便最好"为依据。用桑叶、菊花、连翘、金银花等轻清上浮的药物宣透热邪，荷叶是清暑佳品，取汁鲜用，其效尤著，滑石亦是清暑利湿的常用之品。羚羊角不仅是凉肝息风的佳品，亦是清泄肺热的良药，鼻为肺窍，暑热鼻渊，一来用其清肺热、治鼻渊，二来其平肝之功可医头痛。

案十三：治温邪灼伤肺胃阴津案

【医案】

温邪蒸灼津液，酿为热痰，胃口不得清肃，不饥不食，只宜甘凉生津，峻利不可再投。

麦冬、蔗浆、花粉（嘉定）、川贝、桑叶、大沙参。

【评析】

薛氏本案以甘凉生津之法治温邪灼伤肺胃阴津之候。温邪灼津，酿为热痰，致使肺胃津液受伤。胃喜润而无燥，现胃热津少，通降之性受损，所以不饥不食，叶天士有云："阳明阳土，得阴自安。"故用蔗浆、麦冬、天花粉甘凉生津之品以清润胃腑，意在复其通降之职；复入桑叶、川贝清解邪热、润肺化痰。全方共奏甘寒生津法，使胃中阴液得复。本案中胃阴已伤，若再投峻利之剂，恐伤其元气。

案十四：治湿困脾阳腹痛泻积案

【医案】

幼稚夏季不食，腹痛泻积，交冬未愈。忆今四五月久雨，潮湿之蒸，皆令脾胃受伤，半年来虚中留滞，当疏补兼投，食物冷滑肥甘须忌。

人参、麦芽、茯苓、生益智仁、白芍、山楂（炒）、广皮、焦术、砂仁，神曲浆和丸。

【评析】

薛氏本案以疏补兼投之法治湿困脾阳腹痛泻之候。病童感受湿热之邪，脾为太阴湿土，喜燥而恶润，湿邪外来，最易困遏脾阳，从而留滞中焦，而泄泻已拖延半年未愈，中气耗伤，久必及肾缠绵难愈。薛氏提出治疗应疏补兼投，一来化解留滞湿邪，二来补益虚损中气。方用人参、茯苓、焦术健脾益气；益智仁也是薛氏喜用之品，用之温肾暖脾以止泻；砂仁、陈皮芳香化湿，理气健脾；麦芽、山楂、神曲消食化积；白芍缓急止痛。案中提到要忌食冷滑肥甘之品，亦是避免造成脾胃困顿之举。

案十五：治风温咳嗽下焦阴虚案

【医案】

风温咳嗽，下焦阴虚，先以辛甘凉剂清上。

桑叶、大沙参、麦冬、玉竹、川贝、生草，糯米泡汤煎。

【评析】

薛氏本案以辛凉甘润之法治风温咳嗽下焦阴虚之候。外感风热病邪，侵犯上焦肺卫，肺气不利，失于宣降。风夹温热而燥生，亦会损伤津液，导致肺胃阴津受损。下焦阴虚为患者平素体质，风温咳嗽为新感风温之邪。平素阴虚之人再感温热外邪，必会导致阴虚更重，津液损伤更甚。薛氏在治疗上先以辛甘凉剂，桑叶辛凉解表，川贝润肺止咳，复加沙参、麦冬、玉竹清养肺胃之阴，而下焦阴虚治疗上难取速效，一时难以顾及，更宜新感痊愈后，再投补益之剂调理体质。

案十六：治湿郁气阻发为白痦案

【医案】

湿郁气阻，疹发。

飞滑石、茯苓皮、射干、木防己、茵陈、槟榔磨汁。

【评析】

薛氏本案以清化湿热、宣畅气机之法治湿郁气阻疹发之候。外感湿热之邪，郁阻于肌表，流连气分，导致气机阻滞，汗出不畅，郁蒸肌肤，发为白痦。湿温病中出现白痦，表明是湿热邪气留恋卫气之间，说明湿热邪气有外出之机。薛氏在治疗上采取清化湿热、宣畅气机之法。方中射干能宣通肺气，肺主一身之气，取气化则湿自化之意；槟榔气味芳香，行气利水，磨汁入药取其透达气机之效。其中滑石、茵陈清利湿热；茯苓皮利水除湿；木防己能够除湿通络，泄腠理之湿邪。

案十七：治中焦湿滞内生湿浊案

【医案】

脉沉缓，目黄舌白，呕恶脘腹闷胀。此冷暖不和，水谷之气酿湿，太阴脾阳不运，周行气遂为阻。法当辛香温脾，宣气逐湿，用冷香饮子。

草果、藿梗、半夏、茯苓皮、厚朴、广皮、杏仁、茵陈。

【评析】

薛氏本案以辛香温脾、宣气逐湿之法治中焦湿滞内生湿浊之候。湿邪困阻中焦，致使脾胃气机不畅，脾阳不振，运化失司可见呕恶、脘腹闷胀；湿热熏蒸于脾胃，累及肝胆，以致肝失疏泄，胆液不循常道，上注眼目而见目黄之症。薛氏在《湿热论》篇首提出："湿热病属阳明太阴者居多。"脾胃之气强弱决定了湿热病的发生，故在治疗上应以脾胃为中心进行辨治，采取"辛香温脾、宣气逐湿"的治法，此法用药包含了三个方面，分别是芳香化湿、行气导滞、温阳健脾，用冷香饮子加减进行治疗。冷香饮子中草果芳香化湿、陈皮行气导滞；附子温阳暖脾应视阳虚程度酌情添加；甘草甘缓助湿不适用于本证。藿梗、半夏、茯苓皮、厚朴亦为后世藿朴夏苓汤的主药，共奏化气行湿、健脾利水之效。本方中还加用杏仁以开达肺气，通利水之上源；茵陈利湿退黄。

案十八：治邪入膜原舌赤头痛案

【医案】

舌赤头痛，恶心脉大，温邪入募原也。

白蔻仁、桔梗、枇杷叶、鲜醒兰、瓜蒌皮、天花粉、大杏仁、枳壳。

【评析】

薛氏本案以开达膜原之法治邪入膜原舌赤、头痛之候。吴又可在《温疫论》提出"邪自口鼻而入，则其所客，内不在脏腑，外不在经络，舍于伏脊之内，去表不远，附近于胃，乃表里之分界，是为半表半里，即《针经》所谓横连膜原是也"。薛氏在温邪的感邪途径方面，也认为"温邪感触，气从口鼻直走膜原中道"。本案对于温邪入膜原的表现没有详细描述，仅提及舌赤头痛、恶心脉大之症。湿浊之邪侵犯膜原，热淫之气浮越于太阳经则头痛；内犯脾胃中焦气机失调则恶心；邪热偏盛故见舌红、脉大。薛氏的组方吸收了吴又可的思想，全方以开达气机为主。既有宣肺的桔梗，又有降肺的杏仁、枇杷叶，并以枳壳与桔梗升降相合，辅以宽胸散结的瓜蒌皮。蔻仁、佩兰亦是芳香化湿行气之佳品，更有天花粉清热以护津。

案十九：治春温热邪久伏风寒外侵案

【医案】

热邪久伏，风寒外侵，春温气机不藏，内蓄之邪复彰，咳嗽咽痛，两足畏冷。拟辛凉轻剂，制其潜伏之邪热。

桑叶、南沙参、郁金、黑山栀、杏仁、菊花、桔梗、生草。

【评析】

薛氏本案以辛凉解表、宣肺清热之法治热邪久伏风寒外侵之候。本案为新感引动伏邪，内有伏热，复感外寒，故发为春温。风寒客表，肺卫失宣则咳嗽咽痛；两足畏冷为寒象，是表邪未解，热邪未能向外发越所致。治当外解风寒，兼清里热。若外束之风寒不除，里热必难透达。方中桑叶善走肺络，能清泄肺热，菊花轻清与桑叶同用能增加清肺之效；郁金辛散苦泄，其金辛能宣散，苦能降泄，一宣一降，故能调达肺叶之开合，配合黑山栀共奏理肺解郁、降气止咳之效；杏仁、桔梗宣肺止咳；沙参清肺化痰、益气养阴；甘草调和诸药，也能起到疏风清热、宣肺止咳作用。

案二十：治客冬感寒汗泄正虚案

【医案】

客冬感寒，入春化温寒热，药不中，致令汗泄正虚，因循难愈，议进咸镇一法。

桑叶、阿胶、茯神、生白芍、牡蛎、炙甘草。

【评析】

薛氏本案以咸镇之法治客冬感寒汗泄正虚之候。本案为伏邪发病误用辛温发汗之法，致使气阴两伤，汗泄不止，正气受损，故病难治愈。此时为邪少虚多，故用咸镇之法，即为以咸寒之品潜阳敛阴之意，在方中体现为扶中益气、养血敛阴、收敛固涩等治法。方中阿胶、牡蛎育阴潜阳，白芍、甘草酸甘化阴而敛液。因汗为心之液，汗出过多，心神必受其扰，故用茯神养心宁神。桑叶清轻宣透，有清热透邪之用。全方有扶正达邪之效，若邪多虚少，或实热之证，此方断不可投，恐闭门留寇，养虎遗患。

（叁）刘奎医案评析

刘奎（约1735—1796），又名复明，字文甫，自号松峰山人，山东诸城（今山东省诸城市）人。刘奎出身于官宦世家，其父为官，并以医术见长，刘奎深受其父影响。其自幼聪慧好学，才思敏捷。青年时随其堂兄刘墉督学江苏、安徽，在协助刘墉处理一些政务的同时，边研读边实践，阅读医药典籍，访问民间医生、药农，义务为贫苦人家治病。在京期间，跟随做京官的叔父刘统勋在北京学习，因仕途不成，又见瘟疫横行乡里，百姓死伤残重，于是发愤学医，立志济世救人后专攻医学，著有《瘟疫论类编》《松峰说疫》《濯西救急简方》《松峰医话》《景岳全书节文》《四大家医粹》等书。刘奎在治疗瘟病方面独树一帜，充分运用和发展了医界"戾气说"治疫病的理论和实践，并创用瘟疫统治八法中的除秽、解毒、针刮、罨熨等法治疫。其中《松峰说疫》一书内容丰富，论证翔实，有述古、论治杂疫、辨疑、诸方、运气等六卷，杂疫中列病症140余种，方剂200个，为医界所推崇。

案一：治羊毛疔案

【医案】

万历间金台有妇人，以羊毛遍鬻于市，忽不见，继而都人身生泡瘤，渐大，痛死者甚众，瘤内唯有羊毛。有道人传一方，以黑豆、荞麦末涂之，毛落而愈。

【评析】

刘氏本案记载以外治清热解毒法治羊毛疔之候。羊毛疔，又叫羊毛痧、羊毛疔瘤。该病初起，患者即觉头痛，全身寒热，状似伤寒，心腹绞痛，日夜连痛不休，尤以呕吐为辨病特征，凡饮食药物水浆入口即吐，大便不通。前心区及后背部出现疹形红点，进而色变紫黑。色见红淡者为嫩，色见紫黑者为老。一般认为，羊毛疔的发生认为内有痰水食物停积中焦，外受寒邪所致。本案"都人身生泡瘤，渐大，痛死者甚众"，所患之人热毒炽盛，已经形成流行之势，道人以外治法治之，用清热解毒的黑豆、荞麦研成细末用水调和，涂抹患处，即痊愈。全览本案，未用内服药物以内治外，缘由羊毛疔为中医外科疾病，其病位在肌肉，所以外用药物可更容易直达病所，治疗疾病。本案意在提示后学之人，中医治疗方法的使用切勿拘泥于内治外治某一法，而是在不伤根本的前提下，以选择治疗疾病、缓解患者痛苦最直接、最快的方法为准则。

案二：治火郁案

【医案】

天时：太虚曛翳，大明不彰，炎火行，大暑至，山泽燔燎，材木流津，广厦滕烟，土浮霜卤，止水乃减，蔓草焦黄，风行惑言，风热交炽，人言乱惑。湿化乃后，火本旺于夏，其气郁，故发于申未之四气。四气者，阳极之余也。民病：少气，壮火食气。疮疡痛肿，火能腐物。胁腹胸背，头面四肢，膜愤胪胀，疡痹阳邪有余。呕逆，火气冲上。瘛疭火伤筋。骨痛，火伤骨。节乃有动，火伏于节。注下火在肠胃。腹暴痛，火实于腹。血溢流注，火入血分。精液乃少，火烁阴分。目赤火入肝，心热，火入心。甚则瞀闷，火炎上焦。懊恼，火郁膻中。善暴死，火性急速，败绝真阴。此皆火绳之为病也。

治法：火郁发之。发者，发越也。凡火郁之病，为阳为热。其脏应心与小肠三焦，其主在脉络，其伤在阴。凡火所居，有结聚敛伏者，不宜蔽遏，故因其势而解之散之，升之扬之，如开其窗，如揭其被，皆谓之发，非仅发汗也。

竹叶导赤散 治君火郁为疫，乃心与小肠受病，以致斑淋吐衄血，错语不眠，狂躁烦呕，一切火邪等症。

生地二钱、木通一钱、连翘一钱去隔、大黄一钱、栀子一钱、黄芩一钱、黄连八分、薄荷八分。

水煎，研化五瘟丹服。

【评析】

刘氏本案以清心利水、养阴通淋法治火郁之候。本案刘氏从运气入手。从岁运来看，火郁有两种情况：一是火运不及之年，水乘火而产生火郁现象，二是水运太过之年，水乘火而产生火郁现象。从岁气来看，二之气少阴君火或三之气少阳相火用事之时，若客气是太阳寒水，则客胜主而发生火郁现象。火气被郁，至极乃作，所以火郁之极会因郁而发，反侮其所不胜之气，出现火气郁发、火气偏胜的气候、物候及疾病表现。刘氏治疗遵循"火郁发之"之原则，发越被郁之火邪。治以清心利水、养阴通淋，用竹叶导赤散，本方由生地黄、木通、连翘、大黄、栀子、黄芩、黄连、薄荷等药物组成，方中并未提及竹叶，竹叶具有清热除烦之功效，方中未提及此恐与印刷中的失误而遗漏所致；连翘、薄荷轻清上浮，既可发越郁滞之火，又可清热；大黄清热泄下，给邪以出路；栀子清心；黄芩、黄连清热解毒；生地黄养阴清热；木通通淋。本方主治心经火热或移于小肠所致的心胸烦热、疮疡痈肿等，一切火邪之证，尤善治善治火郁之疫。除此之外，刘氏以上方"水煎，研化五瘟丹服"，五瘟丹出自《保命歌括》，由黄芩、黄山栀、黄柏、黄连、甘草、香附子、紫苏、苍术、陈皮、雄黄、朱砂共同构成，主治天行瘟疫。本方可增强竹叶导赤散之功效，以化火郁之疫邪。

案三：治寒疫案

【医案】

世之言疫者，将瘟疫二字读滑，随曰疫止有瘟而无寒也。岂知疫有三而瘟其一焉。尚有寒疫、杂疫二者，而人自不体认耳。兹专说寒疫，吴又可言：春夏秋三时，偶感暴寒，但可谓感冒，不当另立寒疫之名固已，但感训触，冒训犯，系人不慎风寒自取之。至于当天气方温热之时，而凄风苦雨骤至，毛窍正开，为寒气所束，众人同病，乃天实为之，故亦得以疫名也。其症则头痛身痛身热，脊强恶寒拘急，无汗，（感冒所有）或则往来寒热，气壅痰喘，咳嗽胸痛，鼻塞声重，涕唾稠黏，咽痛齿痛，（俗云寒逼生火，感冒所无）苏羌饮主之。（自定新方）

苏羌饮（治四时寒疫，历有奇效，屡试屡验。并治伤寒、伤风，可代麻、桂、青龙、羌活、十神等汤，诚诸路之应兵也）。

紫苏三钱、羌活二钱、防风一钱、陈皮一钱、淡豉二钱、葱白数段。

水煎服，不应再服。初觉，速服必愈，迟则生变。

【评析】

本案刘氏以解表散寒法治疗寒疫。刘氏认为本病应当明确区分感冒与寒疫，感冒为人不慎感受风寒而致，不可称为寒疫。而当天气温热之时，毛窍正开，又逢下雨，寒气侵入人体，导致大范围疾病者才可称为寒疫。寒疫的症状与感冒相似，都具有头痛、身痛、身热、脊强恶寒拘急、无汗等症状，但寒疫的辨证要点在于患者是否具有往来寒热、气壅痰喘、咳嗽胸痛、鼻塞声重、涕唾稠黏、咽痛齿痛等一系列外寒内热的症状。故刘氏自创苏羌饮，方中紫苏温中达表，解散风寒；羌活直入本经，治太阳诸症；淡豉解肌发汗，兼治疫瘴；防风能防御外风，随所引而至；陈皮利气而寒郁易解；姜可驱邪，葱能发汗，辅佐诸药，以成厥功。如兼阳明症者，加白芷一钱；兼食积者，加炒麦芽、神曲各一钱；肉积者，加山楂一钱；风痰气壅，涕唾稠黏，加前胡一二钱；咳嗽喘急，加杏仁一钱；心腹膨胀，加姜炒浓朴一钱；胸臆闷寒，加炒枳壳五六分；呕逆恶心，酌加藿香、制半夏、生姜各一钱；年高者，虚怯者，加人参一钱；阴虚血虚者，加熟地黄三钱，当归一钱；脾虚者，中气不足者，加参、术各一钱。

案四：治扣颈瘟案

【医案】

此证仕宦幕友不可不知，倘遇患此死者，而顾执言为人所逼勒可乎？可补《洗冤录》一则。

闻之老医臧枚吉云：余髫时闻先祖言，凡人无故自缢者，为扣颈瘟。伊芳时未解详问，及后遍阅方书，并无此说。辛巳年一人来言：其乡有一妇人，平日家道充裕，子女成立，夫妇和偕，忽一日无故自缢几死，救之始免。询之毫无所为，惟日郁郁不乐，藏绳袖中，无人处即自缢。罗守月余，饮食言动如常，述此求治。余因忆少时所闻，细绎其或者血弱气尽，腠理开，邪气因入，与正气相搏，不结于胁下，而结于手足厥阴，及手太阴之三脏合病者。《内经》曰：膻中者，臣使之官，喜乐出焉。今病则忧戚，可知《刺疟论》曰：厥阴之疟，意恐惧，腹中悒悒。又，肝疟者，善太息，其状若死。又，肺疟者，善惊，如有所见。疟如此，疫可类推。因处一方，用香附、郁金、雄黄为九气汤，开膻中之郁，再加二陈以开膈中之痰，更加羌活、细辛温肝逐风，鬼箭羽、丹参、赤小豆，以通心包兼泄火邪，生姜煎服。服后竟头痛，发热，身痛，瘟疫症悉具，自出其袖中之绳云：谁纳我乎？告以自缢，茫不记忆。寝疾七日，又服发汗药而解。始知此证亦系疫疠或百合病之类乎。

【评析】

刘氏本案记载以行气开郁、化痰和中法治疗扣颈瘟之候。本案此证原名扣颈伤寒，因与寒疾没有关联，故刘氏将其改名扣颈瘟。扣颈瘟为人无缘无故自缢之病，从现在的角度来看属于抑郁症的范畴。刘氏认为，患病者气血虚弱，腠理开，邪气因入，与正气相搏，不结聚于胁下，而结聚于手足厥阴经及手太阴肺经，心包、肝、肺三脏合病。所以刘氏治以行气开郁、化痰和中，先以香附、郁金、雄黄为九气汤，开膻中之郁，再加二陈以开膈中之痰，加羌活、细辛温肝逐风，鬼箭羽、丹参、赤小豆以通心包兼泻火邪，生姜煎服。服用之后出现了发热、头痛、身痛这些症状，具备了瘟疫的症状，旁人告知患者意欲自缢，他却浑然不知。卧床治疗七天，服用发汗药后痊愈。扣颈瘟的病机治法与现代中医内科学中的郁证不谋而合，为现代中医治疗抑郁症提供了宝贵经验。

案五：治小儿瘟疫案

【医案】

瘟疫盛行之时，小儿如有发热等症，或可断其为疫，倘瘟疫不行之年，而小儿忽感瘟疫，于何辨之哉？亦辨之于抖然身热而已。第伤寒瘟疫皆身热，又当细问乳母，曾否突然脱衣、洗浴入水、当风而寝等事，果实无感冒，方可向瘟疫上找寻。又必验其有目赤便赤、舌干苔黄黑、日晡潮热、谵语斑黄，或大便秘结，或夹热下利赤胶等症，方可断其为瘟疫。若妄意杂症为瘟疫，则又失之矣。吴又可专言俗医妄意小儿瘟疫为杂症者，是只见一边矣。总之，辨小儿瘟疫是极难的事。

桃叶浴法

桃叶三四两，熬水，日五六遍浇淋之。再用雄鼠屎微烧，取二枚，研，水和服。

二香散

木香末三分，檀香末三分。

清水和服。仍用温水调涂囟门。

【评析】

刘氏本案记载以内外合治法辨治小儿瘟疫之候。儿科在古代又有"哑科"之称，是因为小儿不能将病情尽告知医生之故。而小儿患疫的病情常常与一般外感风寒、伤食所混淆，故辨小儿瘟疫是极难的事。刘氏诊断小儿瘟疫常使用两种方法，其一是通过询问其父母，利用医者丰富的治疗经验，排除感冒、疟痢等小儿常见病，方可向瘟疫上找寻。其二是通过临床表现来落实，小儿患疫病，常有心神混乱，肝风内扰，阳明燥实的征象，当有目赤便赤，舌干苔黄黑，日晡潮热，谵语斑黄，或大便秘结，或夹热下利赤胶等症时，才可诊断为瘟疫。小儿瘟疫诊断起来虽较为复杂，但考虑到小儿脏腑娇嫩，行气未充的生理特点，治疗起来相对成人则较为简单。刘氏主要运用浴法和涂抹法兼内服法治疗小儿瘟疫，桃叶熬水，一日多次浇淋，雄鼠屎研末，水和服。二香散中的木香、檀香是传统的逐秽辟疫药，内服并调涂囟门，木香行气止痛、健脾消食，檀香行气温中、开胃止痛。刘氏很注重小儿脾胃功能不足的生理特点，用药采用补脾胃、药量低、多外用的原则，值得现代临床借鉴。

案六：治瘟疫见循衣摸床案

【医案】

瘟疫而至循摸，势亦危矣，而治之得法，亦有生者。其一由阳明里热之极者。盖阳明胃也，肝有邪热，而移于胃，故现此症。胃主四肢，而风木乃动摇之象，是循摸乃肝与胃腑邪热所致也。脉滑者生，涩者死。如有下症，宜用承气等汤。其一由用火劫汗而然者，小便利者生，不利者死。余曾见一人患瘟疫，不时循摸，询之，谓曾用火罐将胃口乱拔，冀其作汗，变现此症。遂用寒凉和解之药而愈。盖未现下症，第因火劫所致，清之即愈。亦有不因火劫，不因吐下后而有是症者，总宜清凉和解。伤寒书中，亦有指循摸为虚极，而用微补峻补者，瘟疫未曾经过。

【评析】

刘氏本案以清凉和解法治瘟疫见循衣摸床之候。刘氏认为患瘟疫至循衣摸床阶段通过得当的治疗仍可缓解。阳明里热极者，为肝中邪热移于胃中所致，胃主四肢，故循衣摸床。脉滑者生，脉涩者死，如出现下症，可用承气类方剂，调胃承气汤较为合适，调胃承气汤泄热和胃，润燥软坚。方中酒洗大黄苦寒泄热，推陈致新；芒硝咸苦寒，润燥软坚，泄热通便；炙甘草甘平和中调胃，使泻下不伤正气，并能起到缓泻作用。此三物相合，集苦寒、咸寒、甘平于一方，共奏泄热和胃、润燥软坚通便之功。用火劫汗而然者，小便尤为关键，小便利者则肺气仍降，膀胱尚可化气而肾水尚未枯竭，小便不利者，肺气不通，气不生水而肾枯竭，是为危候。医案中此人用火罐拔胃口，使邪热直达胃中，加重瘟疫病情，遂用承气汤等寒凉药和解而愈。总之，瘟疫出现循衣摸床，均为邪热作祟，总宜清凉和解。而伤寒中亦出现的循衣摸床为虚极导致，需要详细区分。

案七：治瘟疫发狂案

【医案】

狂之为病有三，而阴证不与焉。经曰：重阳则狂。又曰：邪入于阳则狂。诸经之狂，总阳盛也。

一曰发狂，盖阳明多气多血，阳邪入胃腑，热结不解，因而发狂。其症则妄起行，妄笑语，登高而歌，弃衣而走，逾垣上屋，呼号骂詈，不避亲疏，数日不食，皆因阳明邪热上乘心肺，故令神志昏乱，如此是为邪热已极，非峻逐火邪不能自已。故但察其面赤咽痛，潮热嗳气，五心烦热，唇肿口哕，发黄脉实，形如醉人，大便结或腹满而坚。有可攻等症，则宜以大承气、六一顺气等汤，凉膈散，消息出入下之。

再甚则为阳毒，斟酌施治。如无胀、满、实、坚等症，而惟胃火致然，则但以白虎汤、抽薪饮等，泄去火邪自愈。

一曰如狂，或当汗不汗，或覆盖不周而不汗。太阳之邪，无从而出，故随经入腑，小腹满，小便自利，下焦蓄血，经所谓热结膀胱，其人如狂。是特如狂而未至于狂耳，宜桃仁承气下之则愈。

一曰火邪惊狂，其或熏熨迫汗、灼艾烧针等治不如法，令人烦躁起卧不安是也。此伤寒中事，瘟疫门原无熏灼治法，故无此变症。至于狂乱而兼小便自遗直视，汗出辄复热，不能食，舌卷囊缩，皆难治。

抽薪饮

黄芩、石斛、木通、炒栀、黄柏、枳壳（麸炒）、泽泻（盐水炒）、甘草。

水煎冷服。热在经络者，加连翘、花粉；在血分、大小肠者，加槐花、黄连；在阳明头面，或烦躁便实者，加石膏；在下焦，加胆草、车前；在阴分，津液少者，加二冬、生地、白芍；便结，加硝、黄。

【评析】

刘氏本案辨治瘟疫发狂之候。刘氏认为瘟疫发狂皆为阳盛，病狂有三，发狂、如狂、火邪惊狂。发狂乃阳明邪热上乘心肺，故令神志昏乱，此为热极，用大承气汤、六一顺气汤、凉膈散等治之；阳毒发狂者，白虎汤、抽薪饮治之；如狂由于当汗不汗，或覆盖不周而不汗，致太阳之邪无从而出，热蓄在里，随经入腑，斯时又失于下，邪热久羁不泄，下焦蓄血，热结膀胱，从而出现其人如狂的表现，治以桃仁承气汤。火邪惊狂是由于治法不当而导致的患者烦躁不安的表现，此证难治。其中治疗阳毒发狂之抽薪饮，由黄芩、黄柏、栀子、木通、泽泻、石斛、枳壳组成。方中黄芩、黄柏、栀子清热解毒；木通、泽泻除湿泻火；栀子凉血清热；石斛滋养胃阴，又能防黄芩、黄柏苦寒伤阴；枳壳消导胃中积滞；甘草清热和中。诸药合用，共奏清胃泻火之功，取釜底抽薪之意，清胃泄火，故名抽薪饮。刘氏本案辨治发狂的理法方药，为后世医家临床治疗提供了思路。

案八：治葡萄疫案

【医案】

小儿多患此症，以受四时不正之气，郁于皮肤，结成大小青紫斑点，色若葡萄，发在遍体头面，乃为腑症。邪毒传胃，牙根出血，久则必致亏损。初起宜服羚羊角散清热凉血。久则胃脾汤滋益其内。又有牙根腐烂者，人中白散。

加减羚羊角散（此方银花、羌活、僵蚕、生地等皆可酌入）

羚羊角末、防风、麦冬去心、玄参、知母酒炒、黄芩、牛蒡子研炒、甘草节、金银花、淡竹叶十余片，煎服。

胃脾汤 此汤必实有不足之症方可用，初起切勿轻投。

白术土炒、茯神、陈皮、远志去心、麦冬去心、沙参、五味子研、甘草节。虚弱自汗者，去沙参，加参、芪。

人中白散 治小儿走马牙疳，牙龈腐烂黑臭。

人中白尿壶中白碱，煅一两，儿茶五钱，黄柏、薄荷、青黛各三钱，冰片二分五厘。

共为细末，先用温汤漱净，吹药于疳上，日六七次，吹药涎从外流者吉，内收者凶。

【评析】

刘氏本案辨治葡萄疫之候。葡萄疫即皮肤上出现大小不等的青紫斑点，属斑毒类病证。此病多发于小儿，由于小儿稚阴稚阳，气血未充，卫外不固，外感时令之邪，六气皆从火化，蕴郁于皮毛肌肉之间。风热之邪与气血相搏，热伤血络，迫血妄行，溢于脉外，渗于皮下，发为葡萄疫。邪重者，还可伤其阴络，出现牙根出血、便血等症状。若血热妄行，瘀积肠络，可致剧烈腹痛。夹湿留注关节，则可见局部肿痛，屈伸不利。若小儿先天禀赋不足，或疾病迁延日久，耗气伤阴，均可致气虚阴伤，病情由实转虚，或虚实夹杂。气虚则统摄无权，气不摄血，血液不循常道而溢于脉外；阴虚火炎，血随火动，渗于脉外，均可致葡萄疫反复发作。本案指出本病初起疫毒邪气郁结皮肤，形成青紫斑点，视为腑症，宜服羚羊角散清热凉血；邪毒传胃，胃火炽盛，循经燔灼牙根，导致齿衄，日久胃阴必损，则用胃脾汤滋益中焦，牙根腐烂，用人中白散。刘氏本病辨治详细，针对不同阶段形成的不同证型，指出其主要矛盾，采取不同治法，使用相应方药，为后世医家治疗葡萄疫提供了确切思路。

案九：治瘟疫瘛疭案

【医案】

筋急而缩为瘛。筋缓而伸为疭。或缩或伸而不止者，为瘛疭，与小儿之发搐相似，亦有嘴眼歪邪、角弓反张，有类于发痉与中风者，皆瘛疭之类。此症多属于风，风主动摇也。而致此之由不一。有瘟病热极而生风者；有其人本虚，因汗下后血虚而然者；有因汗后，冒风而然者；有汗下后，因惊恼而然者；有风温被火而然者。（此症绝少）大抵此症，热极生风只一条，而虚者有数端。虚者投以寒剂，立见危殆。若未经汗下，只因风火相煽者，当平肝木，降心火，佐以和血之药。盖心属火主脉，肝属木主筋，火为热，木生风故耳。药则用羌活、防风、全蝎、僵蚕、柴胡、天麻、生地、麦冬、白芍、丹皮、当归、川芎之类。如热甚，黄连、栀子、胆草、黄芩，俱可酌用。有痰者，加蒌仁、胆星、竹沥。若汗下后，稍涉虚弱，或冒风，或因惊因气恼而瘛疭者，断不可用寒剂，养血祛风汤主之。至于汗下后多日，传变而为瘛疭，以及出汗露风，汗出不透与被火劫等瘛疭，俱载伤寒门中，兹不赘。

养血祛风汤（自定新方）

熟地、当归酒洗、白芍酒炒、川芎酒洗、半夏制、僵蚕泡去涎、焙天麻酒蒸。

生姜、大枣为引。若虚甚者，加人参；有风者，酌加羌活、白芷、柴胡、防风。

【评析】

刘氏本案辨治瘟疫瘛疭之候。瘛疭，与小儿之发搐相似，亦有嘴眼歪邪、角弓反张，有类于发痉与中风者，皆为瘛疭。刘氏认为瘛疭为病多有四：或身体本虚，下后血虚生风者；或出汗后，感受风邪而发者；或汗下后，受惊而发者；或得风温感受火热者。病因虽多，但在治疗上不外乎汗下与否，未汗下者，风火相煽，治以平肝清心和血，用羌活、防风、全蝎、僵蚕、柴胡、天麻、生地黄、麦冬、白芍、丹皮、当归、川芎之类。汗下后不多日者，刘氏自定新方养血祛风汤，以息风养血。方中白芍具有养血调经，平抑肝阳，为君；当归补血活血，川芎活血行气，取二者养血祛风之强效，为臣药；僵蚕、天麻息风止痉，拔邪外出，为佐药；制半夏解毒，为使。刘氏以生姜和大枣为引可助全方驱邪，若患者身体素虚，可加人参大补元气；有风者，可加羌活、白芷、柴胡、防风等药共奏养血和血、祛风止痒之功。辨治本病，无论是汗下者还是未汗下者，刘氏均注重养血息风，所以意在提示后人，治疗瘛疭在于治血与治风。

案十：治痰疫案

【医案】

患此病者，初得之亦并不显寻常瘟疫应有等症，不过头微痛，身微觉拘急寒热，心腹微觉疼痛胀满；三两日内抖然妄见鬼神，狂言直视，口吐涎沫，鼻中流涕，手足躁扰，奔走狂叫，脉沉紧而数，身体不热。亦有热者，却与邪入阳明胃腑发狂迥异。此感疫疬之气，风火痰三者合而成病。不急治，三二日即毙。宜先针少商穴并十指。（刺法见前）

急服竹沥解疫煎一二剂神效。此亦世所罕有之症，曾有患此者，余深觉异。因思暴病皆属于火，怪病皆属于痰，以意为之，先用刺法，后用药饵辄效。一时患者数人，方知其为疫也，治之应手而愈，遂定其名曰痰疫，笔之以备采择焉。

竹沥解疫煎（自定新方）

黄连、黄芩、栀子、胆草、僵蚕_{泡，焙}、胆星、薏仁_{去油研}、川贝_{去心研}、橘红、半夏_制。

流水煎熟，用竹沥、姜汁兑服，总以竹沥为君。（多则一盏，少亦半盏）

【评析】

刘氏本案主要以解毒化痰法治疗痰疫之候。痰疫初起只显头痛、身拘急等寻常瘟疫之症，二三日后突然出现见鬼神、狂言直视、口吐涎沫、鼻中流涕、手足躁扰、奔走狂叫、脉沉紧而数、身体不热等症。刘氏认为此乃疫疬之气兼痰合病，发病急骤，三二日即毙。时行疫疬有因痰而病者，有因病而生痰、夹痰者，有素体多痰之人遇疫疬之气而病势燎原者，有素体阴虚火盛之人值疫酿痰而病势危急者，痰能生热，痰热蒙心，患者出现一系列狂言等神志疾病。时行疫疬的种种痰之变症，尤以痰热燔灼、痰湿黏腻、痰迷谵妄、痰阻壅滞之危急重症多见，其与痰的黏滞、秽浊、积聚等特性密切相关。刘氏先针刺少商清肺利咽，开窍醒神，后自创竹沥解疫煎，方中竹沥清肺降火，滑痰利窍，故为君；橘红、半夏、川贝、瓜蒌仁、胆星主要取化痰之功，共为臣药；黄连、黄芩、栀子主要取解毒之功，用以解疫疬之毒，为佐药；龙胆草平肝火，为使。配合刺法，诸药合用，解毒化痰，服一二剂神效。

 肆 吴瑭医案评析

　　吴瑭（1758—1836），字佩珩，号鞠通，为江苏淮阴人。吴氏少习儒学，19岁时因其父患病不治，于是慨然弃举子业，专事方术。阐明了温病的病因病机及多种温病的辨证论治，创立了三焦辨证理论，受到后世的推崇和重视，成为温病学四大家之一。其一生著述多部，如《温病条辨》《吴鞠通医案》《医医病书》等。其中《吴鞠通医案》是其一生临床诊病客观记录。书中收载了吴氏治疗外感病、内伤杂病、妇科和儿科类疾病医案454例，病种繁多。充分反映了吴氏临床的辨证思路和规律、用药策略和卓越功效，对现代临床有一定的指导意义，值得后人学习和研究。

案一：治风温兼胸痞案

【医案】

　　初六日风温，脉浮数，邪在上焦。胸痞微痛，秽浊上干清阳。医者误认为痰饮阴邪之干清阳，而用薤白汤。又有误认伤寒少阳经之胁痛，而以小柴胡治之者。逆理已甚，无怪乎谵语烦躁，而胸痞仍不解也。议辛凉治温以退热，芳香逐秽以止痛。

连翘三钱、知母钱半、藿香梗二钱、银花三钱、苦桔梗二钱、牛蒡子二钱、人中黄一钱、薄荷八分、石膏五钱、广郁金钱半。

牛黄清心丸一丸，日三服。

初七日风温误汗，昨用芳香逐秽，虽见小效，究未能解。今日脉沉数，乃上行极而下也，渴甚。议气血两燔之玉女煎法，合银翘散加黄连。夜间如有谵语，仍服牛黄丸。

生石膏八钱、连翘四钱、知母四钱、生甘草二钱、丹皮五钱、真川连钱半、银花六钱、细生地六钱、连心麦冬六钱。

煮取三碗，分三次服用。

初八日大势已解，余焰尚存，今日脉浮，邪气还表。

连翘二钱、麦冬五钱、银花六钱、白芍钱半、丹皮二钱、炒知母一钱、黄芩炭八分、细生地三钱、生甘草一钱。

今晚一帖，明早一帖。

初九日脉沉数有力，邪气入里，舌老黄微黑，可下之。然非正阳明实证大满、大痞可比，用增液足矣。

玄参两半、麦冬一两、细生地一两。

煮成三碗，分三次服完。如大便不快，再作服，快利停服。

初十日昨服增液，黑粪已下。舌中黑边黄，口渴，面赤，脉浮，下行极而上也。自觉饥甚，阳明热也。仍用玉女煎加知母，善攻病者，随其所在而逐之。

生石膏八钱、细生地五钱、生甘草三钱、生知母六钱、麦冬六钱、白粳米一撮。

断不可食粥，食粥则患不可言。

十一日邪少虚多，用复脉法，二甲复脉汤。

【评析】

吴氏本案以辛凉清心、芳香逐秽法治风温兼胸痞之候。患者为风温兼胸痞误治，致谵语烦躁之证。其中既有风温的典型病变表现，又有兼证，更有误治带来的症状。故需标本兼顾，应用辛凉清心、芳香逐秽之法，方用银翘散去竹叶、甘草、荆芥、淡豆豉，加知母、石膏、人中黄、郁金而成。该方意在清热解毒、行气化瘀，复加服牛黄清心丸以镇静安神、豁痰开窍。值得注意的是患者脉象和症状的动态变化。初诊脉浮数，邪在上焦；继而脉沉数有力，邪气入里，舌老黄微黑；再见服增液后，黑粪已下，舌中黑边黄，口渴，面赤，脉浮。这些变化，反映了邪热之气由上焦渐入里复上扰的演变过程，故需及时掌握病变作用部位的变化特点和治疗主动权，做到随机应变，因机施治。正如《素问·太阴阳明论》所谓："故阳受风气，阴受湿气。故阴气从足上行至头，而下行循臂至指端；阳气从手上行至头，而下行至足。故曰：阳病者，上行极而下；阴病者，下行极而上；故伤于风者，上先受之；伤于湿者，下先受之。"阳经的病邪，先上行至极点，再向下行；阴经的病邪，先下行至极点，再向上行。故风邪为病，上部先感受，湿邪成疾，下部首先侵害。渴甚，体内有热，玉女煎合银翘散加黄连。余焰尚存，邪气还表，故去石膏、黄连苦寒之品，加黄芩、白芍，以清上焦湿热，养血柔肝，缓中止痛。当症见脉沉数有力，邪气入里，舌老黄微黑，有可下之体征。然非正阳明实证大满、大痞可比，故以增液汤通腑，仍用玉女煎清胃泻火，滋阴增液。疾病后期用复脉汤，这是吴氏常用方法，热病后期阴阳两伤，需阳中求阴，以二甲复脉汤加减育阴潜阳，调理阴阳平衡。吴氏善治热病，深知热邪易耗气伤津，病程中始终围绕清热滋阴而组方。纵观本病案，清热同时不忘滋阴，攻补兼施，可谓妙哉。

案二：治风温邪归血分案

【医案】

姚，三十二岁，三月初二日，风温误认伤寒，发表，致令神呆谵语，阳有汗，阴无汗，大便稀水不爽，现下脉浮，下行极而上也。先渴今不渴者，邪归血分也。

连翘二钱、银花三钱、玄参三钱、竹叶心一钱、丹皮二钱、犀角二钱、桑叶一钱、甘草一钱、麦冬三钱。

牛黄清心丸，三次服六丸。

初三日昨用清膻中法，今日神识稍清，但小便短，脉无阴，大便稀水。

议甘苦合化阴气法，其牛黄丸仍服。

大生地五钱、真川连一钱、生牡蛎一两、黄芩二钱、丹皮五钱、犀角三钱、麦冬五钱、人中黄一钱。

水八碗，煮取三碗，分三次服。明早再一帖。

初四日即于前方内去犀角，加生鳖甲一两、白芍一两。

初五日大热已减，余焰尚存，小便仍不快，用甘苦合化阴气法。

细生地八钱、炒黄柏二钱、丹皮四钱、炒知母二钱、连心麦冬六钱、生甘草二钱、生白芍四钱、生牡蛎五钱、生鳖甲八钱、黄芩二钱。

今晚一帖，明日二帖。

初七日温病已解，邪少虚多，用复脉法。

真大生地六钱、炒白芍六钱、连心麦冬六钱、炙甘草二钱、麻仁三钱、生牡蛎六钱、生阿胶三钱。

三帖三日。

十一日热淫所过，其阴必伤，议于前方内去黄柏、知母，加甲、沙参，以杜病后起燥之路。即于前方内去知母、黄柏、加生鳖甲六钱、沙参三钱。

【评析】

吴氏本案以清热解毒、凉血开窍、甘润生津法治风温邪归血分之候。患者病变特点为风温误治发汗后热邪入里。故用银翘散去荆芥、薄荷、淡豆豉等解表药，重在清热解毒。因症见神呆谵语、先渴今不渴，实乃邪归血分，心神受扰使然，故加丹皮、犀角清热解毒，凉血开窍；玄参、麦冬养阴清热。并配合口服牛黄清心丸以镇静安神，豁痰开窍。热病所致少尿者，乃因津液灼伤所致，故吴氏使用"甘苦合化阴气"法。一方面以甘润生津之品为益尿之源，另一方面以苦寒清热之品为退邪之治，甘苦合化阴气，甘以生津益气，苦以泄热存阴，以期生津退热，增液为尿。这一治疗思路，非常典型地体现了吴氏处理热病津伤的独到经验。值得指出的是，本病的临床表现与西医肾前性少尿类似。临床因高热多汗引起的严重失水及电解质紊乱，从而导致少尿、神昏谵语等一系列比较危重症状，处理起来比较棘手，可应用细生地、炒黄柏、丹皮、炒知母、连心麦冬、生甘草、生白芍等甘苦合化阴气法，并适当配合西医补液、纠正电解质紊乱等，有望取得良好效果。

案三：治瘟疫邪毒深居血分案

【医案】

章，七十岁，温热发斑，咽痛。

生石膏一两、人中黄二钱、苦桔梗六钱、知母四钱、射干三钱、芥穗二钱、玄参五钱、银花六钱、牛蒡子五钱、黄芩二钱、连翘六钱、马勃二钱、犀角三钱，苇根、白茅根煎汤，煮成四碗，日三服，夜一服。

温斑三日，犹然骨痛，胸痛，咽痛，肢厥，未张之秽热尚多，清窍皆见火疮，目不欲开，脉弦数而不洪，口干燥而不渴。邪毒深居血分，虽有药可治，恐高年有限之阴精不足当此燎原之势，又恐不能担延十数日之久，刻下趁其尚在上焦，频频进药，速速清阳。再以芳香透络逐秽，俾邪不入中下焦，可以望愈。

约二间服紫雪丹二分，宣泄血络之秽毒。

连翘一钱、银花一钱、犀角五分、薄荷三分、牛蒡子炒研一钱、丹皮五分、人中黄三分、桔梗一钱、白茅根五分、玄参一钱、郁金四分、藿香梗五分、炒黄芩三分、芥穗三分、马勃三分、苇根五分、射干五分。

周十二时八帖。

照前方加金汁五匙，仍周十二时服八帖。照前方加犀角三分，黄连三分，炒枯，仍周十二时八帖。邪有渐化之机，但心火炽盛，阴精枯而被烁，当两济之。

犀角先煎一两、银花六钱、生白芍六钱、细生地八钱、连翘六钱、麦冬连心一两、黄连先煎四钱、丹皮一两、生甘草四钱、白茅根五钱、荷叶四钱。

煮成四碗，分四次服。

仍用前药一帖，先煮半帖，约八分二杯，除先服昨日余药一碗外，晚间服此二碗，余药明早煮成，缓缓服之。

如前日法，邪去八九，收阴中兼清肺胃血分之热而护津液。

生白芍六钱、大生地一两、沙参三钱、炙草三钱、柏子霜三钱、火麻仁三钱、麦冬八钱、白茅根五钱。

分三杯，三次服。

里热甚，胸闷骨痛，必须补阴而不宜呆腻。

生白芍四钱、沙苑子二钱、细生地五钱、沙参三钱、麦冬五钱、柏子霜三钱、冰糖二钱、广皮炭钱半。

【评析】

吴氏本案以清热解毒、化瘀止血法治瘟疫邪毒深居血分之候。温热发斑，在瘟疫病变中比较常见。多因热毒炽盛，迫血妄行所致。清热解毒，化瘀止血是基本思路。本案系热毒侵袭，入血分而引起高热、皮肤紫红色瘀斑，与临床现代医学的败血症相似。其治疗需要随时把握病机的变化，吴氏于方中重用生石膏，清热泻火，除烦止渴。常与知母、牛膝等配伍，以泻火而缓痛。人中黄清热凉血，泻火解毒。《本草备要》："泻热，甘寒入胃清痰火，消食积，大解五脏实热。治天行热狂，痘疮血热，黑陷不起。"苦桔梗宣肺祛痰、利咽、排脓。知母清热泻火，生津润燥。射干清热解毒，利咽喉，消痰涎。芥穗解表散风、透疹。苇根、白茅根煎汤凉血止血，清热解毒。温斑三日之际，症情复见"骨痛、胸痛、咽痛、清窍火疮，目不欲开，口干燥而不渴"，表明邪毒深居血分，同时考虑患者年事已高，阴精不足，故频频进药，以清阳为主，再以芳香逐秽之品，意在使邪不入中下焦，并采用每两小时口服紫雪丹二分。方用连翘、金银花相须使用，清热解毒、疏散风热，金银花又能入血分，凉血功效显著。犀角清热凉血，解毒定惊，用于热病神昏谵语、斑疹、吐血、衄血，具有针对性。薄荷疏散风热，清利头目，利咽透疹，疏肝行气，主治外感风热、头痛、咽喉肿痛、口疮、牙痛等。牛蒡子疏散风热，清热解毒透疹，宣肺利咽散肿。丹皮清热凉血，活血散瘀。白茅根凉血止血，清热解毒。玄参凉血滋阴，泻火解毒，用于热病伤阴、舌绛烦渴、温毒发斑、津伤便秘等。郁金活血止痛，行气解郁，清心凉血，利胆退黄。藿香梗和中，辟秽，祛湿。炒黄芩清热燥湿、泻火解毒，炒制减其苦寒之性。马勃能散肺经风热而利咽止痛。金汁清热解毒，凉血消斑，效果极佳。前方加犀角、黄连，为加强清热解毒之功。当邪有渐化之机，但仍有心火炽盛，阴精枯而被烁，故治当两济之。吴氏当机立断，遂加强清热。犀角用到一两，金银花、连翘、黄连、丹皮、茅根仍用，并加生白芍、细生地、生甘草、荷叶。白芍生用，能敛阴而平抑肝阳，缓急止痛。生地黄清热凉血，养阴生津。生甘草补脾益气，清热解毒，祛痰止咳，调和诸药。荷叶清热解暑。当邪去八九之时，则需兼清肺胃血分之热而固护津液。柏子仁霜制既可避免滑肠泄泻又可专用其补心养血之意。加用白茅根、麦冬、沙参等清虚热，大生地、生白芍滋阴养血生津，体现了"收阴中兼清肺胃血分之热而护津液"。里热甚，胸闷骨痛，必须补阴而不宜呆腻。方中补阴药中加用沙苑子温补肝肾，固精，缩尿，明目。广皮炒炭后可加强消食化滞、和胃止泻之功。苦寒药配伍少许温甘药体现了"补阴而不宜呆腻""阳中求阴"的治疗思路。

案四：治瘟疫阴阳两伤神明内乱案

【医案】

王，三十八岁，五月初十日，温热系手太阴病，何得妄用足六经表药九帖之多。即以《伤寒论》自开辟以来，亦未有如是之发表者。且柴胡为少阳提线，经谓少阳为枢，最能开转三阳者。今数数用之，升提太过，不至于上厥下竭不止。汗为心液，屡发不已。既伤心用之阳，又伤心体之阴，其势必神明内乱，不至于谵语颠狂不止也。今且救药逆，治病亦在其中。温病大例，四损、重逆难治。何谓四损？一曰老年真阳已衰，下虚阴竭；一曰婴儿稚阴稚阳未充；一曰产妇大行血后，血舍空虚，邪易乘虚而入；一曰病久阴阳两伤。何谓重逆？《玉函经》谓：一逆尚引日，再逆促命期。今犯逆药至九帖之多，岂止重逆哉！

连翘三钱、银花三钱、薄荷八分、麦冬八钱、丹皮五钱、桑叶三钱、玄参五钱、细生地五钱、羚羊角三钱。

辛凉芳香甘寒法，辛凉解肌分发越太过之阳，甘寒定骚扰复丧失之阴，芳香护膻中，定神明之内乱。

十一日过服辛温，汗出不止，神明内乱，谵语多笑，心气受伤，邪气乘之，法当治以芳香。

紫雪丹五钱每服一钱。其汤药仍服前方，日二帖。

十二日《灵枢》"温热论"曰：狂言失志者死。况加以肢厥，冷过肘膝，脉厥六部全无，皆大用表药，误伤心阳，致厥阴包络受伤之深如是。现下危急之秋，只有香开内窍，使锢蔽之邪，一齐涌出方妙。且喜舌苔之板者已化，微有渴意，若得大渴，邪气还表，脉出身热，方是转机。即于前方内加犀角三钱，如谵语甚，约二时辰，再服紫雪丹一钱。

十三日肢厥脉厥俱有渐回之象，仍服前方二帖。晚间再服紫雪丹一钱，牛黄九一粒。明早有谵语，仍服紫雪丹一钱，不然不必服。

十四日厥虽回而哕，目白睛，面色犹赤。

连翘二钱、玄参五钱、丹皮三钱、银花二钱、麦冬五钱、犀角一钱、细生地五钱、煅石膏三钱、羚羊角三钱。

今晚一帖，明早一帖。

十五日即于前方内加：柿蒂六钱、黄芩二钱、郁金三钱，日二帖。

十六日诸症悉减，但舌起新苔，当防其复。

连翘二钱、玄参三钱、丹皮二钱、银花二钱、麦冬三钱、犀角五分、黄芩二钱、郁金二钱、牛蒡子二钱、柿蒂二钱、细生地三钱。

今晚一帖，明早一帖。

【评析】

吴氏本案以清热解毒、凉血滋阴、止痉安神法治瘟疫阴阳两伤神明内乱之候。吴氏提出温病四大病重难治证：老年人阳虚发热合并下焦阴虚亏竭；婴儿阴阳未充；产妇大出血后发热；久病阴阳两虚。本病案系温热病误用解表药，重用柴胡表里双解，升提太过，以致上厥下竭，发汗太过，既伤心用之阳，又伤心体之阴，更使阴阳两伤，神明内乱。本病案属于第4种难治之危候，故其治疗必须随时把握病机变化，先采用辛凉芳香甘寒法，以辛凉解肌发越太过之阳，以甘寒定骚扰复丧失之阴，以芳香护膻中，定神明之内乱。方用连翘、金银花清热解毒、疏散风热，薄荷疏散风热、清利头目、疏肝行气，麦冬清热生津，丹皮清热凉血、活血散瘀，桑叶疏风清热，玄参凉血滋阴、泻火解毒，生地黄清热凉血、养阴生津，羚羊角清热镇惊息风。第2日犹见汗出不止，神明内乱，谵语多笑。乃因心气受伤，邪气乘之，法当芳香加紫雪丹，以清热开窍、止痉安神。第3日症见肢厥、脉厥，病情已到危重之时，故进一步考虑芳香开窍，以托邪外出。遂加犀角，紫雪丹加量，以清热解毒、凉血开窍。第4日仍照前方，加服牛黄丸，紫雪丹晚服一钱，并嘱若有谵语，早服一钱，若无，则不必服。第5日神志转清，四肢转暖，仍有面红等，属厥回之象。故上方去薄荷、桑叶清扬之品，加石膏，重清里热。停服紫雪丹。第6日上方加柿蒂温中止呕，黄芩清热燥湿、泻火解毒，郁金活血止痛、行气解郁、清心凉血。第7日症状减轻，新长舌苔，胃气渐复，恐其反弹。故方以连翘、玄参、丹皮、金银花、麦冬、犀角、黄芩、郁金、牛蒡子、柿蒂、细生地等清热滋阴、生津止呕，以防其复。纵观本病案，始终以清热解毒为温热病治疗的主线，但能准确把握病机，遣方用药，丝丝入扣。如症见神昏谵语，则加用紫雪丹、牛黄丸急则治标。邪热炽盛，多重用寒凉药物。症见邪热伤胃而呕吐者，加用柿蒂等温性药物止呕。病变后期，复以滋阴生津，顾护阴液，以收邪去不伤阴之功。

案五：治瘟疫湿浊之邪偏重案

【医案】

谢，五月初三日，酒客脉象模糊，苔如积粉，胸中郁闷，病势十分深重，再舌苔刮白，大便昼夜十数下，不惟温热，且兼浊湿，岂伤寒六经药可治。

连翘钱半、滑石三钱、郁金二钱、银花二钱、藿香二钱、生苡仁三钱、杏仁三钱、黄连钱半、豆豉二钱、薄荷一钱。

今晚一帖，明早一帖。

初四日温病始终以护津液为主，不比伤寒以通阳气为主。

连翘三钱、黄芩二钱、桑叶三钱、甘草八分、麦冬五钱、银花三钱、薄荷一钱、豆豉二钱、黄连二钱、滑石三钱。

今晚一帖，明早一帖。

初五日旧苔已退，新苔又出，邪之所藏者尚多。脉象之模糊者，较前稍觉光明。

连翘三钱、麦冬四钱、通草八分、银花三钱、薄荷八分、天花粉三钱、桑叶二钱、滑石三钱、黄芩二钱、杏仁三钱、藿香叶八分、黄连二钱、鲜芦根三钱。

初六日脉洪，舌滑而中心灰黑，余皆刮白，湿中秽浊，须重用芳香。

连翘三钱、荷叶边两钱、豆豉三钱、银花二钱、通草钱半、郁金三钱、薄荷一钱、滑石五钱、藿香三钱、黄芩二钱、芦根五钱、黄连三钱。

今晚一帖，明早一帖。

初七日温病已有凉汗，但脉尚数而协热下利不止。议白头翁汤法。

白头翁五钱、生白芍二钱、秦皮三钱、黄芩三钱、黄连三钱。

初八日热邪虽退，而脉仍未静，尚有余热未清。大泄十余日，大汗一昼夜，津液丧亡已多，不可强责小便。再胃之上脘痛，有责之阳衰者，有责之痰饮者，有责之液伤者。兹当热邪大伤津液之后，脉尚未静，犹然自觉痰黏，断不得作阳衰论。且阳衰胸痹之痛，不必咽津而后痛也。与甘苦合化阴气法，既可以保胃汁，又可以蓄水之上源，得天水循环，水天一气，自然畅流。

麦冬六钱、炙草三钱、大生地五钱、火麻仁三钱、生牡蛎五钱、黄连一钱、炒黄芩一钱、沙参三钱、象贝母二钱。

煮三碗，三次服。渣煮一碗，明早服。

初九日即于前方内加：丹皮三钱、赤芍三钱。

初十日肺脉独大，仍渴思凉。

连翘三钱、知母二钱、银花三钱、桑叶三钱、黄芩二钱、杏仁三钱、生甘草一钱、石膏三钱。

今晚一帖，明早一帖。

十一日左关独大，仍喜凉物，余热未清，小便赤，用苦甘法。

黄连一钱、知母二钱、黄芩二钱、生草一钱、丹皮五钱、细生地二钱、桑叶三钱、赤芍二钱、木通二钱、麦冬二钱。

今晚一帖，明早一帖。

【评析】

吴氏本案以清热解毒、燥湿生津法治瘟疫湿浊之邪偏重之候。《伤寒论·辨太阳病脉并治上》第17条："若酒客病，不可与桂枝汤，得之则呕，以酒客不喜甘故也。"酒客，乃平素嗜酒之人。本病案描述病症，是平素嗜酒之人感时邪而症见"脉象模糊，苔如积粉，胸中郁闷"，"大便昼夜十数下"。究其病机，乃"不惟温热，且兼浊湿"，故治以辛凉解毒、清心开窍之法。吴氏于医案中提到"温病始终以护津液为主，不比伤寒以通阳气为主"。说明该病症与伤寒论中太阳中风证有类似之处，然此为温病，不可用桂枝等通阳化气药物，故应以清热解毒、燥湿生津为施治之纲要。次日则进一步加大连翘、金银花用量，并加用麦冬以顾护阴液。第3日治法上继续以清热解毒为纲，加大麦冬用量，且再增加天花粉、鲜芦根养护阴津。第4日"脉洪、舌滑而中心灰黑，余皆刮白"，湿浊之邪偏重问题比较突出，故治法调整为"重用芳香"以"祛湿逐秽"。在清热解毒生津的基础上，重用藿香以达理气、和中、辟秽、祛湿之功。第5日病症出现"有凉汗""脉尚数而协热下利不止"，故予以白头翁汤去黄柏加黄芩、生白芍，清热解毒，凉血止痢，敛阴收汗。第6

日，因其"大泄十余日，大汗一昼夜，津液丧亡已多"，吴氏抓住热邪大伤津液之后"咽津而后痛"这个关键症状，进一步采取"甘苦合化阴气法"，以固护津液为首务，重用麦冬、生地黄养阴清热生津，黄连、黄芩清热燥湿，火麻仁滋脾阴、润肠燥，生牡蛎敛阴收汗，沙参益胃生津，象贝母清热化痰。以后数日，均以清热滋阴凉血为法调理。其基本的治疗策略，是"既可以保胃汁，又可以蓄水之上源，得天水循环，水天一气，自然畅流"。

案六：治瘟疫热毒内陷谵语神昏案

【医案】

赵，初六日，热病脉七至，烦躁无宁晷，谵语神昏，汗出辄复热，脉不为汗衰。《内经》所谓见三死，不见一生，虽愈必死也，余向来见此症，每用一面大剂护阴清热，一面搜逐心包之邪，获效亦不少。但黄帝岐伯所云之死症，谁敢谓必生，勉与玉女煎法。

生石膏四两、生地八钱、知母一两、麦冬八钱、甘草五钱、京米一合。

煮五杯，分五次服。外服紫雪丹。

初七日温热未清，又加温毒，喉肿，舌肿，唇肿，项强，面色反青。

伏毒不发，与痘科之闷痘相似，可与代赈普济散。

一时许服一包，鲜荷叶边汤煎，其紫雪丹照旧服不可断，有好牛黄清心丸亦可。

初八日热病瘈疭，痉厥神昏，脉洪大而芤，与育阴潜阳，咸以止厥法。但喉舌之肿，未能一时消尽，可与代赈普济散间服，其紫雪丹仍用。

细生地一两、麦冬四钱、连心生白芍五钱、钩藤三钱、丹皮四钱、生鳖甲八钱、生牡蛎八钱、犀角三钱、黄芩二钱。

煮三杯，分三次服。

初十日左脉洪而有力，右脉甚软，是温邪日久，陷入下焦血分无疑。古谓三时热病，深入下焦血分者，每借芳香以为搜逐之用。仍用紫雪丹五分一次，约三次，热退神清能言即止。

次生地一两、丹皮三钱、生鳖甲六钱、生白芍五钱、麦冬五钱、连心生龟板六钱、生牡蛎六钱、生甘草五钱，生阿胶五钱，药化入。

十一日汗已得而脉未静，宿粪已解而肿未消、神未清，其代赈普济散仍服一二次，紫雪丹仍服三五分，其汤药与重收阴气。

生白芍五钱、细生地一两、生甘草五钱、麦冬五钱、黄芩三钱，生牡砺二钱，研粉煎汤代水。

煮三杯，分三次服。渣再煎一杯，明日服。

十二日汗出脉静身凉之后，甫过七八日，忽又身热，脉洪数有力，便涩口渴思凉。乃余邪续出，以当日受邪之时，非一次也，并非食后劳复之比。但久病不宜反复，恐气血不支也，与玉女煎法。

紫雪丹三分一次，身热神昏瘛疭则服，否则止。

生石膏八钱、生甘草三钱、知母五钱、细生地五钱、麦冬五钱、黄芩三钱、京米一撮。

十三日减石膏。

十四日今日脉浮大，下行极而上也。

生石膏二两，另煎，有热则加。知母五钱、生地八钱、生鳖甲五钱、生甘草四钱、龟板五钱、麦冬六钱、生牡蛎五钱、京米一撮。

头煎三杯，今夜服。二煎两杯，明早服。若能睡熟，但令稳睡，不可呼之服药。

十五日今日右脉已小，左脉仍壮，邪气又归下焦血分。先用紫雪丹搜之，继之培阴清热。热淫于内，治以咸寒，佐以苦甘法。

知母五钱、生甘草四钱、生牡砺六钱、生地一两、丹皮四钱、生鳖甲六钱、黄柏三钱、麦冬六钱、生龟板六钱、生白芍三钱。

煮五杯，今晚服三杯，明早两杯。

十六日今日右脉复浮而大，犹思凉饮，暂与玉女煎法。其芳香搜逐邪浊之法，仍不能止。

生石膏一两、知母五钱、生甘草四钱、生地六钱、麦冬六钱、生鳖甲六钱、京米一合。

煮四杯，分四次服。

十七日今日右脉稍沉而小，左脉仍洪大而浮。余邪续出，神识反昏，微瘛疭，肢微厥，非吉兆也。舌上津液已回，大便甚通。自始至终，总无下法，只有护阴，一面搜逐深入之伏邪。

大生地一两、生鳖甲五钱、生甘草四钱、丹皮三钱、钩藤三钱、生白芍六钱、生牡蛎五钱、麦冬六钱、阿胶三钱、生龟板五钱。

煮五杯，分五次服。

十八日神清改方。

十九日温毒日久，诸症渐减，惟脉未静，应照邪少虚多例，其不尽之邪，付之紫雪可也。

生白芍四钱、钩藤三钱、生鳖甲五钱、大生地八钱、麦冬六钱、生龟板五钱、炙甘草三钱、羚羊角三钱、生牡蛎五钱、丹皮四钱、阿胶三钱。

煮四杯，分四次服。

二十日病虽渐次就退，伏热犹未清楚。暂与少加清热之品。

生白芍四钱、钩藤二钱、生地一两、生甘草三钱、羚羊角三钱、丹皮三钱、麦冬六钱、生牡蛎六钱、黄芩二钱、生鳖甲四钱。

煮三杯，分三次服。

二十一日犹有瘕疭，仍从少阳中求之，再用紫雪丹一钱，分二次服。

【评析】

吴氏本案以清热解毒、凉血镇惊法治瘟疫热毒内陷谵语神昏之候。"热病脉七至，烦躁无宁晷，谵语神昏"，宁晷即安定的时刻。"黄帝岐伯所云之死症，谁敢谓必生"，说明此病极为凶险。吴氏勉强予以玉女煎加紫雪丹。次诊之际，"温热未清，又加温毒"，症见"喉肿，舌肿，唇肿，项强，面色反青"，予以代赈普济散，紫雪丹照旧服不可断，以达清热解毒、凉血镇惊之功。"温毒日久，诸症渐减，惟脉未静，应照邪少虚多例"，予以紫雪丹尽未除之邪，以育阴生津之方补阴之不足而收功。代赈普济散为吴氏原创方，临床主要用于治疗大头瘟、喉痹等温毒为患之病变。配伍谨严，切中病机，充分体现了吴氏辨治温毒的学术和经验，疗效显著。原方未见于《温病条辨》中，而只见于《吴瑭医案》中，吴氏每遇温毒、温疫流行之时，常将本方作为成药而预先配制，用于预防和治疗。其药物制备方法如下：苦桔梗十两、牛蒡子八两、炒黄芩六两、人中黄四两、荆芥穗八两、金银花十两、蝉蜕六两、马勃四两、板蓝根四两、薄荷四两、玄参十两、大青叶六两、炒黑生大黄四两、连心连翘十两、僵蚕六两、射干四两。上药共杵细末，混合均匀，分包待用。

案七：治暑温邪传心包案

【医案】

甘，二十四岁，壬戌六月二十九日，暑温邪传心包，谵语神昏，右脉洪大数实而模糊。势甚危险。

细生地六钱、知母五钱、银花八钱、玄参六钱、连翘六钱、生甘草三钱、麦冬六钱、竹叶三钱、生石膏一两。

煮三碗，分三次服。牛黄丸二丸，紫雪丹三钱。

温邪入心包络，神昏痉厥，极重之症。

连翘三钱、竹叶三钱、银花三钱、生石膏六钱、细生地五钱、甘草钱半、丹皮三钱、知母二钱、麦冬连心五钱。

今晚一帖，明早一帖。再服：紫雪丹四钱。

【评析】

吴氏本案以白虎汤合清营汤加减化裁治暑温邪传心包之候。暑温是感受暑邪所引起的证候，发病时间在夏至到处暑之间，起病以阳明气分热盛证候为主，即高热、烦渴、大汗、脉洪大为主要特点的急性外感热病。其发病急骤，变化多端，易伤津耗气，闭窍昏厥，动风发痉等。《黄帝内经》中有病暑之名，而"暑温"病变，在吴氏《温病条辨·上焦篇》中有重点的探析。如谓："暑温者，正夏之时，暑病之偏于热者也。"吴氏同时认为：暑兼湿热，偏于暑之热者为暑温，多手太阴证而宜清；偏于暑之湿者为湿温，多足太阴证而宜温；湿热平等者两解之。此案患者未见暑温初起常见症状，而是暑温之邪传心包，谵语神昏，右脉洪大数实而模糊，可见疾病来势之凶猛。吴氏予以白虎汤合清营汤加减化裁。盖白虎乃金秋之气，以退烦暑，白虎为暑温的正例，源于《金匮要略》，守先圣之成法。清营汤解毒透热养阴。其中金银花、连翘、竹叶清心热解毒，并透热于外，使入营之邪透出气分而解，是因势利导之法。而牛黄丸、紫雪丹的应用，则本于"手厥阴暑温，身热不恶寒，清神不了了，时时谵语者，安宫牛黄丸主之，紫雪丹亦主之"。

案八：治暑温夹湿案

【医案】

王，三十八岁，癸亥六月初三日，暑温，舌苔满布，色微黄，脉洪弦而刚甚，左反大于右，不渴。初起即现此等脉症，恐下焦精血之热远甚于上焦气分之热也。且旧有血溢，故手心之热又甚于手背。究竟初起，且清上焦，然不可不先知其所以然。

连翘二钱、豆豉钱半、细生地钱半、丹皮二钱、银花二钱、生甘草一钱、藿梗一钱、玄参钱半、薄荷三分、牛蒡子钱半、白茅根二钱、麦冬二钱、苦桔梗一钱。

初六日热退大半，胸痞，腹中自觉不和。按暑必夹湿，热退湿存之故。先清气分。

连翘二钱、豆豉二钱、杏仁泥二钱、银花钱半、生苡仁三钱、白扁豆二钱、藿梗三钱、白通草八分、郁金二钱、滑石钱半。

日二帖。

初七日病退，六腑不和。

藿梗三钱、郁金一钱、半夏二钱、厚朴二钱、豆豉二钱、生苡仁三钱、广皮炭一钱、滑石三钱。

初八日向有失血，又届暑病之后，五心发热，法当补阴以配阳，但脉双弦而细，不惟阴不充足，即真阳亦未见其旺也。议二甲复脉汤，仍用旧有之桂参姜枣。

炒白芍四钱、阿胶二钱、麦冬四钱、麻仁二钱、炙甘草五钱、生鳖甲五钱、沙参三钱、大生地四钱、生牡蛎五钱、桂枝二钱、大枣二个、生姜二片。

又丸方：八仙长寿丸，加麻仁白芍蜜丸。每日三服，每服三钱。

【评析】

吴氏本案以芳香清暑、清利并行法治暑温夹湿之候。暑温的辨治，关键在于辨别兼湿热之所偏，偏于暑之热者为暑温，多手太阴证而宜清；偏于暑之湿者为湿温，多足太阴证而宜温；湿热平等者两解之。本案辨证要点，在于暑温而"舌苔满布，色微黄，脉洪弦"，表明暑温夹湿。而脉见左反大于右及不渴者，左手主上焦气分，右手则主下焦血分。不渴，乃有邪在表。正如吴氏所言，初起即现此等脉症，恐下焦精血之热远甚于上焦气分之热也。随后医案特别提及"旧有血溢，手心之热又甚于手背"。故在银翘散基础上加生地黄、麦冬以养阴，丹皮佐生地黄直入血分，以安血分之热，白茅根凉血止血，标本兼顾。初六日，见胸痞，乃典型湿邪困遏气机症状，故按语云"暑必夹湿"，不可不知。吴氏应用芳香清暑、清利并行的治法，于原思路中加用生苡仁、滑石，所谓"治湿不利小便，非其治也"。初八日，吴氏指出患者"向有失血，又届暑病之后，五心发热，法当补阴以配阳"，可见其治疗暑温十分重视滋阴护阴的思想。此时予以二甲复脉汤，留桂枝、生姜、大枣，不忧桂姜之燥，何也？概因"脉双弦而细，不惟阴不充足，即真阳亦未见其旺"，寓意阴阳两虚。故采用二甲复脉汤，仍用桂、参、姜、枣，兼顾阴阳双补。八仙丸即六味地黄丸加麦冬、五味子。此时投八仙丸加麻仁、白芍，滋阴清热，固其根本。整个治疗过程，既辨析其标本，又审察其阴阳，充分体现了吴氏临床治疗思路的全面而入微。

案九：治暑温邪入于心包胆络案

【医案】

广，二十四岁，七月二十二日，六脉洪大之极，左手更甚。目斜视，怒气可畏。两臂两手，卷曲而瘛疭。舌斜而不语。三四日，面赤身热，舌苔中黄边白。暑入心包胆络。以清心胆之邪为要，先与碧雪丹。

桑叶三钱、羚羊角三钱、细生地五钱、连翘五钱、连心竹茹三钱、银花五钱、丹皮三钱、鲜嫩荷叶一张、天冬三钱、麦冬五钱、犀角三钱。

煮四杯，分四次服。碧雪丹三钱，凉开水调服，以神清热退为度。不清再服三钱，虽三四次，均可服。

二十三日肝热之极，加天冬凉肝，于前方加天冬三钱。紫雪丹仍照前调服。

二十四日暑入心胆两经，与清心络之伏热，已见小效。仍用前法而进之。

犀角五钱、连翘四钱、细生地五钱、羚羊角三钱、银花三钱、茶菊花三钱、麦冬五钱、桑叶三钱、丹皮五钱。

煮四杯，分四次服。

二十五日加鲜白扁豆花一枝、鲜荷叶边一枚、黄连钱半、黄芩三钱。

二十六日暑入心胆两经，屡清二经之邪，业已见效。今日饮水过多，水入微呕。盖暑必夹湿。议于前方内去柔药，加淡渗。

犀角二钱、茯苓皮五钱、黑山栀三钱、茵陈三钱、荷叶边一钱、桑叶三钱、银花三钱、羚羊角三钱、黄连一钱、连翘三钱、黄柏炭二钱、生苡仁五钱。

二十七日暑热退后，呕水，身微黄，热退湿存。

茵陈三钱、杏仁泥三钱、白通草一钱、银花三钱、白蔻皮二钱、连翘三钱、生苡仁五钱、黄柏炭二钱、茯苓五钱、连皮黑山栀三钱。

服二帖。

二十九日热未尽退，舌起新白苔，胸痞，暑兼湿热。不能纯治一边。

银花三钱、黄连钱半、滑石六钱、连翘三钱、藿梗三钱、杏仁泥五钱、白通草一钱、生苡仁五钱、云苓皮五钱、白蔻仁钱半。

煮三杯，分三次服。二帖。

八月初二日暑热已退七八，惟十余日不大便，微有谵语，脉沉。可与轻通阳明，与增液承气法。

玄参八钱、生大黄四钱、麦冬六钱、连心细生地六钱。

煮成三杯，先服一杯。约二时许，如不大便，再服第二杯。明早得大便，止后服，否则服第三杯。

初三日温病下后宜养阴，暑温下后宜兼和胃。盖暑必夹湿，而舌苔白滑故也。脉缓。与外台茯苓饮意。

茯苓五钱、厚朴二钱、半夏三钱、白蔻皮钱半、麦冬五钱、生苡仁五钱、藿梗三钱、郁金一钱。

暑温热退湿存，故呕。腹不和而舌白苔。

杏仁泥五钱、厚朴二钱、白蔻仁钱半、益智仁一钱、半夏五钱、生苡仁五钱、黄芩三钱、藿梗二钱、生姜三片。

服二帖。

【评析】

吴氏本案以祛暑清热、增水行舟、平肝息风法治暑温邪入于心包胆络之候。患者为暑邪入于心、胆经之危候。症见六脉洪大之极，左手更甚，目斜视，怒气可畏，两臂两手，卷曲而瘛疭，舌斜而不语三四日，面赤身热，舌苔中黄边白，乃热极生风，暑温传变心包使然。急当祛暑清热，平肝息风。故予以犀角地黄汤加减化裁，清心凉血，并用羚羊角、碧雪丹息风止痉，兼用桑叶、丹皮清肝胆火。服药三帖，暑热已减，继清暑养阴。其后，复见"饮水过多，水入微呕""舌起新白苔，胸痞"诸症，乃"暑必夹湿""暑必兼秽"之候，故更予芳香化湿驱邪。待暑热已退七八，十余日不大便，微有谵语，乃病在阳明，可与轻通阳明，与增液承气法。增液承气汤本方是滋阴泄热、增水行舟之剂。温病热结，津液亏耗，燥屎不行，下之又不通，此是无水舟停。所以用增液汤（玄参、生地黄、麦冬）壮水滋阴。硝、黄攻下，以便舟行。阴虚液枯，燥屎不行，下之徒伤其阴，润之又有恋邪之弊。增水行舟之法，以使燥屎顺流而下。硝、黄配增液汤，下之而不伤其阴，增液汤伍硝、黄，润之而无恋邪之弊。暑兼湿热，吴氏特别指出要注意"暑温下后兼和胃，温病下后宜养阴"，实是临床经验之谈。本案治疗过程中所用碧雪丹，出自《喉科紫珍集》卷上。原治一切风痹蛾癣，时行诸症。其处方组成为白萝卜苗四两、荸荠苗五两、鲜土牛膝根五两、鲜金银花叶四两，用囊盛之，入长流水浸一宿，取起，带水磨搅匀，澄清取粉，每粉一两为一料，配入后料：远志（去心，甘草水泡）八分、丹皮一钱、人中黄一钱、人中白一钱、桔梗三钱、僵蚕（甘草水泡，去水上浮油）五分、硼砂五分、真川贝五分、马勃五分、珍珠四分、西牛黄五厘、冰片三厘。吴氏此时采用碧雪丹，主要针对热极生风，暑温传变心包之危候，以清热平肝，息风止痉。

案十：治伏暑寒热如疟案

【医案】

陈，二十八岁，左脉洪大数实，右脉阳微，阴阳逆乱，伏暑似疟，最难即愈。议领邪外出法。

生鳖甲三钱、青蒿四钱、桂枝三钱、麦冬八钱、焦白芍三钱、甘草钱半、沙参三钱、丹皮三钱、知母炒三钱。

三帖即愈。

十四日伏暑寒热已愈，不食不饥不便，胸中痞闷，九窍不和，皆属胃病。

半夏五钱、广皮钱半、青皮钱半、桂枝钱半、郁金二钱、生苡仁五钱、茯苓五钱、党参三钱。

三帖。

十七日久病真阳虚则膹病，余邪化热则口苦，正气不复则肢倦。

西洋参二钱、桂枝三钱、茯苓三钱、半夏三钱、黄芩炭钱半、焦白芍三钱、生姜二片、广皮炭钱半、炙甘草钱半、大枣二枚。

【评析】

吴氏本案以透邪滋阴法治伏暑寒热如疟之候。患者症见左脉洪大数实，右脉阳微，阴阳逆乱，系伏暑似疟，最难即愈。暑湿兼夹之邪，最易阻遏气机，起病多见气分。邪在气分，又易郁蒸于少阳，出现寒热如疟的症状，故治疗的关键是及时领邪外出。方选青蒿鳖甲汤加减化裁以透邪滋阴。鳖甲有滋阴退热作用。而青蒿能够清气分热，又有芳香透邪的作用。"青蒿不能直入阴分"因为它是阳分药，"有鳖甲领之入也"，"鳖甲不能独出阳分，有青蒿领之出也"。鳖甲、青蒿同用，既能滋阴，又透出阴分之热，扬长避短，故效如桴鼓，三帖即愈。二诊患者伏暑寒热已愈，但见不食、不饥、不便、胸中痞闷，九窍不和，皆属胃病。胸中痞闷，湿之证，又属脾胃病。实为湿阻中焦，气机着滞之证，故治之以健脾燥湿和胃。三诊，虑久病耗伤气津，邪热已大减，唯见膹病、口苦、肢倦。此乃久病真阳亏虚，余邪化热，正气不复使然，故予以炙甘草汤加减化裁。

案十一：治伏暑夹湿案

【医案】

陶，五十八岁，乙酉九月十八日，伏暑遇新凉而发，舌苔㿠白，上灰黑，六脉不浮不沉而数，误与发表，胸痞不食，此危证也。何以云危？盖四气杂感，又加一层肾虚，又加一层肝郁，又加一层误治，又加一层酒客中虚，何以克当？勉与河间之苦辛寒法，一以宣通三焦，而以肺气为主，望其气化而湿热俱化也。

杏仁四钱、郁金三钱、藿香叶三钱、蔻仁三钱、黄芩三钱、黄连一钱、苡仁五钱、滑石五钱、半夏五钱、茯苓皮五钱、通草一钱、广皮二钱。

二十三日舌之灰化为黄，滑而不燥，唇赤颧赤，脉之弦者，化而为滑数，是湿与热俱重也。

杏仁泥五钱、茯苓六钱、木通五钱、蔻仁三钱、茵陈五钱、苡仁五钱、黄连二钱、滑石一两、黄柏炭四钱、半夏五钱。

二十六日伏暑，舌之灰者化黄，兹黄虽退，而白滑未除，当退苦药，加辛药，脉滑甚，重加化痰，小心复感要紧。

杏仁五钱、郁金三钱、滑石一两、蔻仁三钱、藿梗三钱、苡仁五钱、枳实三钱、半夏一两、黄柏炭三钱、广皮三钱、茯苓皮六钱。

煮三杯，分三次服。

十月初二日伏暑虽退，舌之白滑未化，是暑中之伏湿尚存也，小心饮食要紧。脉之滑大者已减，是暑中之热去也。无奈大小而不甚流利，是阳气未充，未能化湿，重与辛温，助阳气，化湿气。

杏仁泥五钱、广皮五钱、半夏六钱、蔻仁三钱、益智仁三钱、川椒三钱、苡仁五钱、干姜三钱、木通三钱。

煮三杯，分三次服，以舌苔黄为度。

初六日伏暑之外感者，因大汗而退，舌白滑苔，究未能化黄，前方大用刚燥未除也，务要小心饮食，毋使脾困。

杏仁泥四钱、煨草果八分、益智仁三钱、蔻仁三钱、茅术炭三钱、半夏五钱、苡仁五钱、广皮炭五钱、厚朴二钱、茯苓皮五钱、神曲炭三钱。

【评析】

吴氏本案以助阳化湿法治伏暑夹湿之候。本病辨证复杂，但其基本病机是伏暑夹湿，故治疗予以河间之苦辛寒法，以宣通三焦，宣肺化湿，气化而湿热俱除。整个治疗过程，始终注意舌苔、脉象随病机的变化而变化，因机证治，环环相扣，游刃有余。如本案症情描述中，"舌之灰化为黄，滑而不燥，唇赤颧赤，脉之弦者，化而为滑数，是湿与热俱重也"，"舌之灰者化黄，兹黄虽退，而白滑未除，当退苦药，加辛药，脉滑甚，重加化痰"，"伏暑虽退，舌之白滑未化，是暑中之伏湿尚存也"。后期，暑中之热去，阳气未充，不能化湿，故重与辛温，以助阳气，化湿气。

案十二：治湿温案

【医案】

王，三十三岁，壬戌四月二十二日，证似温热，但心下两胁俱胀，舌白，渴不多饮，呕恶嗳气，则非温热而从湿温例矣。用生姜泻心汤之苦辛通降法。

生姜一两、干姜五钱、茯苓六钱、生薏仁五钱、半夏八钱、黄芩炒三钱、黄连三钱、生香附五钱。

水八碗，煮三茶杯，分三次服。约二时服一次。二煎用水三杯，煎一茶杯，明早服。

二十三日心下阴霾已退，湿已转阳，应清气分之湿热。

连翘五钱、杏泥仁三钱、银花五钱、藿梗三钱、芦根五寸、滑石五钱、熟石膏五钱、黄芩炭三钱、郁金三钱、黄连二钱。

水八碗，煎三碗，分三次服。渣再煮一碗服。

二十四日斑疹已现，气血两燔，用玉女煎合犀角地黄汤法。

生石膏两半、牛蒡子六钱、知母四钱、玄参八钱、银花一两、薄荷三钱、连翘一两、细生地六钱、犀角三钱、桔梗四钱、黄芩炒四钱、人中黄一钱。

二十五日面赤，舌黄，大渴，脉沉，肢厥。十日不大便，转矢气，谵语，下证也，小承气汤。

生大黄八钱、枳实五钱、厚朴四钱。

水八碗，煮三碗，先服一碗，约三时得大便，止后服；不便再服第二碗。又大便后，宜护津液，议增液法。

麦冬连心一两、连翘二钱、细生地一两、银花三钱、玄参三钱、甘草炒二钱。

煮三杯，分三次服。能寐不必服。

二十六日陷下之余邪不清，仍思凉饮，舌黄微，以调胃承气汤小和之。

生大黄二钱、玄明粉八分、生甘草一钱。

二十七日昨日虽大解而不爽，脉犹沉而有力，身热不退而微厥，渴甚，面赤，犹宜微和之，但恐犯数下之戒，议增液承气合玉女煎法。

生石膏八钱、知母四钱、黄芩三钱、生大黄另煎，分为三份，每次冲一份服三钱。

煮成三碗，分三次服。若大便稀而不结不黑，后服勿冲大黄。

二十八日大便虽不甚爽，今日脉浮，不可下，渴思凉饮，气分热也；口中味甘，脾热甚也。议用气血两燔例之玉女煎，加苦药以清脾瘅。

生石膏三两、黄连三钱、玄参六钱、麦冬一两、细生地一两、知母三钱、黄芩六钱。

煮四碗，分四次服。得凉汗，止后服，不渴，止后服。

二十九日大用辛凉，微合苦寒，斑疹续出如许，身热退其大半，不得再用辛凉重剂，议甘寒合化阴气，加辛凉以清斑疹。

连翘三钱、玄参四钱、细生地五钱、银花三钱、黄芩二钱、花粉三钱、黄连二钱、薄荷一钱、麦冬五钱、犀角三钱。

煮三碗，三次服。渣再煮一碗服。

大热虽减，余焰尚存，口甘弄舌，面光赤色未除，犹宜甘寒苦寒合法。

连翘三钱、细生地六钱、黄芩三钱、丹皮三钱、玄参四钱、黄连二钱、麦冬五钱、银花三钱。

水八碗，煮三碗，分三次服。

初二日于前方内加犀角二钱、知母钱半。

初三日邪少虚多，宜用复脉去桂、枣，以其人本系酒客，再去甘草之重甘，加二甲、丹皮、黄芩。

此甘润化液，复微苦化阴，又苦甘咸寒法。

初四日尚有余邪未尽，以甘苦合化入阴搜邪法。

玄参二两、黄芩二钱、麦冬八钱、知母二钱、细生地六钱、生鳖甲八钱、银花三钱、丹皮五钱、连翘三钱、青蒿一钱。

头煎三茶碗，二煎一茶碗，分四次服。

【评析】

吴氏本案以苦辛通降合甘润化液法治湿温之候。湿温二字，乃湿与温合而发之病。其病名出自《难经·五十八难》，是长夏季节多见的热性病，盖因长夏湿土司令，夏秋之交，感受时令湿热之邪与体内肠胃之湿交阻，酝酿发病。表现有身热不扬、身重疼痛、胸部痞闷、面色淡黄、苔腻、脉濡。其特点是病势缠绵，病程较长，病史多留连于气分，有湿重于热和热重于湿的不同。病情进一步发展，可以入营入血，发生痉厥、便血等变证。故其施治，或清透宣泄，或清热渗湿，或清血热，或养津液，或以苦寒泻心诸法。本案症见"心下两胁俱胀，舌白，渴不多饮，呕恶嗳气"，辨证属于湿温。故选用生姜泻心汤之苦辛通降法。后病情变化，斑疹已现，气血两燔，故用玉女煎合犀角地黄汤法。症见"面赤，舌黄，大渴，脉沉，肢厥。十日不大便，转矢气，谵语"之际，判断为当下之证，及时采用小承气汤。得大便后，适时护津液，用增液承气合玉女煎法。待"斑疹续出……身热退其大半"之时，再以甘寒合化阴气，加辛凉以清斑疹。后期，邪少虚多，治疗甘润化液，复微苦化阴，又苦甘咸寒法，以复脉汤及青蒿鳖甲汤加减。治疗过程，吴氏很好地把握了症情与病机的变化，理法方药，<u>丝丝入扣</u>。

案十三：治温热入里案

【医案】

长氏，二十二岁，初四日，温热发疹，系木火有余之证，焉有可用足三阳经之羌防柴葛，诛伐无过之理，举世不知，其如人命何？议辛凉达表，非直攻表也；芳香透络，非香燥也。

连翘六钱、银花八钱、薄荷三钱、桔梗五钱、玄参六钱、生草二钱、牛蒡子五钱、黄芩三钱、桑叶三钱。

为粗末，分六包，一时许服一包，芦根汤煎。

初五日温毒脉象模糊，舌黄喉痹，胸闷渴甚。议时时轻扬，勿令邪聚方妙。

连翘八钱、银花一两、薄荷三钱、玄参一两、射干三钱、人中黄三钱、黄连三钱、牛蒡子一两、黄芩三钱、桔梗一两、生石膏一两、郁金三钱、杏仁五钱、马勃三钱。

共为粗末，分十二包，约一时服一包，芦根汤煎。

初六日舌苔老黄，舌肉甚绛，脉沉壮热，夜间谵语，烦躁面赤，口干唇燥，喜凉饮。议急下以存津液法，用大承气减枳朴辛药，加增液润法。

生大黄八钱、玄明粉四钱、厚朴三钱、枳实三钱、玄参三钱、麦冬五钱、细生地五钱。

煮三杯，先服一杯，得快便止后服，不便或不快，进第二杯，约三时不便，进第三杯。

初七日其势已杀，其焰未平，下后护阴为主，用甘苦化阴。

细生地八钱、黄芩二钱、玄参三钱、生草一钱、丹皮五钱、麦冬六钱、黄连钱半。

煮三杯，分三次服。渣煮一杯，明早服。

初八日脉浮邪气还表，下行极而上也。即于前方内加连翘三钱、银花三钱，去黄连。

初九日脉仍数，余焰未息，口仍微渴，少用玉女煎法，两解气血伏热。

细生地、生甘草、麦冬、连翘、玄参、银花、生石膏、知母。

各等份，服法如前。

初十日脉沉微数，自觉心中躁，腹中不爽，舌上老黄苔，二日不便，议小承气汤微和之。

生大黄三钱、厚朴三钱、枳实二钱。

水五杯，煮二杯，先服一杯，得利止后服，不快再服。

【评析】

吴氏本案先用时时轻扬，芳香透络，再用急下存阴，终用甘苦化阴法治温热入里之候。本案患者初起温热发疹，吴氏治以辛凉达表、芳香透络，方用银翘散加减，但温热邪气未透，反而加重，出现"脉象模糊，舌黄喉痹，胸闷渴甚"等症，吴氏恐邪气积聚，以"时时轻扬，勿令邪聚"为法，仍用前方，加射干、马勃清热解毒、利咽开喉；人中黄、生石膏清热解毒；郁金清心凉血；杏仁宣肺开窍。三诊时，患者热势更盛，邪热入里，搏于阳明，出见"舌苔老黄，舌肉甚绛，脉沉壮热，夜间谵语，烦躁面赤，口干唇燥"之症，故用"急下存阴法"，以大承气减枳朴加润剂，频服，得下后药止。但"其势已杀，其焰未平"，所以"下后护阴为主，用甘苦化阴"，终以玉女煎清热护阴，两解气血伏热，继用小承气汤微通而和之。本案温热由表及里，以发疹误治而起，最终搏结阳明。吴氏在诊治过程中，前期以辛透为主，以期从表达邪。中期，邪热入阳明之中，所以吴氏以救阴为要。最后，热伏气血，所以清热护阴，两解气血。吴氏完美呈现了温热邪气入里之过程，也灵活应用各阶段温病之方药，所以本案不失为温病学者学习研究的典型案例。

案十四：治小儿温热案

【医案】

甘，五岁，壬申年六月十八日，温热七日不退，渴思凉饮，脉仍洪浮而长，急宜辛凉退热，加入芳香化浊，最忌羌防柴葛发表。腹痛者，秽浊也。勿认作寒用温药。

连翘六钱、牛蒡子三钱、银花六钱、石膏六钱、广郁金三钱、藿香叶三钱、苦桔梗六钱、豆豉三钱、知母二钱、人中黄二钱、黄芩二钱、丹皮二钱。

共为粗末，分六包，约一时许服一包。芦根汤煎，去渣服。

十九日热稍减，脉势亦减过半，气分尚未解透，血分亦有邪耳！今用玉女煎加芳香法。

麦冬一两、知母三钱、细生地八钱、郁金钱半、丹皮六钱、豆豉一钱、生甘草三钱、玄参六钱、生石膏六钱。

煮成三茶杯，渣再煎一茶杯，每服一杯，分四次服。

二十日幼童温病，热退七八，以存阴退热，为第一要着。

麦冬二两、生甘草一钱、细生地八钱、知母钱半、玄参两半、丹皮三钱。

头煎两茶杯，二煎一茶杯，三次服。

二十一日热渐退，手心热特甚，阴伤之象，用存阴法。

大生地五钱、焦白芍三钱、细生地五钱、麻仁三钱、丹皮三钱、炙草三钱、沙参三钱、麦冬六钱。

二十三日幼童热病退后，一以存阴为主，最忌枳朴开胃，黄芩清余热，医者诚能识此，培养小儿不少矣。

焦白芍五钱、炒玉竹二钱、炙草二钱、麦冬五钱、玄参三钱、沙参三钱、大生地五钱、丹皮三钱。

【评析】

吴氏本案以辛凉法合存阴法治小儿温热之候。本案患者为小儿温热病。初诊时，温热七日不退，渴思凉饮，脉洪浮而长，气分热盛，所以吴氏"辛凉退热，芳香化浊"，用连翘、金银花、牛蒡子、苦桔梗清透热邪；黄芩、石膏、知母以清实热，且石膏、知母取白虎汤之意，清气分热邪；藿香叶芳香化浊；豆豉、人中黄清热除烦；丹皮、广郁金共治血分，以行气清热凉血为效，防止热邪耗伤血分。二诊之时，症状缓和，"热稍减，脉势亦减过半"，但气分尚未解透，血分亦有热邪，所以吴氏用玉女煎加芳香化浊，清解血分之热，亦有白虎汤之象。三诊之时，热退七八，以存阴退热为要，所以用麦冬、细生地、知母滋阴，玄参、丹皮凉血。四诊之时，邪热伤津，出现"手心热特甚"，吴氏用"存阴法"，用生地黄、丹皮、沙参、麦冬、玉竹、白芍等药。五诊之时，患儿热退，津液已伤，所以吴氏以"存阴"为主，以枳壳、厚朴、黄芩等辛燥伤阴之品为忌。总览本案，热盛必伤阴液，所以吴氏在治疗过程中"时时顾护津液"。

案十五：治素有痰饮合并温热案

【医案】

岳，七十八岁，二月十八日，右脉大于左，滑而且数，舌苔老黄，渴欲凉饮。诊尺篇，所谓尺肤热为温病者是也。法宜辛凉解肌，合芳香化浊。切忌辛温发表，甘热温里。

连翘二钱、银花二钱、藿香叶钱半、薄荷一钱、玄参钱半、牛蒡子二钱、郁金二钱、杏仁泥二钱、豆豉二钱、芦根三把。

水三杯，煮一杯，日三服。

十九日其人素有痰饮，又以客气加临，身热，苔黄，脉数，思凉，为温病。昨用辛凉芳香，今日大便后，病势仍未除，仍须辛凉解散。《金匮》所谓先治新病，旧病当后治也，但当回护痰饮耳！

生石膏四钱、杏仁粉三钱、连翘三钱、芦根二钱、郁金一钱、牛蒡子二钱、薄荷八分、藿梗钱半、生甘草一钱。

今晚明早共三帖。

二十日病势虽较前稍减，脉体亦小，黄苔亦彻。但寒从左升，热从入分，寒少热多，颇似温疟。议白虎桂枝法，加青蒿等，使陷下之邪，一齐涌出，庶不致缠绵日久，坐耗真元也。

石膏三钱、知母_{炒黑}钱半、甘草一钱、桂枝三钱、京米一撮、青蒿八分。

二十一日痰饮是本病，温热是客气。客气易退，本病难除。现下客气已减六七，胁下常痛引痛，系痰饮为患。大温大凉，皆在难施之际。仍议以辛而微凉者，清不尽之邪，复以芳香降气开痰止痛。如下半日渴思凉饮，仍加石膏三钱。

降香末三钱、苏子霜二钱、制香附三钱、连翘二钱、杏仁泥三钱、银花三钱、旋覆花包三钱、郁金二钱。

二十二日脉静身凉，舌苔悉退，温热已尽。惟余痰饮胁痛，一以宣通悬饮为法。

生香附二钱、降香末三钱、广皮钱半、旋覆花包三钱、小茴香三钱、半夏四钱、苏子霜二钱、郁金二钱、杏仁泥三钱。

甘澜水五杯，煮取二杯，分二次服，明早一帖。

二十三日今日大便后，面微赤，脉微大，舌微苔，胸中热，思凉饮，又有余邪上泛之故。议芳香之中，仍稍加辛凉。

旋覆花包三钱、杏仁泥五钱、连翘二钱、降香末二钱、小枳实三个、银花三钱、生香附二钱、郁金二钱、芦根三把。

二十四日犹有余热，舌苔未化，仍用前法。但小便不禁，去枳实。

二十五日脉静身凉，惟头微热，余邪已去八九，一以宣肺透饮为主。须能入胁者宜之。

杏仁泥三钱、郁金二钱、茯苓二钱、旋覆花三钱、藿梗三钱、降香末二钱、生香附三钱。

甘澜水五杯，煮成两杯，分二次服。

三月初四日食复，脉弦细而滑，胁痛胀，舌苔重浊，不思食。其人本有痰饮，与两和肝胃法。

旋覆花三钱、青皮钱半、郁金二钱、制香附半钱、广皮炭钱半、红曲八分、降香末三钱、半夏三钱、神曲炭二钱。

脉虽安静，苔尚未化，未可恣意饮食。胁下刺痛，开胃兼与和络。

半夏五钱、新绛三钱、乌药二钱、广皮钱半、旋覆花三钱、归须二钱、青皮钱半、降香末三钱、郁金二钱、生香附二钱、延胡索一钱、小枳实一钱。

【评析】

吴氏本案以辛凉法合芳香化浊法治素有痰饮合并温热之候。本案患者感温热而发病，出现"右脉大于左，滑而且数，舌苔老黄，渴欲凉饮"等症，吴氏以辛凉解肌、芳香化浊为治，用银翘散加杏仁。一日后二诊，病势不减，吴氏认为患者素有痰饮，外感温热，所以先治新感，再治宿疾，依旧使用前法，去金银花换石膏，以透肺热。三诊病势稍减，然"脉体亦小，黄苔亦彻"，吴氏认为此证像温疟，用白虎桂枝汤加青蒿，上提下陷之邪，以防耗伤真元。四诊时，客气已除，吴氏着手于宿病，以芳香之品降气开痰止痛。五诊依旧前法，以化痰为要。六诊时，热邪又起，出现"面微赤，脉微大，舌微苔，胸中热"等症，吴氏以芳香佐辛凉法，加连翘、金银花、芦根。七诊余热未退，仍用前法，小便不禁，去枳实。八诊热退身凉，吴氏宣肺透胁肋饮邪，用旋覆花、生香附引经散邪。九诊，食复，出现"脉弦细而滑，胁痛胀，舌苔重浊，不思食"等症。吴氏两和肝胃，以旋覆花、青皮、郁金、制香附行气疏肝，陈皮炭、红曲、神曲炭行气和胃。十诊，胁下刺痛，舌苔尚化，饮食节制，吴氏开胃兼和络。纵观本案，吴氏在疾病初期用银翘散加杏仁，辛凉宣透。温热已除，宿病当先，则燥湿化痰，宣通悬饮，用旋覆花、青皮、枳实、半夏、茴香、乌药、降香、香附等。吴氏在面临新感与宿疾的治疗时，以《金匮要略》"当先治其卒病，后乃治其痼疾"为指导原则，分清主病与客病的主次，掌握不同时机，辨证论治。

案十六：治温热误汗致胎动不安案

【医案】

史氏，二十七岁，癸丑年七月初一日，温热误汗于前，又误用龙胆芦荟等极苦化燥于后，致七月胎动不安，舌苔正黄，烂去半边，目睛突出眼眶之外，如蚕豆大，与玉女煎加犀角。以气血两燔，脉浮洪数极故也。

生石膏四两、知母一两、炙甘草四钱、犀角六钱、京米一撮、细生地六钱、麦冬五钱。

初二日烦躁稍静，胎不动，余如故。照前方再服三帖。

初五日大便不通，小便数滴而已，溺管痛，舌苔黑，唇黑裂，非下不可。虽有胎，经云：有故无殒，故无殒也。

生大黄六钱、玄明粉四钱、川朴一钱、枳实一钱。

煮两杯，分二次服，得快便即止。

初六日下后脉静身凉，目睛渐收，与甘寒柔润。

初十日复脉汤去刚药。

十四日复脉加三甲。

二十日服专翕大生膏十二斤，至产后弥月方止。

【评析】

吴氏本案以辛凉甘寒、急下存阴合甘寒柔润法治温热误汗致胎动不安之候。本案患者有孕七月感受温热邪气，又以汗法误治伤津，加之误用龙胆、芦荟极苦之品化燥，导致热邪内蕴，津液不布，出现"胎动不安，舌苔正黄，烂去半边，目睛突出眼眶之外"等症。吴氏治以辛凉甘寒，用玉女煎加犀角，以治气血两燔，用生石膏凉血，知母清热滋阴，犀角凉血止血，生地黄、麦冬养阴清热。二诊时，病势已减，胎动已无，依旧前法。三诊时，邪热入里，搏结阳明，需急下存阴，但本案患者有孕七月，慎用峻猛之剂，《经》云："有故无殒，故无殒也。"所以吴氏用大承气汤通腑泄热，而胎无所伤。患者得大便后，脉静身凉，吴氏以甘寒柔润之品滋阴养胎，以复脉汤加减收功，最后服专翕大生膏。专翕大生膏出自《温病条辨》卷三，主治燥久伤及肝肾之阴，上盛下虚，甚则痉厥者。此方多用血肉之品，熬膏为丸，补肾润燥。本案患者特殊，误治而来，病情复杂，吴氏能够抓住患者疾病重点，热病不仅治热，还顾护阴液，避免阴虚阳亢，而热病后期阴阳两伤，则需阳中求阴，调理阴阳，以臻康复，可见其医术之高明。

案十七：治暑温夹痰饮怒郁案

【医案】

荣，十五岁，乙丑六月十一日，暑温夹痰饮怒郁，故脉芤身热而胁痛。误用足六经表药，烦躁不宁，六日不解，至危之证。

生香附三钱、旋覆花三钱、连翘二钱、藿梗三钱、生石膏四钱、杏仁三钱、薄荷一钱、郁金二钱。

每帖煮两杯，分二次服。三时一帖，服二日大见效，再商。

十三日于前方内加青橘叶二钱、鲜荷叶边一张、芦根五钱。

暑伤足太阴，发为膜胀。渴不欲饮，饮则呕，身微热，舌白滑，肢逆，二便闭塞。病在中焦居多，以香开六腑浊气为主。

半夏五钱、藿梗三钱、广皮二钱、枳实三钱、厚朴四钱、生香附三钱、郁金二钱、生苡仁三钱、白蔻仁二钱、杏泥三钱、旋覆花三钱。

煮两杯，分二次服。今日一帖，明日一帖。

【评析】

吴氏本案以清温解暑、祛痰化饮导浊法治暑温夹痰饮怒郁之候。《温病条辨·下焦篇》："伏暑、湿温胁痛，或咳，或不咳，无寒，但潮热，或竟寒热如疟状，不可误认柴胡证，香附旋覆花汤主之；久不解者，间用控涎丹。"指出暑温与柴胡汤证相似，极亦误治。本案患者暑温夹痰饮怒郁，出现胁痛之症被认为伤寒证，而用足六经表药出现误治，吴氏慧眼如炬，治以清温解暑、祛痰化饮导浊法，投香附旋覆花汤，用香附、旋覆花疏肝解郁，广郁金增强疏肝之力，杏仁宣降肺气，藿香梗芳香解暑，生石膏、连翘清暑除烦。二诊加清热生津之品。三诊暑伤足太阴，出现膜胀、呕吐、二便不通等症，吴氏香开六腑浊气，调理中焦，半夏、旋覆花下气止呕，藿梗芳香化浊，香附、郁金、广皮、枳实、厚朴行气泻浊，生苡仁、白蔻仁、杏泥取三仁汤之意宣上、畅中、渗下，从上下二焦以治中焦。吴氏本案理法方药，配伍严谨，丝丝入扣，切中肯綮。

案十八：治暑伤太阴案

【医案】

王，二十八岁，初三日，暑伤两太阴，手太阴之证多，一以化肺气为主。

杏仁泥五钱、鲜荷叶一钱、银花三钱、蔻仁连皮二钱、连翘三钱、滑石八钱、生苡仁五钱、厚朴三钱、白通草一钱、藿香叶一钱、白扁豆花一枝。

煎二杯，分两次服。今晚明早各一帖。

初四日两太阴之暑证。昨用冷香合辛凉，暑中之热，已退其半，但里湿与热未克即除，故大便红水，胸中痞闷。

杏仁泥三钱、生苡仁五钱、藿梗三钱、泽泻五钱、白蔻仁钱半、滑石六钱、厚朴三钱、猪苓五钱、郁金二钱、白通草二钱、茯苓皮三钱。

煎三杯，今晚明早各一帖。

初五日，舌苔白厚，腹甚不和，肠鸣泄泻，聚湿尚多。急宜分泄。

生苡仁六钱、白蔻仁三钱、泽泻五钱、半夏五钱、藿梗三钱、茯苓皮六钱、椒目五钱、广皮三钱、滑石六钱、苍术三钱、厚朴三钱。

水八碗，煎取三碗，分三次服。渣再煮一碗服。

【评析】

吴氏本案以分消走泄法治暑伤太阴之候。本案患者暑伤两太阴，即手太阴肺及足太阴脾两脏。对于暑温的辨治，吴氏指出："暑兼湿热，偏于暑之热者，为暑温，多手太阴证而宜清；偏于暑之湿者为湿温，多足太阴证而宜温；湿热平等者，两解之。各宜分晓，不可混也。"本案患者初起以手太阴证居多，所以吴氏治以辛开，以化肺气为主，而二三诊时，渐以足太阴证为主。《温病条辨·上焦篇》："两太阴暑温，咳而且嗽，咳声重浊，痰多不甚渴，渴不多饮者，小半夏加茯苓汤再加厚朴、杏仁主之。"主张两太阴病症以淡渗利湿降气为主，所以本案吴氏用三仁汤加减，治以"分消走泄"，以辛开苦降淡渗之品宣上、畅中、渗下，使湿热之邪从三焦分消，调畅三焦气机。吴氏本案完美阐述了异病同治之理，诊治疾病的关键在于病机，即使疾病症状表现不同，但抓住病机关键，治疗事半功倍。

案十九：治内暑外凉成疟案

【医案】

巴，二十二岁，面目青黄，其为湿热无疑；右脉单弦，其为伏饮无疑；脘痞胸痛，合之脉弦，其为肝郁无疑。上年夏日曾得淋证，误服六味酸甘化阴，致令其湿热稳伏久踞，故症现庞杂无伦，治法以宣通三焦，使邪有出路，安胃能食为要。

生石膏八钱、半夏五钱、旋覆花三钱、滑石一两、蚕砂三钱、香附三钱、生苡仁五钱、茯苓皮五钱、郁金三钱、通草二钱、杏仁泥三钱、萆薢四钱。

初六日其人本有饮证，又加内暑外凉，在经之邪，似疟而未成，在腑之邪，泄泻不止，恐成痢疾，急以提邪外出为要。按六脉俱弦之泄泻，古谓之木泄，即以小柴胡为主方，况加之寒热往来乎？六脉俱弦，古谓脉双弦者寒也，指中焦虚寒而言，岂补水之生熟地所可用哉！现下寒水客气，燥金司天，而又大暑节气，与柴胡二桂枝一法。

柴胡六钱、炙甘草一钱、桂枝三钱、黄芩二钱、半夏六钱、生姜三钱、焦白芍二钱、大枣二钱、藿梗三钱、广皮二钱、青蒿二钱。

寒热止即止。

初八日寒暑兼受，成疟则轻，成痢则重。前用柴胡二桂枝一法，现在面色青，热退，痰多而稀，舌之赤者亦淡，脉之弦劲者微细，不渴，阳虚可知，与桂枝柴胡各半汤，减黄芩加干姜。

桂枝二钱、半夏六钱、柴胡三钱、黄芩炒一钱、白芍炒钱半、生甘草二钱、干姜三钱、生姜五钱、大枣三钱。

煮三杯，分三次服。

初九日内暑外寒，相搏成疟，大便溏泄，恐致成痢。口干不渴，经谓：自利不渴者属太阴也，合之腹痛，则更可知矣。仲景谓：表急急当救表，里急急当救里。兹表里无偏急象，议两救之。救表仍用柴胡桂枝各半法，以太、少俱有邪也；救里与理中法。

桂枝四钱、黄芩炭二钱、生苡仁五钱、白芍二钱、炒干姜三钱、炙甘草钱半、川椒炭三钱、柴胡四钱、良姜二钱、半夏六钱、白仁钱半、生姜五钱、大枣二个。

初十日昨用两救表里，已见小效，今日仍宗前法而退之，脉中阳气已有生动之机故也。不可性急，反致偾事。

桂枝三钱、黄芩炒钱半、厚朴二钱、白芍炒二钱、干姜二钱、炙甘草钱半、川椒炭二钱、柴胡三钱、煨草果一钱、半夏六钱、生姜五钱、大枣二个。

十一日内而痰饮踌躇中焦，外而寒暑扰乱胃阳。连日已夺去成痢疾之路，一以和中蠲饮为要。盖无形之邪，每借有形质者以为依附也。

青蒿三钱、小枳实三钱、黄芩炭钱半、杏仁泥三钱、茯苓皮五钱、柴胡三钱、半夏一两、广皮二钱、白蔻仁钱半、生苡仁五钱、桂枝三钱、炒白芍二钱、生姜三片。

十二日杂受寒暑，再三分析，方成疟疾，寒多热少，脉沉弦，乃邪气深入，与两分阴阳之中，偏于温法。

青蒿三钱、半夏八钱、槟榔一钱、柴胡三钱、厚朴三钱、良姜二钱、黄芩炭钱半、枳实二钱、藿梗三钱、生姜五片、瓜蒌皮二钱、大枣二个。

十四日寒热少减，胸痞甚，去甘加辛，去枣加生姜。

十六日脉弦细，指尖冷，阳微不及四末之故。兼之腹痛便溏，痰饮咳嗽，更可知矣。以和胃阳、温中阳、逐痰饮立法。

半夏六钱、良姜二钱、杏仁三钱、川椒炭三钱、干姜二钱、炒广皮三钱、桂枝三钱、蔻仁二钱、生苡仁五钱、生姜三片。

【评析】

吴氏本案以治理中焦法为主配合宣通三焦、救里、蠲饮等法治内暑外凉成疟之候。本案患者因淋证"误服六味酸甘化阴",导致湿热内伏,初诊为湿热、伏饮、肝郁之证,病情复杂烦乱,吴氏治以宣通三焦治法,使邪有出路,以安胃能食为要。用生石膏清热,半夏、旋覆花降气化痰,滑石、萆薢清利湿热,蚕砂除湿和胃化浊,香附、郁金行气疏肝,生苡仁、茯苓皮、通草淡渗湿浊,杏仁清宣肺气,提壶揭盖以利水湿。二诊时,主要矛盾转换,内邪突出,内饮与内暑外凉搏结,在经在腑,出现似疟非疟、泄泻不止的症状,吴氏恐其成痢疾,针对中焦虚寒与当时寒水客气,燥金司天,又大暑节气的运气现象,用柴胡二桂枝一汤,急以提邪外出为要。三诊时,热退,痰多而稀,病情好转,吴氏诊为阳虚,用桂枝柴胡各半汤,减黄芩加干姜,以温中阳。初九日寒暑相搏成疟,出现大便溏泄,吴氏恐致成痢,以仲景表急急当救表,里急急当救里之法,救表用柴胡桂枝各半汤,救里用理中汤。所以前方中加川椒炭、良姜以温里。初十日药见小效,仍宗前法。十一日痰饮踌躇中焦,寒暑扰乱胃阳,痢疾之势已成,吴氏以和中蠲饮为要。以二陈汤为基本方,用芳香化浊之类。十二日患者疟疾已成,寒多热少吴氏认为患者两分阴阳之中,偏于温法。十六日"脉弦细,指尖冷,阳微不及四末",吴氏治以和胃阳,温中阳,逐痰饮。纵观本案,病情复杂繁乱。吴氏在整个治疗过程,对于疾病每一个阶段症状的分析、病机的把握、方药的运用,都突出其较高的诊治水平,尤其是吴氏对于仲景重视顾护中焦的重视及经方的化裁使用,更能发现其对仲景学术思想的继承,不落俗套,出神入化,于此可见一斑。

案二十：治温毒颊肿案

【医案】

王氏,二十三岁,甲子五月十一日,温毒颊肿,脉伏而象模糊,此谓阳明耳,面目前后俱肿,其人本有瘰疬,头痛身痛,谵语肢厥,势甚凶危,议普济消毒饮法。

连翘一两二钱、牛蒡子八钱、银花两半、荆芥穗四钱、桔梗八钱、薄荷三钱、人中黄四钱、马勃五钱、玄参八钱、板蓝根三钱。

共为粗末，分十二包，一时许服一包，芦根汤煎服，肿处敷水仙膏。用水仙花根去芦，捣烂敷之，中留一小口，干则随换，出毒后，敷三黄二香散。

三黄二香散：黄连一两、黄柏一两、生大黄一两、乳香五钱、没药五钱。

上为极细末，初用细茶汁调敷，干则易之，继用香油调敷。

十二日脉促，即于前方内加生石膏三两、知母八钱。

十三日即于前方内加犀角八钱、黄连三钱、黄芩六钱。

十四日于前方内加大黄五钱。

十五日于前方内去大黄，再加生石膏一两。

十六日于前方内加金汁半茶杯，分次冲入药，内服。

十八日脉出，身壮热，邪机向外也。然其势必凶，当静以镇之，勿事慌张，稍有谵语，即服牛黄清心丸一二丸。其汤药仍用前方。

二十日肿消热退，脉亦静，用复脉汤七帖，全愈。

【评析】

吴氏本案以清热解毒、疏风散邪法治温毒颊肿之候。本案患者素有瘰疬，"邪气所致，其气必虚"，所以患者感受之后出现温毒颊肿之候，以面目前后俱肿，吴氏诊为邪在阳明，治以清热解毒、疏风散邪，内服普济消毒饮加减；外敷水仙花根，出毒后，用三黄二香散。普济消毒饮出自《东垣试效方》，主治大头瘟毒，虽然本方治上焦疫毒，但吴氏治疗新感之病时用普济消毒饮"去柴胡、升麻主之，初起一二日再去芩、连"，所以去黄芩、黄连、柴胡、升麻等，以及陈皮、甘草入中焦之品和僵蚕；加入银花、荆芥穗清透表邪，人中黄治疗疮疡。《温病条辨·上焦篇》："温毒敷水仙膏后，皮间有小黄疮如黍米者，不可再敷水仙膏，过敷则痛甚而烂，三黄二香散主之。"所以，吴氏用外敷水仙花根清热解毒，散结消肿；用三黄二香散清火解毒，消肿止痛。二诊至六诊之间，吴氏依据患者热势轻重加入石膏、知母、犀角、黄连、黄芩、大黄、生石膏、金汁、牛黄清心丸等。纵观本案，吴氏以"治上焦如羽"为指导原则，对普济消毒饮进行加减，其临床诊治思路可见一斑。

伍 王士雄医案评析

王士雄（1808—1868），字孟英，晚年改字梦隐（或作梦影），自号半痴山人，清代著名医学家，祖籍浙江海宁盐官，迁居钱塘（杭州）。王氏自幼失怙，历经贫困，得舅父俞桂庭之助，14 岁立志习医，20 岁时至婺州（今金华）佐理盐业为生，得暇钻研医籍。后游于江、浙，以医为业。其时战乱，疫疠流行，亲人死于霍乱，遂专心于温病。主要著述有《回春录》《王氏医案正续编》《王氏医案三编》《归砚录》《温热经纬》《潜斋简效方》等。其主要学术贡献在集温病学术之大成，"以轩岐仲景之文为经，叶薛诸家之辨为纬"，参以个人见解和临床经验，对伏气新感、卫气营血理论、暑邪为病、温病证治方法等都有许多发挥。临床辨证论治机圆法活，善护胃阴，认为救阳明之液是治疗温病之真诠。

案一：治温毒颐肿案

【医案】

珠小辉太守令嫒，骤患颐肿，连及唇鼻，乃致口不能开，舌不得出。孟英视之曰：温毒也。用射干、山豆根、马勃、羚羊、薄荷、银花、贝母、花粉、杏仁、竹黄为剂，并以紫雪搽于唇内，锡类散吹入咽喉，外将橄榄核磨涂肿处，果吐韧涎而肿渐消，诘朝即啜稀粥，数日而愈。

【评析】

王氏本案以清热解毒、内外同治法治温毒颐肿之候。温毒的辨治，关键在于辨别温毒的病变部位及肿痛的特征。若鼻额先肿，渐至于面目悉肿者为病发于阳明；若耳之上下连及头目肿者为病发于少阳；若前额、头顶及脑后肿者，为病发于太阳。肿胀处发硬，肌肤焮红灼热为热毒较甚；肿胀伴有疱疹糜烂为热毒夹秽。本案辨证要点为"骤患颐肿，连及唇鼻，乃致口不能开，舌不得出"，此疾俗称"大头瘟"。吴鞠通《温病条辨》曰："温毒咽痛喉肿，耳前耳后肿，颊肿，面正赤，或喉不痛，但外肿，甚则耳聋，俗名大头温、虾蟆温者，普济消毒饮去柴胡、升麻主之。"王氏仿普济消毒饮之意，用射干、山豆根、马勃、羚羊角清热解毒，金银花、竹黄疏散风热，贝母、天花粉、杏仁消肿散结，除内服中药之外，并于肿胀局部外用清热开窍之紫雪、解毒化腐之锡类散、解毒敛疮之橄榄核等药解毒消肿，起到标本兼治的作用，故收效甚捷。

案二：治妊娠期春温案

【医案】

濮树堂室，怀妊五月患春温，口渴善呕，壮热无汗，旬日后始浼孟英视之。见其烦躁谵语，苔黄不燥，曰：痰热阻气也。病不传营，血药禁用。试令按其胸次，果然坚痛，而大解仍行，法当开上。用小陷胸汤加石菖蒲、枳实、杏、贝、茹、郁、栀、翘等药，芦菔汤煎服。服二剂神情即安，四帖心下豁然，惟心腹如烙，呕吐不纳，改投大剂甘寒加乌梅，频啜渐康。秋间得子亦无恙。

【评析】

王氏本案以清热化痰法治疗妊娠期春温之候。春温初起即现发热、心烦、口渴、舌红苔黄等里热见证，严重者可以出现神昏谵语、斑疹、出血等危重症状。俞根初在《通俗伤寒论》中曰："伏温内发，新寒外束，有实有虚。实邪多发于少阳膜原，虚邪多发于少阴血分阴分。"因本病热象较重，因此此病辨治当分发于气分还是血分。发于气分者多见发热、口渴、心烦、溲赤、舌红苔黄、脉数；发于营分多见邪盛正虚、身热夜甚、咽干口燥或斑疹隐隐、舌红绛，脉细数。本案患者患病已经旬日，但口渴、善呕、烦躁、谵语、舌黄而不燥，显然邪气仍在气分，尚未入营。患者怀妊五月，但春温气分见证明显，故仍以清热化痰为治，《素问·六元正纪大论》云："有故无殒，亦无殒也。"王氏应用小陷胸加枳实汤以清热化痰开结、辛开苦降、清热化痰，加菖蒲、杏仁、贝母、郁金、栀子、连翘等清化热痰、开肺畅胸。以鲜芦菔汤煎药，以增强理气之力。故服药四剂而"心下豁然"，余"心腹如烙、呕吐不纳"之症，此为胃阴不足，余热未净，用甘寒清热养阴，加乌梅敛阴生津。整个治疗过程，胆大心细，充分体现出了王氏老道的临床经验。

案三：治春温发热案

【医案】

余侄森伯患发热面赤，渴而微汗，孟英视之曰：春温也。乘其初犯，邪尚在肺，是以右寸之脉洪大，宜令其下行，由腑而出，则即可霍然。投知母、花粉、冬瓜子、桑叶、杷叶、黄芩、苇茎、栀子等药，果大便连泻极热之水二次，而脉静身凉，知饥啜粥，遂瘥。设他人治之，初感总用汗药，势必酿成大证。

【评析】

王氏本案以清肺化痰、泄热通腑之法治春温发热之候。春温初起即发热，此当与风温病鉴别之，风温病初起多以肺卫见证为主，发热、微恶风寒、口微渴，当以辛凉解表、清宣肺卫法治之，亦即叶天士所言："在卫汗之可也。"此病在发热面赤，渴而微汗，显气分见证，多以清气法治之。若以卫分证治之，鲜不酿成大祸，亦即本案所言："设他人治之，初感总用汗药，势必酿成大证。"本案辨证要点，为"右寸之脉洪大"，《脉诀》云："肺脉洪时金不堪。"可见邪热壅肺，肺失宣降，肺与大肠相表里，肺气失宣，以致腑气不通。故王氏以千金苇茎汤加减，以苇茎清泄肺热；冬瓜子、天花粉清热化痰、解毒排脓；黄芩、栀子泻火解毒；桑叶、枇杷叶宣肃肺气。诸药合用，药后大便通而洪脉退，身热清而胃口开，收到了满意的疗效。整个治疗过程，体现了王氏的丰富经验，未用药前，先预见服药后的变化，服药后果按王氏所言而病瘥，可见王氏对温病病变过程的熟稔，以及对春温风温等疾病鉴别诊断的精细。

案四：治风温痰阻案

【医案】

韩组林年近古稀，孟冬患肢厥头肿，谵语遗溺。包某作虚风类，进以温补，势益剧。孟英脉之，脉弦数，右滑溢，乃痰热内阻，风温外侵。与羚、贝、茹、栀、翘、薇、桑、菊、丹皮、花粉、旋覆，以芦菔汤煎服而瘳。

【评析】

王氏本案以清热息风、化痰养阴法治疗风温兼症之候。风温是感受风热病邪所引起的急性外感热病，叶天士言："春月受风，其气已温。"吴鞠通亦言："风温者，初春阳气始生，厥阴行令，风夹温也。"然冬季气候反常，应寒而反温，也会形成风热病邪，罹患风温病。陈平伯《外感温病篇》："风温为病，春月与冬季居多，或恶风，或不恶风，必身热，咳嗽，烦渴。"此案患者虽孟冬患病，仍是风温之病，前医包某惑于患者古稀高龄，发病于孟冬，以及谵语遗尿等症，误诊为虚风，以温补之药治之，结果南辕北辙，病情加重。王氏根据其"脉弦数、右滑溢"，《脉诀》曰："弦数多热。""滑主痰饮。"《难经》曰："上鱼为溢。"乃脉象上冲达到鱼部的脉象，因此断定为痰热内阻、风温外侵之候。以桑叶、菊花、连翘等疏散风热，羚羊角、白薇等清热解毒、平肝息风，竹茹、贝母清化热痰，丹皮、花粉、芦根清热凉血、养阴生津，旋覆花降气化痰。因王氏诊断明确，方药对症，药后而痊。

案五：治春温双传案

【医案】

关寅伯赞府家某厨，患春温，渠主人颖庵治之弗瘳，为速孟英诊焉。脉来弦软而寸数，舌绛苔黑而神昏，谵渴溺红，胸腹拒按，是双传证也。夫顺传者宜通其胃，逆传者宜清其营，治法不容紊也。然气血流通，经络贯串，邪之所凑，随处可传，其合其分，莫从界限，故临证者宜审病机而施活变，弗执死法以困生人。此证属双传，即当双解。予凉膈散加犀角、菖蒲、玄参，下之果愈。

【评析】

王氏本案以双解之法治温病双传之候。吴鞠通曰："温病由口鼻而入，自上而下。"《温热经纬》曰："温邪始从上受，病在卫分，得从外解，则不传矣。……由上焦气分以及中下二焦者为顺传，惟包络上居膻中，邪不外解，又不下行，易于袭入，是以内陷营分者为逆传也。"可见从上焦气分传至中焦阳明为顺传，传入心包营分为逆传。此案患者因失治误治，造成了春温病邪顺传于阳明胃腑，同时逆传于心包营分，故治之之法，当通胃腑而清心营，治之层次分明不容紊乱。王氏认为人身气血流通，经络贯串，病邪袭人，会随气血经络而遍传周身，治疗时不能强行机械地去区分卫气营血、上中下三焦，割裂治疗，应当根据脉症，灵活处理。患者脉弦软而寸数，舌绛苔黑而神昏，谵渴溺红，胸腹拒按，显为心包见症与阳明腑症兼俱，以凉膈散清泄膈热，加犀角凉营清热、石菖蒲化痰开窍、玄参凉血滋阴。本案充分体现了王氏在温病的治疗中灵活的辨证思路，细致而全面的治疗方法，可师可法。

案六：治湿温呃逆案

【医案】

黄纯光年七十八岁，患湿温，至旬余，脉形歇代，呃忒连朝，诸医望而畏之。孟英诊曰：脉虽歇而弦搏有根，是得乎天者厚，虽属高年，犹为实象，参以病深声哕，原非小故，而二便窒涩，苔腻而灰，似腑气未宣，痰湿热阻其气化流行之道也。清宣展布，尚可图焉。何新之韪其议，因以旋、茹、栀、楝、杷、杏、菀、连、菀、蒌、雪羹为剂，片通草一两，煎汤煮药。投匕即减，数服而大吐胶痰，连次更衣，遂安粥食。惟动则嗽逆，渐露下虚之象，予西洋参、龟板、牡蛎、苁蓉、石斛、牛膝、冬虫夏草、石英、茯苓、当归等药，而各恙递安。继加砂仁、熟地而起。

【评析】

王氏本案以宣通气机、清化痰浊之法治湿温呃逆之候。呃逆一症，多由气逆上冲，出于喉间所致。《类证治裁》曰："呃逆症，气逆于下，直冲于上，作呃忒声，由肺胃气不主降，肝肾气不主吸引故也。"其严重者可致虚脱。本案患者望八高龄，脉形歇代，又呃忒连朝，因此诸医都"望而畏之"。王氏诊其脉，虽歇止却有根，此乃禀赋深厚之象，参之"二便窒涩，苔腻而灰"等症状，此湿温之病，乃痰湿热阻其气化流行之道。当治之宣通气机、清化湿浊，以旋覆花、杏仁、枇杷叶降气宣肺，紫菀、竹茹、瓜蒌清肺化痰，栀子、通草行气解毒利湿，川楝子、黄连、吴茱萸清泻肝火、降逆止呕，雪羹泻热化痰。药后大吐胶痰而气机展，此时下虚之象显露出来，故以西洋参、龟甲、牡蛎、苁蓉、石斛、牛膝、冬虫夏草、石英、茯苓、当归、熟地黄、砂仁等养阴固下，遂渐渐痊愈。此湿温呃逆重症，在群医束手的情况下，独具只眼，认为是湿温痰浊阻遏气机。以宣通气机、清化湿浊之法，应手取效。

案七：治湿热如疟案

【医案】

癸卯春，邵秋子令堂年近六旬，患寒热如疟者久矣，诸医杂治罔效。孟英视之曰：此湿邪久蕴，已从热化，误投提补，动其肝阳，痰饮因而上逆。与通降之法，寒热即减。而包某谓疟久阴虚，理宜滋养，病家闻之近是，遂进首乌、鳖甲等药，渐至脉伏胸痞，呃忒自汗，渴饮不食，颧赤便泄。包某束手，疏生脉散以塞责，举家彷徨，再求孟英诊之。曰：此滋腻阻塞气机，清阳不司旋运，痰饮闭滞隧络，非脱象也，补药不可进。以瓜蒌薤白合小陷胸，加菖蒲、竹茹、旋覆、贝母、杏仁、紫菀、枇杷叶投之，呃止脉出，大有转机。而郑某谓病固属痰，须温热以宣通，勿寒凉而凝遏，病家又惑焉。姜、桂频投，既而唇肿咽痛，不能进饮，舌干短硬，难出语言，复请孟英救疗，予犀角地黄汤加玄参、知母、银花、竹黄、花粉、胆星、石菖蒲、竹沥之类，六七剂吐出极臭胶痰甚多，粥饮渐进，此第三次生机也。奈狂澜莫障，邪说横行，辄以凉药不宜擅服，久病必定元虚，甘言悦耳，遂至升散温补，各逞所能，符咒乩方，罔不遍试。延至仲夏，腭腐龈糜，唇高数寸，竟成燎原莫救。仍恳孟英设法，乃坚辞不能措手。付局医黄某敷治，肿烂日甚而终。

【评析】

王氏本案以清热涤饮、斡旋气机、甘寒生津之法治疗寒热如疟之候。湿热久蕴，留恋三焦，则多显寒热如疟之候，叶天士所言："邪留三焦，亦如伤寒中少阳病也。彼则和解表里之半，此则分消上下之势，随证变法。"此案因误用提补动其肝阳，痰饮上逆，故以通降之法而症减；然包某惑于疟久阴虚之说，误用滋养，造成气机阻塞，症状加重，呃逆、胸痞、自汗。王氏以瓜蒌薤白合小陷胸汤以宣展胸阳、清化热痰，加菖蒲开窍豁痰，紫菀、竹茹、贝母化痰清热，杏仁、旋覆花、枇杷叶等宣展气机，药证相应，症状再次减轻；然包某再次以姜桂热药伤阴，致使唇肿咽痛，不能进饮，舌干短硬，难出语言，王氏再次以犀角地黄汤清热解毒、凉血散瘀，加玄参、知母清热养阴，金银花、竹黄、天花粉解毒清热，胆星、菖蒲、竹茹清化热痰，再一次力挽狂澜，痰吐而症减。然而包某仍以升散温补误治，遂至腭腐龈糜，唇高数寸，热势燎原而不救。王氏辨证精准，用药专精，屡次将危候转为坦途，却无奈狂澜莫障，邪说横行，终至于生机断绝。正如《医学心悟》所云："病家误，性燥急，病有回机药须吃，药即相宜病自除，朝夕更医也不必。"可不慎哉。

案八：治冬温误治案

【医案】

戴氏妇，年五十六岁，仲冬患感，初服杨某归、柴、丹参药一剂，继服朱某干姜、苍术、厚朴药五剂，遂崩血一阵，谓其热入血室，不可治矣。（眉批：即热入血室，亦岂不可治之证？可见此人并不知热入血室为何病，第妄指其名耳！）始延孟英诊之。脉形空软促数，苔黑舌绛，足冷而强，息微善笑，询其汛断逾十载。曰：冬温失于清解，营血暴脱于下，岂可与热入血室同年而语耶？必由误服热药所致。因检所服各方而叹曰：小柴胡汤与冬温何涉？即以伤寒论，亦不能初感即投，况以丹参代人参，尤为悖谬。夫人参补气，丹参行血，主治天渊。不论风寒暑湿各气初感，皆禁用血药，为其早用，反致引邪深入也。既引而入，再误于辛热燥烈之数投，焉得不将仅存无几之血，逼迫而使之尽脱于下乎？女人以血为主，天癸既绝，无病者尚不宜有所漏泄，况温邪方炽，而阴从下脱，可不畏哉？病家再四求治，孟英与西洋参、苁蓉、生地、犀角、石斛、生芍、银花、知母、麦冬、甘草、蔗浆、童溺，两剂足温舌润，得解酱粪，脉数渐减而软益甚。乃去犀角，加高丽参，数帖脉渐和，热退进粥，随以调补，幸得向安。

【评析】

王氏本案以清热解毒养阴之法治冬温误治之案。冬温即风温，王氏在《温病条辨》按语中言："冬春感风热之邪而病者，首先犯肺，名曰风温，其病于冬者，亦曰冬温。"冬温初起以手太阴肺卫见证为病变中心，即发热、恶风寒、咳嗽、头痛、咽痛等，治疗当以辛凉解表、宣肺泄热。然之前的医生因其仲冬患病，加之症状与伤寒类似，因此以当归、柴胡、丹参等治之，后以干姜、苍术、厚朴等继之。遂使热邪入里，迫血妄行，造成"血崩一阵"，前医遂束手，转王氏治之。王氏根据其脉空软促数，明显阴虚热盛之象；苔黑色绛，提示病情深重热盛伤津。以犀角地黄汤加减，清热解毒、凉血散瘀，加西洋参益气生津，石斛、麦冬、蔗浆养阴伤津，金银花、甘草清热解毒，童便滋阴降火，肉苁蓉补益精血。二诊时脉数渐减而软益甚，足温舌润，可见热象减退，虚象显露，因此去犀角加高丽参，渐渐脉静身凉。此案王氏根据舌脉症候，详细辨别虚实进退，灵活加减用药，遂将"阴从下脱"之危证，调补向安。

案九：治产后冬温案

【医案】

吴馥斋室，春间娩子不育，汛事亦未一行，偶患呕吐发热，眩晕心嘈，大解溏泄，口渴溲痛，或疑为娠，或疑为损。孟英诊曰：产及一载，而经不至，腹不胀，脉弦缓，非娠非损，乃血虚痰滞而感冬温也。以羚羊、淡豉、竹茹、白薇、栀子、杷叶、知母、葱白、花粉投之，三剂热退吐止。去葱、豉、羚羊，加生地、甘草、橘皮，调之而愈。

【评析】

王氏本案以辛凉解表、宣肺泻热法治疗产后冬温之候。冬温即风温，《时病论》曰："冬应寒而反温，非其时而有其气，人感之而即病者，名曰冬温是也。"本病初起，邪在肺卫，初起当以辛凉疏泄为主。本案患者因春间"娩子不育，汛事亦未一行""呕吐发热"，因此有的医生误认为是妊娠，有的误认为是虚损。其治法原案虽未表出，以意测之，当不外乎清热安胎或补虚建中等法治之。独王氏根据其患者经不至、腹不胀、脉弦缓，认定其为冬温，兼有血虚痰滞之候。王氏以葱豉汤加减主之，尤在泾曰："温邪之发，阴必先伤，设当行解散者，必兼滋阴之品于其中。"加羚羊角清热凉血、泻火解毒，竹茹以化热痰，白薇善治阴虚外感、产后虚热，栀子引热从小便出，知母、天花粉养阴清热，枇杷叶降逆止呕。三剂后热退吐止，因兼有血虚痰滞之候，故去葱白、豆豉、羚羊角，加生地黄养血清热，橘皮理气化痰，甘草解毒清热。整个治疗过程中，王氏不为患者产后患病所迷惑，认定冬温见证，调方治之而愈，体现了王氏善于在温病的诊疗过程中抓主要矛盾，用药紧扣主要核心病机。

案十：治冬温夹痰案

【医案】

张肖江妹，暮冬患感，朱某进温散药数服，病日剧。比孟英视之，目瞪不语，面赤气逆，昼夜需人抱坐，四日不着枕矣。乃冬温夹痰，误提而气不肃降也。以旋、赭、杏、贝、花粉、茅根、冬瓜子、紫菀、薤白、薏仁、苏子、石菖蒲、竹沥为剂，芦菔汤煎。三帖大便行而能卧矣。自言胸中迷闷，改用小陷胸合三子养亲，加沙参、知母、旋、贝、竹茹、枇杷叶，数剂热退知饥而愈。

【评析】

王氏本案以降气化痰养阴之法治疗冬温夹痰之候。冬温即风温而发于冬季者，其初起见症恶风寒、咳嗽、头痛、咽痛等症状与伤于风寒者类似，不可不辨。前医即误诊为伤寒表证而用温散之法。《伤寒论》云："太阳病，发热而渴，不恶寒者，为温病。若发汗已，身灼热者，名风温。"此患者因误汗，故而目瞪不语，面赤气逆，昼夜不能着枕。王氏以旋覆花、代赭石降逆坠痰，苏子、竹沥、杏仁、冬瓜子等化痰清肺、肃降肺气，薤白、瓜蒌、石菖蒲、芦菔燮理气机、化痰通阳。二诊因"胸中迷闷"，乃邪热入里与痰搏结于胸脘，气机失于通降，改方以小陷胸汤清化热痰、宽胸散结，合三子养心汤温肺化饮、降气消食，加沙参、知母养阴清热，旋覆花、枇杷叶肃降肺气，竹茹、浙贝清热化痰。本案辨证准确，思路清晰，用药井然有序，标本缓解一目了然，可师可法。

案十一：治冬温颐肿案

【医案】

顾子襄体素丰，患颐肿，医投升散之药，神昏气逆，鼻衄大流。伊舅氏朱生甫明经为延孟英视之。面赤音低，不眠脘闷，大渴溺赤，脉滑数而洪。曰：冬温也。其苔色白而不燥者，内有伏痰耳；便泻如水者，肺热下大肠耳；岂可以为寒乎？予犀角、玄参、旋覆、栀、芩、射干、竹茹、通草、银花、石菖蒲服之，衄止神清，泻亦不作。去犀、射，加花粉、贝母。服二剂，解坚矢，吐胶痰，知饥热退而愈。

【评析】

王氏本案以清热解毒、清化热痰之法治疗冬温颐肿之候。颐肿，亦名发颐，多是风热时毒引起的。《诸病源候论·诸肿候》云："肿之生也，皆由风邪寒热毒气，客于经络，使血涩不通，壅结皆成肿也。"医者以升散之药治之，致使热毒上攻，蒙蔽清窍，迫血妄行，造成"神昏气逆，鼻衄大流"。王氏根据患者脉滑数而洪，断定其为温邪致病。其苔白、便泻非寒邪所致，乃内蕴伏痰、肺热移腑所致。因此，以犀角清热解毒、凉血止血，竹茹、菖蒲清化热痰、宣降气机，栀子、黄芩苦寒清热解毒，金银花、射干清热解毒、消肿止痛，旋覆花降气化痰，玄参养阴清热，通草引热下行。服药之后衄止泄停，惟阴液尚亏，余火未尽，故去犀角、射干，加天花粉、贝母养阴清热。整个治疗过程中，王氏依据脉象，未被假象迷惑，舍症从脉，取得了良好的效果。

案十二：治汛后冬温案

【医案】

三舍弟拜枫之室，汛后患感。孟英视曰：冬温也。而营分素亏，左腹聚气，肝阳烁液，痰阻枢机，脉数而虚，黄苔满布，腰疼碍于呼吸，口淡不饥不渴，嗽则欲呕，溲热便秘，当变法治之。初授葱、豉、连、楝、栀、薇、延胡、丝瓜络、竹茹，少加苏叶。服二剂解溏矢，苔稍化而身热退，起褥梳发。复发热。脉尚数，改用南沙参、枇杷叶、橘、斛、栀、薇、芩、翘、芦菔。服二帖，脉数渐退，大解复行，心悸汗多，时或发热，间有谵语，胁痛不饥，苔色根黄，即参养血，以三帖虚热不作，谵语亦休，大解已坚，夜不成寐，不饥胸痞，痰滞未清也。为去后四味，加竹茹、半夏、盐橘红、姜汁炒栀子。二帖痰果吐，胸渐舒，仍不知饥，神疲不语，脉甚细软，乃去芩、连、栀、半，加石斛、麦冬、冬瓜子、藕，而易沙参以西洋参，用陈仓米汤煎药，和入野蔷薇露。服五帖脉渐起，神亦振。七帖后知饥，而苔花少液，去竹茹、冬瓜子、蔷薇露，加甘草、生地、白蒲桃干。服二帖，粥食虽增，耳鸣神惫，复加枸杞，而地黄用熟者，易洋参以高丽参。服后苔净加餐，再加黄芪、杜仲而愈。惟素患带多，仿虎潜法善其后，汛至而康。

【评析】

王氏本案以宣肺泄热、运枢化痰法治疗汛后冬温之候。冬温当以辛凉疏泄法治之，而在本案中患者素体营阴亏虚，肝阳炽盛，痰阻枢机，而兼见左腹聚气、腰痛、口淡、咳嗽、溲热、便秘等症状，因此，王氏在临床处方遣药中当灵活变通常法，以期合乎病机。初诊中，王氏以葱豉汤为主，《温热经纬》赞其为"温热初起开手必用之剂"；掺以竹茹等化痰、川楝子等清肝、白薇等退热、丝瓜络等通经，并少加苏叶以增强解表之力。二诊时，患者复热，故在原方基础之上加入黄芩、连翘等品以增强清热之功效。三诊时，因心悸汗多、时或发热，故处方以养心血为主，用甘麦大枣汤以益气养血、润燥缓急，王氏云："以红枣易大枣，取其色赤补心，气香悦胃。"加入沙参、玉竹养阴，当归、丹参养血活血安神，紫石英镇心止悸等。四诊时，因"不饥胸痞"，此"痰滞未清"，故加入竹茹、半夏、盐橘红、姜汁炒栀子，合温胆汤之意。五诊时，"仍不知饥，神疲不适"，此气阴两虚见证，故去芩、连、栀、半等清热伤阴之品，加入石斛、麦冬等养阴之药，并以西洋参替换沙参，增强益气之功，陈仓米养胃、蔷薇露开胃。六诊时，"知饥""苔花少液"，阴虚见证明显，故加入生地黄、白葡萄干等养阴。七诊时，"耳鸣神惫"，故加枸杞子、熟地黄滋肾，高丽参补元，后加减调理而愈。观王氏此案，每一次诊治均根据症脉灵活变通，清上实下，运枢机、通经络，标本兼治，可谓匠心独运，颇具巧思。

案十三：治伏邪温病案

【医案】

蒋君寅昉太夫人患恙，适余游武林，专丁招往。病已七日，龈糜颐肿，寒热时形，脘闷头疼，不眠不食，苔黄便秘，脉数而弦。是冬令伏邪发为温病，血虚肝旺，禀赋使然。以枳、桔、羚、翘、栀、菖、葱头、兜铃、射干为前茅，三剂而肿消热退。以小陷胸合栀、豉，加菖、苓、竹茹、雪羹开中坚，亦三剂而便畅胸舒，渐啜糜粥。以西洋参、肉苁蓉、麦冬、石斛、川贝母、竹茹、归身、知母、黄连为后劲，渐安眠食而痊。

【评析】

王氏本案清上、宽中、补虚法治疗冬季伏邪温病之候。伏邪温病初起即以里热见证为主，本案中患者龈糜颐肿、寒热时形、脘闷头疼、不眠不食、苔黄便秘，一派温热邪气弥漫上中二焦之见证。之所以出现如此症状，乃患者素体"血虚肝旺"使然。王氏在治疗中，先以葱头解表，射干、马兜铃解毒清上，羚羊角清肝，连翘、栀子解毒，石菖蒲、枳实理气宽胸，桔梗解毒并载药上行。二诊时，"肿消热退"，提示上焦热毒已清，尚有"脘闷头疼、不眠不食、苔黄便秘"等中焦见证，故以小陷胸汤清热化痰宽中，合栀子豉汤除胸膈之热，加菖蒲、茯苓、竹茹以化痰，用雪羹泄热。三诊时，"便畅胸舒"，上中二焦痰热已开，故以西洋参、麦冬、石斛等清热养阴以善后。观王氏整个治疗过程，先后缓解，丝毫不错，可堪师法。

案十四：治痰热内伏案

【医案】

许芷卿患外寒须覆重衾，内热饮不解渴，仍能安谷，便溺皆行。或以为虚寒，或以为痎患，投以温散，即显咽疼。孟英脉之，沉弦而缓，作痰热内伏。投以犀、羚、玄参、丹皮、白薇、黑栀、茹、贝、旋、蒡之剂，两帖而寒渴咽疼皆减，乃去犀、羚、牛蒡，加二至、知母、花粉、银花，解酱矢而瘳。

【评析】

王氏本案以清热解毒化痰法治疗痰热内伏之候。患者恶寒需重衾外覆、喜热饮而不解渴，纳可，二便调，单从症状观之，虚寒证候明显，因此前医或诊断为虚寒，或诊断为疡患而用温散之剂。以温散之剂投之症不减而加咽疼见症，显然之前诊断错误。王氏根据其脉沉弦而缓，诊为痰热内伏，以犀角、羚羊角清热解毒泄热，丹皮、白薇、栀子清热宣上，玄参、牛蒡子解毒利咽，竹茹、贝母清化热痰，旋覆花降气化痰。二诊时，恶寒、口渴、咽痛均减，故去犀角、羚羊角、牛蒡子，加二至，即女贞子、墨旱莲，以补肾养肝，知母、花粉以清热养阴，金银花清热解毒。

案十五：治肺热咳嗽案

【医案】

陈载陶令郎，夏间患嗽泻愈后，时发微热，寝汗如蒸，医治两月，迄不能退，时犹作嗽，咸以为劳。其世父喆堂逆孟英视之。热甚于颈面，形瘦口干，脉则右大。曰：肺热不清也。养阴之药久服，势必弄假成真，热锢深入而为损怯之证，亟宜澹泊滋味，屏绝补物。以芩、栀、地骨、桑叶、苡仁、枇杷叶、冬瓜皮、梨皮、苇茎为剂。服后热汗递减，至九帖解酱矢赤溲，皆极热而臭，自此热尽退而汗不出矣。惟噫犹不畅，时欲太息，饱则胸下不舒，乃滋腻药所酿之痰未去也。改用沙参、枳实、旋覆、冬瓜子、竹茹、白前、栝蒌、海蜇、橘皮，数帖而胸舒嗽断，体健餐加。

【评析】

王氏本案以清热化痰法治肺热咳嗽之候。患者发热、汗出、咳嗽、口干、脉右大，乃邪热壅肺之候。医者因其咳嗽两月、形瘦，而误认为肺痨之病，以滋阴润肺之法治之，致使阻遏气机，邪热深伏，难以外达。王氏以苇茎汤合桑白皮散，清肺化痰、清肺泄热，加枇杷叶清肺止咳，梨皮清热润燥，黄芩、栀子清肺热。二诊时，噫气不除、胸下不舒，此为滋腻之品酝酿之痰未净，故以南沙参、竹茹、白前、瓜蒌等清热化痰，加橘皮、枳实、旋覆花等以宣肺理气。本案之难，在于滋阴有碍于邪气，祛邪又虑伤阴，诚如王氏说言："攻补皆难偏任。"然王氏用药轻宣开上，化痰清热，恰中病机，药虽平淡，却应手取效，体现了王氏深厚的临床经验。

案十六：治伏暑呃逆案

【医案】

壬辰八月，范蔚然患感旬余，诸医束手，乃弟丽门恳孟英治之。见其气促音微，呃忒自汗，饮水下咽，随即倾吐无余。曰：伏暑在肺，必由温散以致剧也。盖肺气受病，治节不行，一身之气，皆失其顺降之机。即水精四布，亦赖清肃之权以主之，气既逆而上奔，水亦泛而上溢矣。但清其肺则诸恙自安。乃阅前服诸方，始则柴、葛、羌、防以升提之，火藉风威，吐逆不已，犹谓其胃中有寒也，改用桂枝、干姜以温燥之，火上添油，肺津欲绝，自然气促音微，疑其虚阳将脱也，径与参、归、蛤蚧、柿蒂、丁香以补而纳之，愈补愈逆，邪愈不出，欲其愈也难矣。亟屏前药，以泻白散合清燥救肺汤，数服而平。

【评析】

王氏本案以清泻肺热、养阴润燥法治疗伏暑呃逆之候。伏暑为感受暑热或暑湿病邪，伏于体内，常由秋冬时令之邪引动伏邪而发病，发病急骤，病情深重。吴坤安《伤寒指掌》云："晚发者，夏受暑湿之邪，留伏于里，至秋新邪引动而发也。"初起有表证者当辛凉解表合清泻伏邪。若误用辛温发汗，则会劫夺肺胃津液，致使热势炽张肺胃上逆。叶天士曰："俗医见身热咳喘，不知肺病在上之旨，妄投荆、防、柴、葛。"前医即犯此误，用柴胡、葛根、羌活、防风，升提热势，火克肺金，造成肺胃气机上逆，出现"气促音微，呃忒自汗，饮水下咽，随即倾吐无余"，此时尚不知误，再用桂枝、干姜火上浇油，"气促音微"乃肺阴欲绝之候，仍用丁香柿蒂汤加味以温中益气、降逆止呃，一误再误，叶天士云："当以辛凉甘润之方，气燥自平而愈。"故王氏以泻白散合清燥救肺汤清泻肺热、养阴润燥以拨乱反正。

案十七：治伏暑头痛案

【医案】

上虞陈茂才，患头痛，三日一发，发则恶寒，多药不效，饮食渐减。或拟大剂姜、附；或议须投金石。葛仲信嘱其质于孟英。察脉甚弦，重按则滑。曰：热暑伏厥阴也，温补皆为戈戟。与左金加楝、芍、栀、桑、羚、丹、菊、橘为剂，煎吞当归龙荟丸。三服而减，旬日即瘥。

【评析】

王氏本案以清暑解表、清泻肝火法治疗暑热伏于厥阴而头痛之候。伏暑为暑热或暑湿病邪伏藏于体内，发于秋冬季节的外感急性热病。吴鞠通《温病条辨》云："长夏受暑，过夏而发者，名曰伏暑。霜未降而发者少轻，霜既降而发者则重，冬日发者尤重。"此患者头痛，三日一发，发则恶寒，此伏暑初起之候，当以清泄里热，兼以宣表，然而失治误治，造成饮食渐减，医者不知因为误治，而欲用姜、附温阳，或以金石之药截病。王氏根据其脉象弦甚，重按则滑，《脉诀》云："弦应东方肝胆经。""若不食者，木来克土。"断其病为热暑伏于厥阴经，用温补无异于资粮于敌。故用左金丸、当归龙荟丸以清泻肝胆经伏藏之火，加羚羊角、牡丹皮、栀子清肝泻火，白芍柔肝养阴，桑叶、菊花舒解表邪兼能清肝，橘皮理气。方证相应，调理旬日而安。

案十八：治阳明暑热案

【医案】

赤山埠李氏女，素禀怯弱，春间汛事不行，胁腹聚气如瘕，餐减肌削，屡服温通之药，至孟秋加以微寒壮热，医仍作经闭治，势濒于危。乃母托伊表兄林豫堂措办后事，豫堂特请孟英诊以决之。孟英切其脉时，壮热烙指，汗出如雨，其汗珠落于脉枕上，微有粉红色。乃曰：虚损是其本也。今暑热炽盛，先当治其客邪，庶可希冀。疏白虎汤加西洋参、玄参、竹叶、荷杆、桑叶。及何医至，一筹莫展，闻孟英主白虎汤，乃谓其母曰：危险至此，尚可服石膏乎？且《本草》于石膏条下致戒云：血虚胃弱者禁用，岂彼未之知也？豫堂毅然曰：我主药，与其束手待毙，盍从孟英死里求生之路耶？遂服二帖，热果退，汗渐收。改用甘凉清余热，日以向安。继予调气养营阴，宿瘕亦消。培补至仲冬，汛至而痊。次年适孙夔伯之弟。

【评析】

王氏本案以清泄暑热、益气生津法治疗阳明暑热之候。暑为火热之邪，其性酷烈，传变迅速，初起便可见到壮热、汗多、口渴、脉洪等阳明气分热盛的证候。本患"壮热烙指，汗出如雨，其汗珠落于脉枕上，微有粉红色"，已经明显为阳明热炽、化源欲绝之危候。此时当以辛凉重剂直折其热势，加入参保其津液，使阳能生阴，方能得痊。然患者素体怯弱，胁腹聚气如瘕，肌肉瘦削，经闭不行，诸医以为虚损之病，拘泥于血虚胃弱者禁用石膏，而以温通之药治之，无异于火上浇油。王氏则认为患者虽有虚损，但暑热客邪为病甚急，正所谓标本俱病，急则治标，力主白虎汤清泄暑热，透热外达，吴鞠通言"白虎本为达热出表"即是此意。患者津气为暑热及温通之药所耗伤，故加西洋参以益气养阴，加玄参滋阴清热，竹叶导热下行，荷杆、桑叶疏解表邪。药证相应，二帖热退。因患者失治误治，耗伤津气难复，故以益气养阴之药以善后。暑热证痊愈之后，再以培补之法治虚损之病，最终月经恢复如常而痊愈。

案十九：治温热无汗案

【医案】

孙某患感，医投温散，竟无汗泄。延至十一日，始请孟英视之，业已神昏囊缩，面赤舌绛，目不识人，口不出声，胸膈微斑，便泻而小溲不行者已三日。医皆束手，或议大投温补，以冀转机。孟英急止之曰：阴分素亏，温散劫津，热邪愈炽，则营卫不行，岂可妄云"漏底"，欲以温燥竭其欲绝之阴乎？曩浦上林先生治余先君之病云：泄泻为热邪之出路。求之不可得者，胡可止也？以西洋参、生地、麦冬、丹皮、连翘、生芍、石菖蒲、盐水炒黄连、甘草梢、百合、茯苓、贝母、银花、紫菀为方。一剂即周身微汗而斑退，三剂始得小溲一杯而识人，四剂乃得大汗，而身热退，面赤去，茎亦舒，复解小溲二杯。次日于方中减连翘、菖蒲、丹皮、黄连，加知母、葳蕤、竹叶投之，舌始润，神始清，知渴索水。孟英令将蔗、梨等榨汁频灌勿歇，其汗如雨下者三昼夜始休。于是，粥渐进，泻渐止，溲渐长。前方又去贝母、银花、紫菀，加石斛、龙眼肉，服之痊愈。

【评析】

王氏本案以清气凉营、养阴退热法治疗温热无汗之候。汗乃五液之一，患者患感，医投温散而竟无汗，可知阴伤已极。迁延失治，温热内陷厥阴，故"神昏囊缩"，"目不识人，口不出声，胸膈微斑"，邵根仙曰："邪热郁伏于中，蒸热为斑。"且小便三日不行，可见阴亏之重、热伏之深，所幸大便泄泻，邪热尚有出路，此时若大投温补，以温燥之药劫夺欲竭之阴，鲜有不殒命者。王氏指出"泄泻为热邪之出路，求之不可得，胡可止也"正是为此而发。以生地黄、麦冬、白芍养阴生津，金银花、丹皮、连翘、盐水炒黄连以清内伏之热，甘草梢泻火解毒、利尿通淋，石菖蒲开心窍，茯苓利水，百合、贝母、紫菀润肺，一剂而微汗斑退，二诊去清热之连翘、丹皮、解毒之黄连，开心之菖蒲，加知母、葳蕤、竹叶养阴退热，故舌润神清，又以甘蔗、梨汁频服以生津，津复则汗出，于是诸症向愈，胃口渐开，泄泻渐止，小便渐长，又于前方去解毒之金银花，润肺化痰之贝母、紫菀，加石斛养阴，龙眼养血，最终患者得以痊愈。

案二十：治暑热肝风案

【医案】

乔有南侄，甫五龄，发热数日，医予柴葛解肌汤一剂，肢搐而厥，目张不语。其母孀居，仅此一脉，偏求治疗，毫无寸效。所亲徐和甫，托王瘦石访一擅幼科之长者。瘦石谓宜求善于外感者。盖人有大小，病无二致，切勿舍大方而信专科，此喻嘉言活幼金针也。盍延孟英视之？徐从之。孟英曰：病是暑邪，治以风药，热得风而焰烈，津受灼以风腾。乃风药引起肝风，再投俗尚"惊风"之剂，稚子根本不牢，而狂风不息，折拔堪虞。与王氏犀角地黄汤加羚羊角、生石膏、玄参、桑叶、菊花、金银花、牡蛎、知母、麦冬、竹叶诸药，数服而瘥。

【评析】

王氏本案以清热解毒、清热息风法治疗暑热肝风之候。柴葛解肌汤为解肌清热之剂，适用于外感风寒、郁而化热之证，以之治三阳合病，表里邪轻者，疗效显著。然本患儿年仅五岁，所患乃暑温发热，非感寒郁而化热者，治当清泄暑热，医者不知辨证，惟知以时病套方应之，投以柴葛解肌汤，一剂则出现"肢搐而厥，目张不语"的惊风见证。正如王士雄所言："病是暑邪，治以风药，热得风而焰烈，津受灼以风腾，乃风药引起肝风。"若再不知清热养阴，惟知见风投风，则有伤及本元之虑，难免"折拔"之忧。王氏以犀角地黄汤清热兼以养阴，王晋三曰："犀角、地黄能走心经，专解营热，连翘入心，散客热，甘草入心，和络血，以治温热证热邪入络，功胜《局方》。"加羚羊角以清肝热，石膏以解肌热，玄参、知母、麦冬养阴清热，桑叶、菊花、金银花疏风清热，牡蛎潜镇，竹叶导热下行。王氏在此案中，不拘泥于儿科所谓"惊风"之病名，而于外感着眼，数剂而痊，正所谓"人有大小，病无二致"。

陆 雷丰医案评析

雷丰（1833—1888），字松存，号少逸，别号侣菊，自号菊布衣，祖籍福建浦城，后随其父亲移居浙江衢县，是我国晚清著名的温病学家。雷氏颇喜风雅，兼娴丝竹，间作书画，也都工妙。其出身医学世家，天资聪颖，家学渊源，博学多闻，自幼随父习医，并继承父亲衣钵，遵从《黄帝内经》之学，历览诸家医书，引申触类，结合长期实践，以一年中杂病少而时病多，且前人论时病之书甚少，遂加意精研时病，颇有心得。雷氏以《黄帝内经》"冬伤于寒，春必温病；春伤于风，夏生飧泄；夏伤于暑，秋必痎疟；秋伤于湿，冬生咳嗽"八句经典为全部纲领，于

1882年撰写成《时病论》，还著有《雷少逸医案》《脉诀入门》《病机药论》《药引常需》《药赋新论》《本草诗三百首》等。雷氏能博采众长，汇集诸家之精华，其学术观点不囿于一家之说，值得深入学习和发扬。

案一：治春温过汗变证案

【医案】

城东章某，得春温时病，前医不识，遂谓伤寒，辄用荆、防、羌、独等药，一剂得汗，身热退清，次剂罔灵，复热如火，大渴饮冷，其势如狂。更医治之，谓为火证，竟以三黄解毒为君，不但热势不平，更变神昏瘛疭。急来商治于丰，诊其脉，弦滑有力，视其舌，黄燥无津。丰曰："此春温病也。初起本宜发汗，解其在表之寒，所以热从汗解，惜乎继服原方，过汗遂化为燥，又加苦寒遏其邪热，以致诸变丛生，当从邪入心包、肝风内动治之。"急以祛热宣窍法，加羚角、钩藤。服一剂，瘛疭稍定，神识亦清，惟津液未回，唇舌尚燥，守旧法，除去至宝、菖蒲，加入沙参、鲜地，连尝三剂，诸恙咸安。

【评析】

雷氏本案以祛热宣窍法加减治春温过汗之候。雷氏主张慎用汗法，中之则止，切勿过用。雷氏认为："如或昏愦不知人，不语如尸厥，此邪窜入心包，即宜祛热宣窍法。"本案因过用汗法，导致其出现汗出津伤，化热化燥。又过用苦寒之药，燥湿伤阴，甚至出现神昏瘛疭。雷氏认为，本案初起其邪在表，可用辛温发汗，热从汗出，但因过用汗法，使其过汗化燥，又加苦寒遏其邪热。经辨证，雷氏认为应从邪入心包、肝风内动而治，故急用祛热宣窍法，继用沙参、鲜地黄等。祛热宣窍法组方为连翘三钱、犀角一钱、川贝母三钱、鲜石菖蒲一钱，加牛黄至宝丹一颗。连翘苦寒，苦入心，寒胜热，故泻心经之火邪。《经》曰：火淫于内，治以咸寒。故兼犀角咸寒之品，亦能泻心经之火邪。凡邪入心包者，痰随火升，蒙其清窍，故用贝母清心化痰，菖蒲入心开窍。再加牛黄至宝之大力，以期救急扶危。服一剂后，患者神志清楚，但津液未复，故除去至宝、菖蒲等醒神开窍之剂，加入沙参、鲜地黄等复其津液，后诸恙咸安。雷氏通过本案提示后世医家要随证治之，切勿过用。

案二：治阴寒霍乱热补而瘳案

【医案】

施秉罗某之父，大耋高年，素来矍铄，忽于孟秋之初，霍乱吐泻，腹痛肢凉。差人来请丰诊，其脉迟细，神识模糊。曰：此中阴寒之证也。急以挽正回阳法治之，至日晡腹痛益甚，汗出淋漓，逆冷益深，倏然昏倒，大众惊慌，复来邀诊。诊得六脉全无，不语如尸，呼吸微绝。思丹溪有云：仓卒中寒，病发而暴，难分经络，温补自解。忽记其家有真参宝藏，速取一钱，合野山高丽参五钱，淡附片四钱，浓煎渗下，次煎继之，约一时许，忽长叹一声，渐有呼吸，五更时分，身体稍温。次日清晨，又邀复诊，按其脉象，沉细如丝，舌淡无荣，苔白而润，四肢转暖，人事亦清，吐泻腹痛金减，今当温补脾阳，兼养心营，仍用二参、附片，加入姜炭、芪、甘、归、神、柏、枣，服下又中病机，一候遂全瘳矣。

【评析】

雷氏本案以急用温补法治阴寒霍乱之候。雷氏认为霍乱证"呕吐泻利，腹中大痛，脉多微涩，或沉而伏，或大而虚"。本案辨证要点在于其脉迟细，汗出淋漓，逆冷益深，倏然昏倒，表明为阴寒霍乱之证。雷氏借鉴丹溪之言："仓卒中寒，病发而暴，难分经络，温补自解。"速取真参一钱，合野山高丽参五钱，淡附片四钱，浓煎渗下。次日清晨，仍用二参、附片，加入姜炭、芪、甘、归、神、柏、枣等多味热补之品来温补脾阳，兼养心营。整个治疗过程，既辨析其标本，又审察其阴阳，温补可快速驱散寒邪，其治疗方法及临危不乱的品格值得后世医家学习。

案三：治阳暑误治成痢案

【医案】

安徽苏某之侄，由远方来，途中感受暑热，即病烦热口渴，渴欲引饮。

医谓阳暑，用白虎汤为君，服之热退，腹内转疼。更医治之，遂驳用凉之谬，谓凉则凝滞，将来必变为痢也。用平胃散加姜、附、吴萸，腹痛未除，果变为痢。其叔深信如神，复邀诊视，讵知乃医固执不化，询得病者不思谷食，遂称为噤口痢也。守原方益以石莲、诃子，服后痢虽减少，然腹痛益剧，叫号不已，一家惊惶无策，着人来迓于丰。其叔令阅前方，并述病状，按其脉，数大而强，舌苔黄燥，腹痛拒按，口渴喜凉。丰曰：令侄气血方刚之体，患此暑热夹食之病，而成燥实之候，非攻下猛剂，不能望瘳。用生军（大黄）、枳实、花粉、玄明、黄连、荷叶，请服一煎，当夜遂下赤白夹杂，稠黏而臭，又得硬屎数枚，腹痛方定，神气疲倦，就枕即熟寐矣。次日用调中和剂，服十余帖而安。

【评析】

雷氏本案以清痢荡积法及清凉涤暑法加减治阳暑误治成痢之候。雷氏认为热痢者，起于夏秋之交，热郁湿蒸人感其气，内干脾胃，热夹湿食，运酿中州所致。而暑痢者，是感受暑气之后而成痢疾，表现为自汗发热，面垢呕逆，渴欲引饮，腹内攻痛，小便不通，痢血频进。其辨证要点在于感受暑气，后里急后重，烦渴引饮，痢下赤色。本案中患者途中感受暑热而出现烦热口渴、渴欲引饮，但前医用大量温热加收涩之品而闭门留寇，使腹痛益剧。本案因过早使用止涩之法，使体内之邪无路可出，闭门留寇。雷氏认为其人为暑热夹食之病，而成燥实之候，非攻下猛剂，不能望瘳。故用生军、枳实、花粉、玄明、黄连、荷叶。此法包含了清痢荡积法及清凉涤暑法两种治痢之法，以黄连、花粉、玄明治痢为主，大黄、枳实涤荡积滞，佐以荷叶升提。当夜则逐下赤白夹杂，稠黏而臭，又得硬屎数枚，腹痛方定。

案四：治霉湿时病案

【医案】

东乡刘某，来舍就医，面目浮肿，肌肤隐黄，胸痞脘闷，时欲寒热，舌苔黄腻，脉来濡缓而滞。丰曰：此感时令之湿热也，必因连日务农，值此入霉之候，乍雨乍晴之天，湿热之邪，固所不免。病者曰然。丰用芳香化浊法，加白芷、茵陈、黄芩、神曲治之，服五帖，遂向愈矣。

【评析】

雷氏本案以芳香化浊法加减治霉湿时病之候。雷氏认为："霉湿之为病，在乎五月也。……天之日下逼，地之湿上蒸，万物感其气则霉，人感其气则病。"此病以其气从口鼻而入，即犯上中二焦，以致胸痞腹闷、身热有汗、右脉极钝之象。本案中患者在特定时节连日务农，表现出面目浮肿、胸痞脘闷、舌苔黄腻等湿热之象。故雷氏运用芳香化浊法加减治疗其症。雷氏曾言："霉湿之浊气，壅遏上中气分之证，非香燥之剂，不能破也。"运用芳香化浊法，俾其气机开畅，则上中之邪不散而自解也。芳香化浊法专为秽浊霉湿而立，组成为藿香叶一钱、佩兰叶一钱、陈广皮一钱五分、制半夏一钱五分、酒洗大腹皮一钱、姜炒厚朴八分，加鲜荷叶三钱为引。君藿、兰之芳香，以化其浊。臣陈、夏之温燥，以化其湿。佐以腹皮宽其胸腹，厚朴畅其脾胃、上中气机，一得宽畅，则湿浊不克凝留。使荷叶之升清，清升则浊自降。本案体现了雷氏"因时制宜"的思想。在治疗上，雷氏自创芳香化浊之法，芳香化浊，温燥化湿，可谓后世借鉴。

案五：治时行疫疟案

【医案】

己卯夏五，患寒热者甚众，医者皆以为疟。所用咸是小柴胡汤、清脾饮及何人饮、休疟饮等方，未有方奏效。殊不思《经》谓："夏伤于暑，秋必痎疟。"疟每发于秋令，今于芒种夏至而发者何也？考岁气阳明加于少阳，天政布凉，民病寒热，斯时病疟者，尽是时行疫疟也。有建德钱某来舍就医，曰：患疟久矣，请先生截之。丰曰：此乃时行疫疟。遂用宣透膜原法加豆卷、干姜治之，其效捷于影响。后来求治者，皆与钱病无异，悉以此法治之，莫不中窾。可见疫疟之病，不必拘疟门一定之方，又不必拘一定之证，更又不必拘一定之时，但其见证相同，而用药亦相同者，断断然矣。

【评析】

雷氏本案以宣透膜原法加减治时行疫疟之候。雷氏曾提出："疫疟之为病，……欲出表而不能透达，欲陷里而未得空隙，故作寒热往来……"其表现为寒轻热重，口渴有汗，右脉多胜于左。本案中，前医皆用小柴胡汤等治疟方均未奏效，而没有考虑到发疟时间。雷氏分析此证为时行疫疟。雷氏曰："长幼之疟相似者，皆可以疫名之。竟不必拘于一定之见证，当随时令而治，此司天运气之所宜考也，拟以宣透膜原法为主。"其宣透膜原法组成为姜制厚朴一钱、槟榔一钱五分、草果仁_煨八分、黄芩一钱、粉甘草五分、藿香叶一钱、姜半夏一钱五分，另加生姜三片为引。方中去达原饮中知母之苦寒及白芍之酸敛，仍用朴、槟、草果，达其膜原，祛其盘踞之邪。黄芩清燥热之余，甘草为和中之用，拟加藿、夏畅气调脾，生姜破阴化湿，湿秽乘人膜原而作疟者。雷氏能够不拘泥于治疟定方，而是通过症状进行辨证，这就是雷氏所提倡的"临证时随机活法"。

案六：治风温入肺胃误做阴虚腻补增剧案

【医案】

云岫孙某，平素清蜜，吸烟弱质，患咳嗽热渴，计半月矣。前医皆以为阴虚肺损，所服之药，非地、味、阿胶，即沙参、款、麦，愈治愈剧，始来求治于丰。按其脉，搏大有力，重取滑数，舌绛苔黄，热渴咳嗽，此明是风温之邪，盘踞肺胃。前方尽是滋腻，益使气机闭塞，致邪不能达解，当畅其肺，清其胃，用辛凉解表法，加芦根、花粉治之。服二剂，胸次略宽，咳亦畅快，气分似获稍开，复诊其脉稍缓，但沉分依然，舌苔化燥而灰，身热如火，口渴不寐，此温邪之势未衰，津液被其所助也。姑守旧法，减去薄荷，加入石膏、知母。服至第三剂，则肌肤微微汗润，体热退清，舌上冲回，脉转缓怠，继以调补，日渐而安。

【评析】

雷氏本案以辛凉解表法加减治风温入肺胃误做阴虚腻补增剧之候。雷氏曾提出风温病因："由冬令受寒，当时未发，肾虚之体，其气伏藏于少阴，劳苦之人，伏藏于肌腠，必待来春感受乎风，触动伏气而发也。"本案中，患者长期吸烟，体质较弱，其邪藏于体内，前医用大量滋补之品补其虚象，但使气机闭塞，致邪不能达解。雷氏认为应当畅其肺，清其胃。故用辛凉解表法，加芦根、天花粉治之。辛凉解表法组成为薄荷一钱五分、蝉蜕_{去足翅}一钱、前胡一钱五分、淡豆豉四钱、瓜蒌壳二钱、牛蒡子一钱五分，煎服。患者口渴，且热象明显，故再加芦根和花粉。此法取乎辛凉，以治风温初起，无论有无伏气，皆可先施。用薄荷、蝉蜕轻透其表。前胡、淡豉宣解其风。正如叶天士云："温邪上受，首先犯肺。"故佐蒌壳、牛蒡开其肺气，气分舒畅，则新邪伏气，均透达矣。服二剂之后，虽气分稍开，但热象依旧，故加入石膏、知母清热滋阴，体热退清。

案七：治风湿误为风温案

【医案】

须江毛某，贩柴来城，忽然患病，曾延医治乏效，来迓于丰。见其所服之方，皆作风温论治，诊其脉，弦而缓，考其证，寒热身疼，舌苔虽黄，黄而滋腻，口虽作燥，不甚引饮。丰曰：此属风湿时邪，实非风温伏气，就目前厥阴主气而论，风温之病似矣，不审今春淫雨缠绵，地中之湿上泛，随时令之风而袭入，遂成诸症。况无咳嗽口渴，又无滑数之脉，显然非风温也，宜从风湿立法。以平胃、神术、葱豉三方合为一剂，连进数服而安。

【评析】

雷氏本案以辛温解表、化湿并行之法治风湿之候。风湿之邪，多发于春夏之交。本案中患者出现脉弦而缓，寒热身疼，舌苔黄而滋腻，口燥不甚引饮，再加近日今春淫雨缠绵，地中之湿上泛，时令之风而袭入，故雷氏判定为风湿之证。风伤其卫，湿留关节，风邪无形而居外，湿邪有形而居内，上下内外之间，邪相搏击，故显汗出、恶风、短气、骨节烦疼、身重微肿等症，此固宜从汗解。雷氏以平胃、神术、葱豉三方合为一剂，其中苍术、陈皮、厚朴、甘草燥湿健脾，荆芥穗、藁本、麻黄、葱白辛温发表，佐以豆豉宣透气机，干葛发表解肌。正如喻嘉言曰：风湿之中人也，风则上先受之，湿则下先受之，俱从太阳膀胱而入。第汗法与常法不同，贵徐不贵骤，骤则风去湿存，徐则风湿俱去也。雷氏评价到："贵徐不贵骤，此五字诚为治风湿之金针，学者不可以其近而忽之也。"

案八：治暑温过服大寒致变案

【医案】

西乡吴某，偶患暑温，半月余矣。前医认证无差，惜乎过用寒剂，非但邪不能透，而反深陷于里，竟致身热如火，四末如冰。复邀其诊，乃云热厥，仍照旧方，添入膏、知、犀角等药，服之益剧，始来求治于丰。

诊其左右之脉，举按不应指，沉取则滑数。丰曰：邪已深陷于里也。其兄曰：此何证也？曰：暑温证也。曰：前医亦云是证，治之无效何？曰：暑温减暑热一等，盖暑温之势缓，缠绵而愈迟；暑热之势暴，凉之而愈速。前医小题大作，不用清透之方，恣用大寒之药，致气机得寒益闭，暑温之邪，陷而不透，非其认证不明，实系寒凉过度。刻下厥冷过乎肘膝，舌苔灰黑而腻，倘或痰声一起，即有仓扁之巧，亦莫如何！明知证属暑温，不宜热药，今被寒凉所压，寒气在外在上，而暑气在里在下，暂当以热药破其寒凉，非治病也，乃治药也。得能手足转温，仍当清凉养阴以收功。遂用大顺散加附子、老蔻。

服一帖，手足渐转为温，继服之，舌苔仍化为燥，通身大热，此寒气化也，暑气出也，当变其法。乃用清凉透邪法去淡豉，加细地、麦冬、蝉衣、荷叶，一日连服二剂，周身得汗，而热始退尽矣。后拟之法，皆养肺胃之阴，调治匝月而愈。

程曦曰：学医知常为易，知变为难。病有千变，而药亦有千变。即如是证，过服寒凉，热证未去，而寒证又生，此病一变也。暂用温热之剂，先破寒凉之气，此药一变也。服之肢体回温，舌苔仍燥，此病又一变也。即舍热药，转用凉剂收功，此药又一变也。不知通变之医，反谓朝秦暮楚，侥幸图功耳。

【评析】

雷氏本案以清凉透邪法治暑温之候。暑温初病者，右脉胜于左部，或洪或数，舌苔微白，或黄而润，身热有汗，或口渴，或咳嗽，此邪在上焦气分。本案患者可运用清凉涤暑法清除暑温，但前医误治，运用大队苦寒之剂使邪不能透，反深陷于里，致气机得寒而闭，致身热如火，四末如冰。雷氏遂用大顺散加附子、老蔻，暂当以热药破其寒凉。用清凉透邪法去淡豉，加细地、麦冬、蝉蜕、荷叶，一日连服二剂，周身得汗，而热始退尽。本法中芦根中空透药也，石膏气轻透药也，连翘之性升浮，竹叶生于枝上，绿豆衣之轻清，皆透热也，再加细地、麦冬养阴清热，蝉蜕、荷叶升提，伏邪得透，汗出微微。温热自然达解耳。正如雷氏所说："无汗者宜透邪，有汗者宜保津。"本案患者因大热而伤阴，故雷氏后期养肺胃之阴，调治而愈。

案九：治湿温误作伏暑案

【医案】

钱江陆某，偶患湿温时气，延医调治，从伏暑立方，未效，来迓于丰。推其起病根由，确系湿温之病，前用一派凉剂，焉望中窾。殊不知湿为阴邪，因气机闭阻，湿邪渐化为温，而未酿热，所以凉药无功，即热剂亦无效验，非比寒湿辛散可解，热湿清利可瘥。

今诊脉形，右部胜左，舌苔黄泽，胸闷汗多，发热缠绵靡已。此邪尚在气分，犹望其宣透而解，当用清宣温化法加厚朴治之。服二剂胸次稍宽，汗亦减少，惟躯热尚未退尽，继以旧法除去半夏，再加通草、蝉衣，连服三煎遂愈。

【评析】

雷氏本案以清宣温化法治湿温之候。关于湿温的病因，雷氏认为湿邪踞于气分，酝酿成温，尚未化热，而成湿温。本案中患者因过服寒凉之品，又因湿阻而致气机闭塞，邪不透达。其表现为脉右部胜左，舌苔黄泽，胸闷汗多，发热缠绵靡已，故雷氏判定邪在气分。湿温之邪不比寒湿之病，应以清利乃解，清宣温化法加厚朴治之。清宣温化法组成为连翘_{去心}三钱、杏仁_{去皮}尖，研二钱、瓜蒌壳三钱、陈皮一钱五分、茯苓三钱、制半夏一钱、甘草五分、佩兰叶一钱，加荷叶二钱为引。连翘寒而不滞，取其清宣；杏仁温而不燥，取其温化；瓜蒌壳宣气于上，陈皮化气于中；茯苓、半夏、通草，消伏暑于内；佩兰、荷叶，解新邪于外也。又加厚朴健脾燥湿，服二剂胸次稍宽，但躯热尚未退尽，继以旧法除去半夏，再加通草、蝉蜕等清透之品，连服三煎遂愈。

案十：治痰嗽案

【医案】

城南程某，患嗽月余，交冬未愈，始延丰诊。诊得脉形沉弱而滑，舌体无荣，苔根白腻，神气疲倦，饮食并废。

丰曰：此赋禀素弱，湿袭于脾，脾不运化，酿痰入肺所致。以脾湿为病本，肺痰为病标，即先哲云：脾为生痰之源，肺为贮痰之器。治当补脾为主。程曰：风痰在肺，补之恐增其闭。即出曾服十余方，皆是荆、防、枳、桔、杏、贝、苏、前等品。丰曰：此新感作嗽之药，与之伏气，理当枘凿。（枘音瑞，即榫头。枘方凿圆，故不合。）即用六君加玉苏子、生米仁治之，服五剂神气稍振，痰嗽渐疏，继进十余剂，方得全愈。

江诚曰：痰嗽之证，须知有新感，有伏气。新感之脉必多浮，伏气之脉必多沉。新感之嗽，必兼鼻塞声重，头痛发热；伏气之嗽而无诸证也。凡伏气之证，法当宣气透邪。前医以荆、防、枳、桔反未臻效，而吾师用六君补气，苏子降气，米仁渗湿，而反效者何也？盖由风、寒、暑、湿潜伏者，固宜透发，惟此则不然。当知湿气未成痰之先，可以透发，既成痰之后，焉能向外而解耶？因痰之源在脾，故用六君子扶脾以祛其湿，而化其痰；苏子降气，毋使其痰上袭于肺；米仁渗湿，毋使其湿再酿成痰。倘用宣提之方，则痰益袭于肺，而嗽更无愈期矣。

【评析】

雷氏本案以补脾祛湿法治痰嗽之候。雷氏认为痰由湿以酿成，故因痰而致嗽。此病先伤于湿，湿气内踞于脾，酿久成痰，痰袭于肺，气分壅塞，治节无权，寒气初客皮毛，渐入于肺，肺气上逆，则潜伏之湿痰，随气而逆，遂成痰嗽之病。其症脉必见弦滑，或见微紧，舌苔白润，胸次不舒，痰白而稀，此皆秋湿伏气之见证也。本案中患嗽月余，交冬未愈，脉形沉弱而滑，舌体无荣，苔根白腻，神气疲倦，饮食并废。雷氏经判断认为"此赋禀素弱，湿袭于脾，脾不运化，酿痰入肺所致"。治疗时以治脾湿为本，以治肺痰为标。故用六君子汤加生米仁、苏子。其中人参补脾益肺，白术健脾益气、燥湿利水，茯苓利水渗湿、健脾化痰，炙甘草益气滋阴、通阳复脉，陈皮理气

温病名家医案评析

健脾、燥湿化痰，半夏燥湿化痰。另加生米仁利水渗湿，苏子降气。

案十一：治春温甫解几乎误补案

【医案】

三湘刘某之子，忽患春温，热渴不解，计有二十朝来，始延丰诊，脉象洪大鼓指，舌苔灰燥而干，既以凉解里热法治之。次日黎明，复来邀诊，诣其处，见几上先有药方二纸，一补正回阳，一保元敛汗。刘曰：昨宵变证，故延二医酌治，未识那方中肯？即请示之。丰曰：先诊其脉再议。刘某伴至寝所，见病者复被而卧，神气尚清，汗出淋漓，身凉如水，六脉安静，呼吸调匀。丰曰：公弗惧，非脱汗也，乃解汗也。曰：何以知之？曰：脉静身凉，故知之也。倘今见汗防脱，投以温补，必阻其既解之邪，变证再加，遂难治矣。乔梓仍信丰言，遂请疏方。思邪方解之秋，最难用药，补散温凉，概不可施，姑以蒌皮畅其气分，俾其余邪达表；稽豆衣以皮行皮，使其尽透肌肤；盖汗为心之液，过多必损乎心，再以柏子、茯神养其心也；加沙参以保其津，细地以滋其液，米仁、甘草，调养中州；更以浮小麦养心敛汗。连服二剂，肢体回温，汗亦收住。调治半月，起居如昔矣。

【评析】

雷氏本案以凉解里热法治春温甫解几乎误补之候。本案春温发病表现为阳明里热炽盛，热炽津伤，故见高热口渴，脉洪大，苔灰燥而干。雷氏首诊治以凉解里热法，芦根既能祛胃中之热，亦且能透肌表之邪，佐以豆卷、天花粉清胃除热，石膏凉而不苦，甘草泻而能和。全方以透达邪气为治。夜间患者大汗，二医误以为亡阳脱汗之证，欲以施补正回阳、保元敛汗之剂等扶阳固脱。次日雷氏诊后见患者脉静身凉，神气尚清，认为此汗出为病解之汗，若误投温补之药，阻断邪气外达之路，必使邪聚难治。故治以清透余邪，顾护津液，养心敛汗，见汗不治汗，而需保阴津。

案十二：治伏气晚发案

【医案】

若耶赵某，颇知医理，偶觉头痛发热，时或恶风，自以为感冒风邪，用辛温散剂，热势增重。来迓于丰，脉象洪滑而数，舌根苔黄，时欲烦躁，口不甚渴。丰曰：此晚发证也。不当辛散，宜乎清解之方。病者莞然而笑，即谓：晚发在乎秋令，春时有此病乎？见其几上有医书数种，内有叶香岩《医效秘传》，随手翻出使阅，阅之面增愧色，遂请赐方，以辛凉解表法，加芦根、豆卷治之。连服三煎，一如雪污拔刺，诸恙咸瘥。

【评析】

雷氏本案以辛凉解表法治伏气晚发之候。感受风寒或风热之邪均可见头痛发热，时或恶风之证，误用辛温之剂后热势不降反升。观其症状以里热为主，兼见表证，雷氏辨为伏气晚发之证，"由冬令受寒，当时未发，发于来年清明之后，夏至以前"，治疗时"当先辨其因寒因风而触发者，始可定辛温辛凉之法治之"。治以辛凉解表法，辛散外感，凉透伏气。薄荷、蝉蜕轻透其表；前胡、淡豉宣解其风；佐蒌壳、牛蒡开其肺气，气分舒畅，则新邪伏气，均透达矣，即叶香岩云：温邪上受，首先犯肺。而患者未用辛凉，反用辛温，病情加重，可见温病用辛温之法必须谨慎。

案十三：治热病化燥伤津案

【医案】

芹岭王某，来郡应试，忽沾热病。其师知医，以为风食，而用羌、防、楂、曲等药，则热渴更甚，谵语发狂。邀丰医治，脉形洪数有力，舌苔黑燥而厚，此属热邪化燥，津液被劫，非咸苦下法，不能攻其热而保其阴，倘畏而不用，则津液告匮为难治。即以润下救津法加紫雪五分，随即拣来煎服。服后约半日许，遂欲更衣，乃得燥屎数团，狂势似缓。继进次煎，又得燥屎无数，神气觉疲，令房中寂静，待其安睡，计五六时始醒，醒来神识已清，身凉微汗，舌黑而润，六脉不躁。丰曰："邪已解也。"用西洋参、麦冬、生

温病名家医案评析

地、玉竹、麻仁、蒌壳、米仁、炙草等药，令服三剂而安。

【评析】

雷氏本案以润下救津法治热病化燥伤津之候。雷氏认为热病为冬季感受当时之气寒邪，伏藏于体内，遇立夏时令之热而发，因其发病时间更晚，所以比温邪伏藏更深。初起之时，宜用清凉透邪法。热势不衰，继用清凉荡热法。本案患者误用辛温之剂耗伤津液，使病状加重，以致高热烦渴甚至出现神志症状。润下救津法加紫雪五分泻其实热，存其津液，燥屎得解，症状也逐渐好转。润下救津法调胃承气汤为根本，改芒硝为玄明粉，取其性稍缓，并合用吴鞠通增液汤方，取存阴养液之意。此案中，患者之师以辛温治热病，火上浇油，故雷氏只得以润下救津法救治其药误，"须知热病最易伤阴，当刻刻保阴为要，辛温劫液之剂，勿浪用也"。

案十四：治阴暑误用阳暑之药案

【医案】

古黔吴某，晚餐之后，贪凉而睡，醒来头痛畏寒，壮热无汗，气口脉紧，舌苔边白中黄。丰曰：此阴暑兼食之证也。即以藿香正气散去白术，加香薷治之，服一煎未有进退。又更一医，遂驳阴暑之谬，暑本属阳，何谓为阴？见病人身热如火，遂用白虎汤加芦根、连翘等药。初服一帖，似得小效，继服一帖，即通语神昏，频欲作呕，舌苔灰黑。医谓邪入心包，照前方再加犀角、黄连、紫雪等品，服下全无应验，仍求丰诊。其脉右胜于左，形力并强，此邪尚在气分，犹未逆传心包，视其舌苔，灰黑而厚，依然身热昏谵呕逆等症。窃思其邪必被寒凉之药所阻，非温宣透法，不克望其转机。当用杏仁、薤白、豆卷、藿香、神曲、蔻仁、香薷、橘、壳，加益元散合为一剂，服头煎热势益剧，次煎通身有汗，则壮热渐退尽矣。来邀复诊，神未清明，谵语仍有，舌苔未退，更觉焦干，右脉仍强，愈按愈实。丰曰：汗出热退，理当脉静津回，神气清爽，今不然者，定有燥结留于肠胃。思表邪退尽，攻下无妨，用黄龙汤以芒硝改玄明粉，以人参换西洋参，服下半日许，遂得更衣，诸恙忽退，继用苏土养阴之法，日渐全可。

【评析】

雷氏本案以温宣透法治阴暑误治之候。阴，阴寒也；暑，暑月也。阴暑并非伤于暑邪，"为阴寒所逼，使周身阳气不得伸越"，为"不慎风寒所致"，因暑月伤于阴寒，故名阴暑。本案患者夏月感受寒邪，雷氏诊其为阴暑兼食之证，初诊用藿香正气散去白术，加香薷治之。后被他医误诊为阳暑，用以清热之白虎汤加减，使其病症加重。雷氏再诊仍从阴暑论治，用辛温解表法加减宣透邪气，以杏仁、陈皮开其上中之气分；淡豆豉、葱白，即葱豉汤，乃《肘后》之良方，用代麻黄，通治寒伤于表；香薷辛温香散，宜于阴暑而不宜于阳暑也，如阴暑无汗则用香薷发之。而后患者周身汗出热退，但仍有谵语，雷氏判断为燥屎内结，用黄龙汤加减，此方攻补兼施，荡邪不伤正，补正不碍邪，攻下而愈。

案十五：治暑热劫络咯血案

【医案】

长洲叶某，忽然血涌盈升，身热口渴，速来求治于丰。抵其寓，见几上有参汤一盏，病者即询可服否？丰曰：姑诊其脉，辨其虚实可知。按之洪大而来，舌苔黄而欠润，此暑热内劫阳络之候，即经谓阳络伤，血从上溢是也，当从暑瘵治之，速清暑热以养其阴，参汤勿可服也。遂用玉女煎以生地易熟地，再加滑石、蒌根、杏仁、桑叶，两日连尝四剂，咳血并止，身热亦退矣。

【评析】

雷氏本案以清暑清络法治暑热劫络咯血之候。本案中患者发病骤急，本欲服参汤补养气血，雷氏诊其脉洪大，舌黄欠润，为暑热内劫阳络，肺络受损而出现咯血，为暑瘵之证。暑瘵为盛夏之月，相火用事，火烁肺金，复燃阳络，络血上溢所致。昧者以为痨瘵，殊不知火载血上，非真阴亏损而为虚痨者此也。治疗当清暑热以保肺，清络热以止血，切不可服参汤，用玉女煎加减，药用生石膏、知母、麦冬、牛膝，以生地黄易熟地黄。此方主水亏火盛之失血等证，再加滑石、栝楼根、杏仁、桑叶清热养阴疏风凉血。

案十六：治中湿误作虚风案

【医案】

城东叶某，因公劳役，由远方归，觉眩晕神疲，自以为亏，先服东参、龙眼。即延医治，乃作水不涵木，木动生风论治，服药后忽倒，神识模糊，急求治于丰，诊得脉象沉小而滑。思脉沉肢冷为中气，今肢不冷者非；忽倒神昏似中风，然无口眼㖞斜者又非。推其起病之初，有眩晕神疲等症。其神疲者必因湿困于脾也；眩晕者，无痰不作也。此宿伏之痰，与新侵之湿，相搏上冲所致，斯为中湿证也。即用宣窍导痰法加竹沥、姜汁治之，三剂而神醒矣。后用六君为主，以收全效。

【评析】

雷氏本案以宣窍导痰法治中湿神昏之候。本案中患者初期神疲眩晕，自以为体虚服用东参、龙眼，医者诊断为水不涵木，虚风内动，误投滋阴息风药，助长湿邪，使患者中湿昏迷。雷氏诊其脉象沉小而滑，虽有神昏却无肢冷及口眼歪斜等症，又因初起见眩晕神疲，判断其为中湿之证。患者脾胃素亏，宿有痰饮内留，被湿气所侵，医者误治助长湿邪，与痰相搏而上冲，痰涎壅塞，忽然昏倒，神识昏迷。雷氏从痰湿论治，用宣窍导痰法，方中天竺黄、远志、石菖蒲宣窍解语，杏仁、瓜蒌实导痰润肠，僵蚕化中风之痰，皂角通上下之窍。昏愦不语，痰袭心包者，宣窍导痰法可通用之。患者醒后，以六君子汤补益脾气、燥湿化痰收功。

案十七：治凉燥咳嗽案

【医案】

城西戴某之女，赋禀素亏，忽患微寒微热，乏痰而咳。前医用耆皮、桂、芍，和其营卫；百合、款冬，润其干咳；西党、归身，补其气血。方药似不杂乱，但服下胸膈更闭，咳逆益勤，寒热依然不减。丰诊其脉，浮弦沉弱，舌苔白薄，此感秋凉之燥气也。即用苏梗、橘红、蝉衣、淡豉、姜皮、叭哒、象贝、前胡。服二剂，寒热遂减，咳逆犹存，病家畏散，不敢再服，复来邀诊。丰曰：邪不去则肺不清，肺不清则咳不止，倘惧散而喜补，补住其邪，则虚损必不可免。仍令原方服二剂，其咳日渐减矣。后用轻灵之药而愈。可见有是病当用是药，知其亏而不补者，盖邪未尽故也。

【评析】

雷氏本案以苦温平燥法治凉燥咳嗽之候。患者素体亏虚，故前医用调和、补益药为主，治其咳嗽少痰之证。但雷氏诊其舌脉，为燥邪在表之象，是感秋凉燥气之邪所致。雷氏提出"邪不去则肺不清，肺不清则咳不止"，凡感燥之胜气者，宜苦温为主，用苦温平燥法加减，宣散表邪，宣畅肺气。方中紫苏梗宣肺止咳，橘红理气化痰，蝉蜕疏散风热，淡豆豉解表宣郁，瓜蒌皮润肺化痰利气，杏仁（叭哒）润肺化痰下气，浙贝母清肺化痰，前胡降气化痰，以宣肺解表、降气化痰为治。素体亏虚之人感受外邪，应先以祛邪为主，若因体虚而以补益之剂替代祛邪之剂，恐邪盛伤正更甚，所以邪未尽不可补，邪去方可补正。

案十八：治有孕温毒发斑案

【医案】

建德孙某之妻，怀胎五月，忽发温毒之病，延丰诊之，已发斑矣。前医有用辛温发散，有用补养安胎，不知温毒得辛温愈炽，得补养弥盛，是以毒势益张，壅滞肌肉而发为斑，其色紫者，胃热盛也，脉数身热，苔黄而焦，此宜解毒清斑，不宜专用安补。遂以石膏、芦根，透阳明之热；黄芩、鲜地，清受灼之胎；佐连翘、甘草以解毒，荷叶以升提。服一帖，身热稍清，斑色退淡，惟脉象依然数至，舌苔未见津回，仍守旧章，重入麦冬，少增参叶。继服二帖，诸恙尽退。后用清补之法，母子俱安。

【评析】

雷氏本案以清凉透斑法治孕妇温毒发斑之候。雷氏指出："温毒之病，变证极多。""盖温热之毒，抵于阳明，发于肌肉而成斑，其色红为胃热者轻也，紫为热甚者重也，黑为热极者危也，鲜红为邪透者吉也。"本案患者有孕在身，前医误用辛温发散药及补养安胎药，导致温毒愈发炽盛。治疗应以解毒清斑为主，不能一味补养安胎，雷氏在《胎前产后慎药论》提出"惟胎前产后用药宜慎……要之胎前必须步步护胎，产后当分虚实而治，毫厘差谬，性命攸关。胎在腹中，一旦被邪盘踞，攻其邪则胎必损，安其胎必碍乎邪，静而筹之，莫若攻下方中，兼以护胎为妥"。在治疗上仍用清凉透斑法，加入黄芩、鲜地黄护胎，好转后加入麦冬、参叶补气养阴，在温毒透解之后再用清补之法，实践了其"胎前必须步步护胎"之论。

案十九：治温疟误诊案

【医案】

豫章张某，于仲夏中旬，发热连日，口渴喜饮，医者皆作暑热论治，所用不离藿、蒿、滑、扁等药，未臻效验。转商丰治，诊之脉濡且弱，舌苔微燥而黄，合其见证参之，似属暑热。但其未审既热之后，每有洒淅恶寒之症，此即《内经》所谓"先热后寒，病以时作，名曰温疟"是也。温疟之证，最易伤阴，切忌温散，治宜清凉透邪法。服之热势已挫，口渴依然，仍守原方，益以麦冬、鲜地，连服三剂，始得痊愈。

【评析】

雷氏本案以清凉透邪法治温疟之候。患者发热、口渴喜饮，症状与暑热相似，故前医多用解表清暑之药。但雷氏诊后发现患者发热后亦有恶寒，是温疟之象。"温疟之证，先热后寒……口渴喜凉。"温疟的治疗以透邪为主，给邪以出路，故此案使用清凉透邪法，芦根中空透药也，石膏气轻透药也，连翘之升浮，竹叶之凉升，淡豆豉之宣解，绿豆衣之轻清，均有清解的作用，从而伏邪得透，热势得退。温疟由伏寒化温，得其天时而发，或趁人体虚而作，病久必然伤阴，故见热势已退但口渴症状依旧，继以原方加麦冬、鲜地黄，清透邪气的同时亦能顾护阴津。

案二十：治伏暑过服辛温案

【医案】

武林陈某，素信于丰，一日忽作寒热，来邀诊治，因被雨阻未往。伊有同事知医，遂用辛散风寒之药，得大汗而热退尽。讵知次日午刻，热势仍燃，汗多口渴，痰喘宿恙又萌，脉象举取滑而有力，沉取数甚，舌苔黄黑无津。丰曰：此伏暑病也。理当先用微辛，以透其表，荆、防、羌、芷，过于辛温，宜乎劫津夺液矣。今之见证，伏邪已化为火，金脏被其所刑。当用清凉涤暑法去扁豆、通草，加细地、洋参。服二剂，舌苔转润，渴饮亦减，惟午后尚有微烧，姑照旧方，更佐蝉衣、荷叶。又服二剂，热从汗解，但痰喘依然，夜卧不能安枕，改用二陈加苏、草、旋、杏，服之又中病机。后议补养常方，稇载归里矣。

【评析】

雷氏本案以清凉涤暑法治伏暑过服辛温咳喘之候。患者初期恶寒发热，前医针对邪客肌表之证，予以解表之剂，取得汗出热退表解之效，但本案并非单纯外感之证，故汗出热退次日热势又起。雷氏诊其一派里热之象，是新感引动伏邪所致伏暑，在治疗上，一般采用表里双解，或先表后里之法。伏暑为新感风寒之邪所引动，若行先表后里之法，当用"微辛以透其表"，切忌大汗发越。而前医所投荆、防、羌、芷辛温疏散之品，却有辛燥温散之弊，故服药之后，表邪虽随大汗而去，但与此同时，津液亦伤，内伏暑湿之邪亦悉从火化，所以次日所见，乃是一派里热伤阴之象。雷氏治以清凉涤暑法，去扁豆、通草者，以免更伤津液；加生地黄、洋参，则在益气救阴。故仅连服二剂则热衰津复，舌苔转润，渴饮亦减，惟余焰未尽，故又佐以蝉蜕、荷叶透泄余热。后因痰喘宿疾未除，改用肃降化痰之剂。最后，则以补养常方而收全功。

柳宝诒医案评析

　　柳宝诒（1842—1901），字谷孙，号冠群，江苏江阴人，晚清著名医学家。柳氏学识渊博，医术精湛，著述颇丰，如《温热逢源》《柳选四家医案》等。柳氏于温病学方面造诣尤深，其所著《温热逢源》一书中，柳氏针对"重新感，轻伏邪"的时弊，详论伏气温病，强调伏邪为病颇多，致病较重，治疗宜以清泄里热为主，兼顾温肾育阴，疏解新邪。柳氏博征前贤诸家伏气说之精义，对伏气温病理论和证治有独到见解和临证发挥。柳宝诒的伏气温病观，对于指导现代传染性和流行性疾病及临床疑难杂症的防治具有重要的实用价值，值得深入发掘和研究。

案一：治湿温湿盛案

【医案】

　　丁，伏邪湿重于热，致气机阻塞，浊积不化，缠绵匝月。脘闷腹胀，跗肿色浮，小水短赤，大解暂通而不爽，切脉左濡数，右浮数，唇色干极，舌苔白腻。种种见症，均属湿积内阻，气分不得疏通之象。其两足酸楚，乃湿邪流于经络所致，调治之法，必须以疏通气分为主。冀其两便畅行，则湿热积滞均有出路，诸恙乃能轻也，拟方用宣通三焦法。

　　豆卷、茅根、蔻仁、滑石、川朴、瓜蒌皮、生熟神曲各、通草、杏仁、长牛膝桂枝煎汁炒。

　　另：莱菔汁。

【评析】

　　柳氏本案以清利湿热、宣畅三焦法治湿温湿盛之候。本案丁某，乃深伏之邪感而又发，湿重于热，现症见脘闷腹胀，跗肿色浮，小水短赤，大解暂通而不爽，切脉左濡数、右浮数，唇色干极，舌苔白腻等一派中焦湿积内阻、气分郁热难疏之象。湿为阴邪，性质趋下，黏腻停滞，易阻气机，湿邪流注于双足经络，则见肢体困重，下肢酸楚浮肿，足背肿胀；湿留胃肠，则见脘痞腹胀，大便不爽；湿停膀胱，则小便赤涩。湿邪为患，病势缠绵难愈，湿热夹杂，胶着黏滞，则更为难治，故治疗时除清热利湿外，还应疏通气机，消积导滞。柳氏本方以豆卷、滑石清热利湿；茅根、通草清热利尿；蔻仁、厚朴行气消痞；瓜蒌、杏仁涤痰宽胸；又佐神曲健脾和胃；牛膝引药下行；佐莱菔汁降气化痰。全方共奏清热利湿、宣畅三焦之功，给邪以出路，诸恙乃能轻也。

案二：治湿温热盛案

【医案】

冯，湿邪郁遏中焦，复夹浊积，阻结不通。寒热间日而重，舌苔黄厚带腻，烦渴脘闷，有汗不解，大便不行，邪无外泄之路。脉象左弦，右关浮大而数。少寐神烦，有热入厥阴之象。刻下当先疏邪导滞，俾得下泄乃松。

豆豉、黑山栀、制半夏、川连、枳实、杏仁、黄芩酒炒、川朴、带心翘、块滑石、通草、赤苓、莱菔子、竹茹。

二诊：昨日多行垢粪，刻下舌上黄灰已退，底色嫩红，此积垢去而胃阴伤也。自觉虚热烦扰，脉象软数，此阴液烁而虚火浮也。存阴即是泄热，是此病最要之义。所嫌胃口不开，胸脘气闷，滋补之剂，犹恐壅塞，兹拟养阴和胃，兼畅气机。

西洋参、麦冬肉川连包扎刺孔、霍石斛、醋半夏、白扁豆炒、炒於术、鸡内金炙、枳壳炭、生牡蛎、白芍土炒、柿蒂、玫瑰花、竹二青、鲜稻根穗煎汤代水。

【评析】

柳氏本案以清热利湿、泄下存阴法治湿温热盛之候。本案患者冯某，乃湿温之邪外感，邪热阻遏中焦脾胃，湿浊内阻，停滞不通，现症见寒热间日而重，舌苔黄厚带腻，烦渴脘闷，有汗不解，少寐神烦，大便不行，脉象左弦，右关浮大而数。大便不行，故热邪无外泄之路；少寐神烦，似有热入厥阴之象。脘痞烦闷，燥矢阻滞，治当先疏散邪气，导滞通下以给邪出路。从方药来看，柳氏一面用连翘、栀子、黄芩、黄连、半夏等药品清热燥湿，辅以滑石、通草、赤苓、竹茹等品利尿祛邪的同时，一面施以枳实、厚朴、莱菔子、杏仁等导滞通便，佐豆豉解表除烦，用药得当，服后速效。

二诊时见垢粪尽除，舌上黄灰已退，底色嫩红，但胃口不开，胸脘气闷，虚热烦扰，脉象软数，一派阴液枯烁，虚火内浮之象，乃积垢去而胃阴伤耳。古语有云："留得一分津液，便有一分生理。"泄热存阴乃此病要义，当投滋阴泄热之剂。但滋补之剂，犹恐壅塞滋腻，故宜养阴和胃、宣畅气机之品，如二诊之方，柳氏以西洋参、麦冬肉、霍石斛、生牡蛎等品顾护阴液，和畅气机而愈。

案三：治湿温痰蒙案

【医案】

朱，湿温病经两月，其热为痰浊所遏。迭经清化疏泄而邪机未能尽达，故热势虽退而呃逆未止。灰苔未净，中焦之湿热仍有留恋之象也。近因坐蓐之后，寒热又作。脉象浮弦数急，而右手转细。肺胃之气为痰浊所阻，不得疏通也。齿垢唇焦而肿。舌根灰尖白，干燥起刺，而色均晦白不红。面色黄浮，咳痰不爽，闷热昏倦，渴不多饮。种种见症，皆属热蕴痰蒙，湿遏津枯之象。清润则助浊，香燥则伤津。此证即非产后，亦属棘手。凡湿浊之属阳明者，其邪由腑而泄，出路较便，若内涉太阴，则缠绵日久，仍须得阳明之燥化，再由胃腑而外达。其间托化疏泄，层折最多。以病久正虚之体，又值新产之后，遇此邪机深曲不易外达之病，即使用药得手，亦有正气不足之虑。况未必能丝丝入扣乎！姑拟仿泻心法以泄浊降胃，参以化痰泄热，清肺养津。冀得胃气下行，浊热随降，仍有转机。

川连、黄芩、干姜、姜半夏、瓜蒌仁_{玄明粉同炒}、西洋参、菖蒲根、广郁金、枳实、杏仁、豆卷、竹二青。

二诊：改方去干姜、洋参、菖蒲，加青蒿、茯苓皮、沙参、橘红、紫菀。

【评析】

柳氏本案以清热利湿、清肺养津法治湿温痰蒙之候。本案患者朱某，感湿温病已两月，痰湿胶着热势，缠绵难愈，经清热化湿、疏邪泄热之品治疗后尚有余热，痰浊仍盛，呃逆不止，苔灰未净，乃湿热阻滞中焦之症。进来新产，又感风寒之邪，症见恶寒发热，面色黄浮，咳痰不爽，闷热昏倦，渴不多饮，齿垢唇焦而肿，舌根灰尖白，干燥起刺，而色均晦白不红，脉象浮弦数急，而右手转细等一派痰蒙湿蕴、热甚津枯之象。

患者湿温之病缠绵数月，又经新产身体虚弱，正虚邪盛，实属难治。柳氏仿泻心之法泄浊降胃，并佐化痰泄热、清肺养津之品，引胃气下行，降气化浊，方用芩连清热燥湿；豆卷清热利湿；干姜、姜半夏降逆止呕；瓜蒌仁、杏仁、竹二青化痰；佐以枳实消积导滞；西洋参益气生津；石菖蒲醒神化湿；广郁金清心行气。诸药共奏清热利湿、清肺养津之功。清润助浊，香燥伤津。柳氏二诊改方去干姜、洋参、石菖蒲，又加清热利湿、化痰生津之青蒿、茯苓皮、沙参、橘红、紫菀，以顾其津液。

案四：治暑湿犯胃案

【医案】

封，寒热之起伏如疟，而内热不彻，胸脘窒闷，呕恶不止。此暑湿之邪，留伏募原，渐犯胃口。凡伏暑之病，传变相同，惟脉象数急细软，热来时有谵语。此则因营阴之气，为病症所耗，营阴内馁，热邪易于内侵也。刻视舌质不绛，中苔黄浊。暑浊之邪，燔结于中焦气分。宜先拟疏气达邪为主，仿辛开苦降之法。候气机流畅，再拟清营可也。

细川连、姜半夏、小枳实、瓜蒌皮、广郁金、赤茯苓、苏叶、淡黄芩、橘红、滑石、石菖蒲、竹二青、西瓜翠衣。

二诊：汗便两窒，邪机无外泄之路。脉数，舌浊底绛。浊壅热遏，用芳香合辛凉流泄法。

淡豆豉、大豆卷、白杏仁、川朴、连皮赤苓、瓜蒌皮、细川连、淡黄芩、小枳实、郁金、滑石、通草、石菖蒲、竹二青。

【评析】

柳氏本案以芳香清暑、清利并行法治暑湿犯胃之候。吴鞠通在《温病条辨·上焦篇》第三十六条云："长夏受暑，过夏而发者，名曰伏暑。""伏"即潜伏，"暑"即暑邪。顾名思义，伏暑乃夏日感受暑邪，未即时发病，伏藏体内，至秋冬而发，故曰伏暑，其临床表现与暑证基本相似。

本案患者封某，乃感受暑湿之邪未发，邪气留伏募原，逾时而发，邪犯脾胃，症见往来寒热，起伏如疟，内热不彻，胸脘窒闷，呕恶不止，时有谵语，脉象细数，舌苔黄浊等气营两燔之症，一派暑湿邪气燔结于中焦、侵犯脾胃之象。柳氏以清暑利湿、疏气透邪为法，仿辛开苦降之法调理中焦气机。辛味属阳，苦味属阴，辛苦药味的组合，可以疏通人体之气机升降平衡。纵观本方，柳氏以姜半夏燥湿化痰、降逆止呕，姜制减其毒性，再助其辛开，配淡黄芩、川黄连苦寒直折，降气止逆，清热燥湿。此外柳氏合西瓜翠衣、滑石清热解暑；瓜蒌皮、赤茯苓、石菖蒲、橘红、竹二青利湿化痰；枳实、广郁金、苏叶行气和胃。

二诊时见汗止、便秘，乃邪气无外达之通路，舌浊而绛，提示热已入营，故以芳香清暑、辛透凉营之品透邪而出，佐养阴生津之品以顾阴液。

案五：治暑疟犯胃案

【医案】

刘，内伏暑湿，外袭凉风，病为暑疟。其暑邪伏于募原，其风邪束于经络。或日作或间日轻重，与病机相合。胸脘痞闷，舌苔黄薄，呕恶烦渴，募原之邪入犯于胃腑也。形寒战栗，热若燔炭，经络之邪并争于营卫也。左脉弦数，右关尺重按颇硬，寸部独细，此肺气不畅之象。小水赤少，热郁于三焦也。夫经络之邪当从汗解，募原之邪宜芳香透达，其蕴化为热者宜辛凉清化。于此三法中，相其缓急，权其轻重而治之。三五发后，经邪已达，暑邪已化，只须将胃热一清，疟自止矣。刻下用药，三层并到，而以达原为主。

杏仁、豆卷、苏叶、川朴、海南子、赤苓、蔻仁_{连壳}、黄芩_{酒炒}、知母、滑石、佩兰、广郁金、枳壳、桔梗、芦根。

【评析】

柳氏本案以芳香清暑、透热化湿法治暑疟犯胃之候。暑疟此病，是由于暑邪内郁，再感秋凉之气而诱发的一种疟疾，本案患者刘某，亦是暑湿内伏募原在前，外感风寒于后。清代医家李用粹于《证治汇补》中道："暑疟者，其症大汗，大烦，大喘，大渴，静则多言，体若燔炭，汗出而散，单热微寒，宜清暑解表。"揭示了暑疟的证候表现及治疗原则。募原之暑湿伏邪犯胃，气机升降失司，症见胸脘痞闷，呕恶烦渴，小便短赤；风寒入体，邪正剧争，症见形寒战栗，热若燔炭；另舌苔薄黄，左脉弦数，右关尺重按颇硬，寸部独细，也提示湿热颇盛。感受风寒之邪宜用汗法，内伏暑湿邪气宜用清透之法，兼清胃腑与募原之热，故药用大豆黄卷、佩兰、苏叶等解散表邪；滑石、黄芩、赤苓等除热化湿；川朴、蔻仁、桔梗、郁金、枳壳、杏仁等行气止呕；佐知母、芦根生津泻火，顾护阴液，药到病除，则邪去正安。

案六：治暑湿泄泻案

【医案】

项，寒热少汗，此暑湿而兼新凉也；脘中痛闷，便溏不爽，中焦有湿积瘀阻也。防其内外合邪，转为滞痢之病。拟方用表里两解法。

败毒散、江枳壳、苏叶、煨木香、川朴、薄荷、六神曲、块滑石、砂仁、通草、海南子、瓜蒌皮。

另：香砂枳术丸。

【评析】

柳氏本案以清暑利湿、解表止泄法治暑湿泄泻之候。本案患者项某，乃感暑湿之邪于前，兼感寒凉之邪于后，外有风寒内有暑湿，邪气驳杂，实属难治。现症见恶寒发热，汗出较少，脘腹闷痛，大便溏薄，一派湿热邪气瘀阻中焦胃肠之征。案中"防其内外合邪，转为滞痢之病"，滞痢之病，以腹部疼痛、里急后重、下痢赤白脓血为主症，病势又重，为防止正虚邪进，应速祛外邪，清化内邪，表里双解以截断病势。柳氏成方选用败毒散合香砂枳术丸，其中败毒散乃扶正解表之剂，解表而不伤正，出自《太平惠民和剂局方》；香砂枳术丸出自《景岳全书》，方中白术健脾和胃；枳实破滞消痞；木香、砂仁苦以下气。诸药共奏健脾开胃、行气消痞之功。又加苏叶、薄荷解表行气；煨木香、砂仁健脾止泻；枳壳、厚朴、槟榔行气除胀；滑石、通草清热利尿；佐以六神曲健脾和胃；瓜蒌皮清热宽胸等，解表兼清里，以达清暑利湿、解表止泻之功。

案七：治暑湿便秘案

【医案】

胡，寒热呕恶无汗，五六日来不得大便，邪机无外泄之路。面黄，两目赤肿，暑湿蒸蕴中宫，热并于上也。拟方宜表里两解。

豆豉卷各、黑山栀、姜川连、淡酒芩、枳实、半夏、制川朴、茵陈、瓜蒌皮、桔梗、茯苓、橘红、薄荷。

另：青麟丸。

二诊：前与疏化湿热，中焦之湿较减，惟里热仍恋，目赤生翳，浊热仍未清泄，再与辛凉疏化。

豆卷、黑山栀、茵陈、黄柏、广陈皮、连皮苓、木通、车前、滑石、鲜生地_{薄荷打}、淡黄芩、二稻叶。

【评析】

柳氏本案以清暑利湿、通腑泄浊法治暑湿便秘之候。本案患者胡某，外感暑湿邪气，故恶寒发热，无汗出；蕴蒸于中焦，阻滞胃肠气机，则呕吐呃逆，便秘数日；暑热上攻头面，则两目赤肿痛；脾虚湿盛，则面黄虚浮；正气奋起抗邪，邪正相争，卫阳失司，而见恶寒发热而无汗。患者肌腠闭阻，并腑气不通，邪无出路，柳氏以表里两解为法，方选《续名医类案》中青麟丸，此方清热利湿、通腑缓下，主治湿热郁结之二便不利等症，用此意在丸药佐汤"徐徐图之"。另以黑山栀清热解毒；姜川连、淡酒芩清热燥湿；茵陈、瓜蒌皮清热化痰；半夏、橘红、桔梗、制川朴燥湿化痰；更加茯苓利水渗湿；豆豉卷解表除烦；枳实导滞；薄荷清利头目浊热。服后湿象已退，浊热仍盛，故二诊更增滑石等退热之品，佐鲜生地等养阴生津，祛邪而不伤阴。

案八：治伏暑犯胃案

【医案】

谢，形寒发热，无汗，脘闷，苔厚。暑湿伏邪内攻于胃，外越于经。仿吴氏三消饮例，经腑合法。

柴胡、葛根、川朴、槟榔、蔻仁、淡酒芩、滑石、赤苓、川木通、姜衣、荷叶。

二诊：时邪由膜原外发于表，得汗泄因溃于胃腑，郁蒸颇重。呕恶泄泻，苔灰浊近焦，而脉象软细数急。气弱不能托邪，势将渐剧。

细川连、豆卷、小川朴、枳实炭、佩兰、姜半夏、广陈皮、海南子、郁金、黄芩、知母、茅根。

三诊：邪溃于胃，而泄泻不爽。脉象细弱而数。不能托邪，仍芳香疏达为主。

豆豉卷各、郁金、小川朴、海南子、黄芩、块滑石、知母、菖蒲根、半夏、广陈皮、白茯苓、竹茹。

四诊：湿温夹浊积，阻窒中焦。汗泄而热不解，本属可下之症。因舌苔黄腻未燥，里热未结，遂投攻泄，胃气不下降而反上逆，呕恶之后，更加呃逆。正伤邪恋，颇难着手，姑与泻心法，和解其升降之气，冀其呃止为幸。

川连、西洋参、干姜、半夏、枳实、蔻仁、生甘草、广陈皮、菖蒲、刀豆子、竹茹、黄芩。

【评析】

柳氏本案以清暑利湿、降逆止泻法治伏暑犯胃之候。伏暑是夏季感受暑湿病邪，伏藏体内，发于秋冬季节的急性热病，初起即可见气分热盛证，可兼卫表证。本案患者谢某，感暑湿之邪内伏，现症见恶寒、发热等卫表证，又兼脘闷、苔厚等里湿证，柳氏仿吴氏三消饮例，投以透达膜原、解表通里之品，里热渐托。

吴有性在其《温疫论》中论述三消饮："此治疫之全剂，以毒邪表里分传，膜原尚有余结者宜之。"此方透达膜原，解三阳之邪，攻逐入里之热，故吴又可谓之治疫全剂。复诊时见呕恶、泄泻、舌苔灰浊、脉数而细软等正气无力抗邪，湿热熏蒸胃腑之症。至四诊，已用汗法，热仍不解，又用下法，虽有可下之症但里热未结，强下反而伤正，更见呃逆。邪气仍盛，汗、下之后正气却虚，病势又进，实属难治，柳氏除应用泻心汤法，投以芩连燥湿苦降；又以干姜、蔻仁、半夏、陈皮、刀豆辛温升散止呕，调和升降气机；复佐竹茹、菖蒲清热化湿；枳实消积导滞；西洋参、生甘草益气生津，扶正抗邪。

案九：治伏温湿阻案

【医案】

黄，伏邪蒸郁，六七日不透。呕恶，胀闷，大便不行，脉小弦，舌苔灰黄而腻，乃中宫积湿蕴遏不化之象。拟方用苦辛宣泄法。

细川连姜汁炒、小枳实生切、制川朴、瓜蒌皮炒、苏叶、白杏仁、青盐半夏、橘白、茯苓皮、淡豆豉、黄芩、通草、竹二青、二稻叶。

二诊：热象外面向减，而大便仍未通行，舌中黄浊，不饥不纳。此中焦胃气为浊热所蒸，阻遏不降也。再拟苦辛导腑，望其浊气升降乃松。

瓜蒌皮炒、连翘、淡芩、制川朴、白杏仁、赤苓皮、生苡米、青盐半夏、枳壳、槟榔、广郁金、梨皮、竹二青。

【评析】

柳氏本案以清热燥湿、通便降逆法治伏温湿阻之候。本案患者黄某，乃外感湿温之邪不治，邪渐内伏，逾时而发，湿热郁蒸，留滞中焦，蕴遏不化，阻碍脾胃气机升降，故症见呕吐恶心，脘腹胀闷，便秘难出，脉象稍弦，舌苔灰黄而腻等一派中宫积湿蕴遏不化之象，柳氏以苦辛宣泄为治疗大法，合辛开苦降、调畅气机之意。方中如川连、黄芩等苦寒之品，半夏、橘白等辛开之品清热燥湿、降逆止呕；合行气导滞药通腑泄热、调畅气机，如枳实、川朴、杏仁、苏叶等；佐通草、竹二青、茯苓皮等利水渗湿药利尿通淋，二稻叶合行气药导滞通便，给湿邪以出路。二诊时热象稍减，便仍不爽，舌黄而浊，不知饮食，仍是一派湿热蕴蒸之象，还须通腑泄浊、清热降胃、护阴生津以祛邪扶正。

案十：治伏温咯血案

【医案】

孙，伏温之邪，深郁血分，外泄于肺。壮热七八日，无汗，咳嗽气促，胁痛吐血。幸大便屡出瘀黑紫水，其血分郁邪得有外达之势。所嫌舌质深绛而嫩，脉象细数不畅，时有谵语。恐其内陷厥阴，有痉蒙之险；上烁肺金，有喘逆之变。当清营透邪，清降肺金，冀其透达为幸。

鲜生地_{豆豉打}、丹皮、沙参、紫蛤壳、金银花、赤芍、川贝、郁金、淡芩、苡仁、杏仁、芦根、茅根肉。

【评析】

柳氏本案以清营凉血、宣肺养阴法治伏温咯血之候。患者孙某温邪深伏血分，血分热盛，故见高热数日；热邪坚烁真阴，营阴亏耗而无汗；热邪灼伤血络，迫血妄行，肺为娇脏，受热邪熏蒸而气机逆乱、津液大伤，见咳嗽不止、呼吸急促、胸胁疼痛，甚则吐血；血脉瘀阻，热迫肠道，而屡见便血；伏热在营，扰及心神则见谵语，但热伤心神未到闭窍的程度，故谵语时有所见；舌绛脉细涩，是营阴耗伤较重之象。

本病起病急，病情重，传变快，若病情进一步发展，恐出现神志昏蒙、喘咳不止之阴虚动风等危重证候。柳氏以清营透邪、清降肺金为法，药用丹皮、郁金、赤芍、茅根、淡芩清热凉血；鲜生地黄、沙参、芦根滋阴生津；紫蛤壳、川贝、杏仁清肺止咳；金银花、薏苡仁清热解毒。诸药合用，共达清营凉血、宣肺养阴之目的。

温病发展时期医家医案

下篇

从 1840 年第一次鸦片战争爆发至今，温病学说经历了一段漫长的发展时期。此阶段由动荡逐渐走向和平，前期动荡年代呈现出中医学仁人志士积极谋求中医发展的局面，后期和平时代再次出现百花齐放、百家争鸣的大好局势。随着中医学不断探索，中医发展模式也逐渐稳定，出现中西医学并重的局面。此阶段的温病医家大都生于旧社会，接受过传统思想教育，又接受了新的西学影响，所以传统与新潮并举，承担了承前启后的重要职责。与此同时，此阶段后期的温病医家在积极总结前人的经验思想上，利用现代科学技术对温病学说进行深入研究，提高学术水平，发展诊治手段，提高临床疗效，使温病学说得到全面的继承与发展，所以此阶段后期的温病医家的医案中现代检查手段得心应手，医案书写也逐渐规范化、标准化。因此，此阶段医家医案书写格式有所差异。本书精选张锡纯医案 20 则，程门雪医案 15 则，赵绍琴医案 15 则，王乐匋医案 10 则，李士懋医案 15 则，以体会此时期的温病医家的临床治疗经验与学术思想，以及对现代临床的指导价值。

张锡纯医案评析

　　张锡纯（1860—1933），字寿甫，河北盐山县人，民国时期著名医学家。1916 年在沈阳创办我国第一间中医医院——立达中医院。1928 年定居天津，1930 年创办国医函授学校，培养了不少中医人才。对温病的研究颇有独到见解。张氏对于中医经典著作深入研习，并触类旁通，于古人言外之旨，别有体会，每有独到的见解。临床上善于化裁古方，独出新意，自立了许多新方。《医学衷中参西录》在中西医汇通和结合方面进行了有益的探索。临床辨治温病重点把握春温、风温、湿温三端，尤对白虎汤的灵活运用别具匠心。

案一：治温病少阴证案

【医案】

刘某，二十五岁，于季春得温病。

[病因] 自正二月间，心中恒觉发热，懒于饮食，喜坐房阴乘凉，薄受外感，遂成温病。

[证候] 初得病时，延近处医者延医，阅七八日病势益剧，精神昏愦，闭目蜷卧，似睡非睡，懒于言语，咽喉微疼，口唇干裂，舌干而缩，薄有黄苔欲黑，频频饮水不少濡润，饮食懒进，一日之间，惟强饮米汤瓯许，自言心中热而且干，周身酸软无力，抚其肌肤，不甚发热，体温 37.8℃。其脉六部皆微弱而沉，左部又兼细，至数如常。大便四日未行，小便短少赤涩。

[诊断] 此伏气触发于外，感而成温，因肾脏虚损而窜入少阴也。《黄帝内经》谓："冬伤于寒，春必病温。"此言冬时所受之寒甚轻，不能即时成为

伤寒，恒伏于三焦脂膜之中，阻塞气化之升降，暗生内热，至春阳萌动之时，其所生之热恒激发于春阳而成温。然此等温病未必入少阴也。《黄帝内经》又谓："冬不藏精，春必病温。"此言冬不藏精之人，因阴虚多生内热，至春令阳回，其内热必益加增，略为外感激发，即可成温病。而此等温病，亦未必入少阴也。惟其人冬伤于寒又兼冬不藏精，其所伤之寒伏于三焦，随春阳而化热，恒因其素不藏精，乘虚而窜入少阴，此等证若未至春令即化热窜入少阴，则为少阴伤寒，即伤寒少阴证二三日以上，宜用黄连阿胶汤者也。若已至春令始化热窜入少阴，当可名为少阴温病，即温病中内有实热，脉转微细者也。诚以脉生于心，必肾阴上潮与心阳相济，而后其跳动始有力。盖此证因温邪窜入少阴，俾心肾不能相济，是以内虽蕴有实热，而脉转微细，其咽喉疼者，因少阴之脉上通咽喉，其热邪循经上逆也。其唇裂舌干而缩者，肾中真阴为邪热遏抑不能上潮，而心中之亢阳益妄动上升以铄耗其津液也。至于心中发热且发干，以及大便燥结、小便赤涩，亦无非阴亏阳亢之所致。为其肾阴心阳不能相济为功，是以精神昏愦、闭目蜷卧、烦人言语，此乃热邪深陷，气化隔阂之候，在温病中最为险证。正不可因其脉象无火，身不甚热，而视为易治之证也。愚向拟有坎离互根汤可为治此病的方，今将其方略为加减俾与病候相宜。

[处方] 生石膏三两_{轧细}、野台参四钱、生怀地黄一两、生怀山药八钱、玄参五钱、辽沙参五钱、甘草三钱、鲜茅根五钱。

药共八味，先将前七味煎十余沸，再入鲜茅根煎七八沸其汤即成。取清汤三盅，分三次温服下，每服一次，调入生鸡子黄一枚。此方若无鲜茅根，可用干茅根两半，水煮数沸，取其汤代水煎药。

[方解] 温病之实热，非生石膏莫解，辅以人参并能解邪实正虚之热，再辅以地黄、山药诸滋阴之品，更能解肾亏阴虚之热。且人参与滋阴之品同用，又能助肾阴上潮以解上焦之燥热。用鸡子黄者，化学家谓鸡子黄中含有副肾髓质之分泌素，为滋补肾脏最要之品也。用茅根者，其凉而能散，用之作引，能使深入下陷之邪热上出外散以消解无余也。

复诊：将药三次服完，周身之热度增高，脉象较前有力，似近洪滑，诸病皆见轻减，精神已振。惟心中仍觉有余热，大便犹未通下，宜再以大剂凉润之药清之，而少佐以补气之品。

[处方] 生石膏一两_{轧细}、大潞参三钱、生怀地黄一两、玄参八钱、辽沙

参八钱、大甘枸杞六钱、甘草二钱、鲜茅根四钱。

药共八味，先将前七味煎十余沸，再入茅根煎七八沸其汤即成。取清汤两大盅，分两次温服下，每服一次调入生鸡子黄一枚。

[效果]将药连服两剂，大便通下，病遂全愈。

[说明]此证之脉象沉细，是肾气不能上潮于心，而心肾不交也。迨服药之后，脉近洪滑，是肾气已能上潮于心而心肾相交也。为其心肾相交，是以诸病皆见轻减，非若寻常温病其脉洪大为增剧也。

【评析】

张氏本案以自创坎离互根汤除气分之壮热，滋肾经之阴液治温病少阴之候。张氏认为："其人或因冬不藏精，少阴之脏必虚，而伏气之化热者即乘虚而入，遂现少阴微细之脉。故其脉愈微细，而所蕴之燥热愈甚。"其自创坎离互根汤加减正为治此病之方。此案为伏气触发于外，感而成温，而此人冬伤于寒又兼冬不藏精。因此，张氏认为"盖此因温邪窜入少阴，俾心肾不能相济，是以内虽蕴有实热，而脉转微细，其咽喉疼者，因少阴之脉上通咽喉，其热邪循经上逆也。其唇裂舌干而缩者，肾中真阴为邪热遏抑不能上潮，而心中之亢阳益妄动上升以铄耗其津液也。至于心中发热且发干，以及大便燥结，小便赤涩，亦无非阴亏阳亢之所致。为其肾阴心阳不能相济为功，是以精神昏愦，闭目蜷卧，烦人言语，此乃热邪深陷，气化隔阂之候，在温病中最为险证。正不可因其脉象无火，身不甚热，而视为易治之证也。"张氏治以坎离互根汤加减，认为此温病之实热，非辛寒之石膏莫解，因为石膏入肺胃二经，可达热出表，清气分之热，又可以"辅以人参并能解邪实正虚之热，再辅以地黄、山药诸滋阴之品，更能解肾亏阴虚之热。且人参与滋阴之品同用，又能助肾阴上潮以解上焦之燥热"，且鸡子黄"为滋补肾脏最要之品"，茅根"其凉而能散，用之作引，能使深入下陷之邪热上出外散以消解无余"。诸药共奏清热滋阴、扶正祛邪之效。二诊时，周身之热度增高，脉象较前有力，似近洪滑，诸病皆见轻减，精神已振。仅心中仍觉有余热，大便犹未通下，故张氏"再以大剂凉润之药清之，而少佐以补气之品"，以善其后。

案二：治温热结胸证案

【医案】

天津张姓叟，年近五旬，于季夏得温热结胸证。

[病因] 心有忿怒，继复饱食，夜眠又当窗受风，晨起遂觉头疼发热，心下痞闷，服药数次病益进。

[证候] 初但心下痞闷，继则胸膈之间亦甚痞塞，且甚烦热，其脉左部沉弦，右部沉牢。

[诊断] 寒温下早成结胸，若表有外感，里有瘀积，不知表散药与消积药并用，而专事开破以消其积，则外感乘虚而入亦可成结胸。审证察脉，其病属结胸无疑，然其结之非剧，本陷胸汤之义而通变治之可也。

[处方] 病者旬余辍工，家几断炊，愚怜其贫，为拟简便之方，与以自制通彻丸（即牵牛轧取头次末，水泛为小丸）五钱及自制离中丹两半，俾先服通彻丸三钱，迟一点半钟，若不觉药力猛烈，再服下所余二钱，候须史再服离中丹三钱，服后多饮开水，俾出汗。若痞塞开后，仍有余热者，将所余离中丹分数次徐徐服之，每服后皆宜多饮开水取微汗。

[效果] 如法将两种药服下，痞塞与烦热皆愈。

【评析】

张氏本案以温下与清热并用法治温热结胸之候。《伤寒论·辨太阳病脉证并治》134条："太阳病，脉浮而动数……医反下之，动数变迟，膈内拒痛，胃中空虚，客气动膈，短气躁烦，心中懊恼，阳气内陷，心下因硬，则为结胸，大陷胸汤主之。"本案患者亦如伤寒此证，因饱食后伤风，外感与内积同见，应当表里同治，解表药与消积药并用，然而专用开破消积之剂从而导致误治发生，使外感之邪乘虚而入，邪热与积滞互结而成结胸。张氏认为本案患者虽为结胸，但病情尚轻，不宜使用陷胸汤类之峻猛之剂，应取"本陷胸汤之义而通变治之"。张氏治以温下与清热并用，使邪热得消，积滞并除，从而痞塞自愈。张氏悯其家贫，给予通彻丸，以"牵牛轧取头次末，水泛为小丸"，温通下积，又防其峻猛之性，嘱咐酌情服用，做到攻下而不伤正，同时配合离中丹（生石膏细末二两、甘草细末六钱、朱砂末一钱半），清热除烦。

此外，张氏亦强调服药后多饮开水，以助汗除邪，使邪气从腠理外达。

案三：治新感温病案

【医案】

天津俞某，年过四旬，于孟夏得温病。

[病因] 与人动气争闹，头面出汗为风所袭，遂成温病。

[证候] 表里俱发热，胸膈满闷，有似结胸，呼吸甚觉不利，夜不能寐，其脉左右皆浮弦有力，舌苔白厚，大便三日未行。

[诊断] 此病系在太阳而连及阳明少阳也。为其病在太阳，所以脉浮；为其连及阳明，所以按之有力；为其更连及少阳，是以脉浮有力而又兼弦也。其胸膈满闷呼吸不利者，因其怒气溢于胸中，夹风邪痰饮凝结于太阳部位也。宜外解太阳之表，内清阳明之热，兼和解其少阳，更开荡其胸膈，方为完全之策。

[处方] 生石膏二两捣细、蒌仁二两炒捣、生莱菔子八钱捣碎、天花粉六钱、苏子三钱炒捣、连翘三钱、薄荷叶二钱、茵陈二钱、龙胆草二钱、甘草二钱。

共煎汤一大盅，温服后，复食取微汗。

[效果] 服药后阅一小时，遍身得汗，胸次豁然，温热全消，夜能安睡，脉已和平如常，惟大便犹未通下，俾但用西药旃那叶（番泻叶）一钱，开水浸服两次，大便遂通下。

【评析】

张氏本案以外解太阳之表，内清阳明之热，兼和解其少阳法治新感温病之候。本案患者为卫气同病，所以表里俱热。从脉证上最能反映邪气在太阳而连及阳明、少阳的病变特点，因其病在太阳，所以脉浮；因其累及阳明，所以脉按之有力；因其又连及少阳，是以脉浮有力而又兼弦象。同时，本案患者又与人争吵动气，气血上涌，损伤肝体，肝气郁结，导致气机不畅，水湿内停，痰饮内生，所以"其胸膈满闷呼吸不利者，因其怒气溢于胸中，夹风邪痰饮凝结于太阳部位也"。因此，张氏三阳同治，"外解太阳之表，内清阳明之热，兼和解其少阳，更开荡其胸膈"，张氏此法面面俱到，实为后世学习典范。方中用石膏透表解肌，清阳明胃腑之热；瓜蒌仁润燥化痰，滑肠通便；莱菔子除胀、祛痰降气；天花粉清肺生津；苏子降气化痰；连翘、薄荷疏散表热。茵陈、龙胆草和解少阳；旃那叶开水泡服，以泄热行滞，给邪以出路。诸药三阳同治，卫气同调，从而达到热退身凉、郁开脉和的治疗目标。

案四：治风温兼伏气化热案

【医案】

天津陈某，年四十六岁，得风温兼伏气化热病。

[病因] 因有事乘京奉车北上时，当仲夏归途受风，致成温热病。

[证候] 其得病之翌日，即延为诊视，起居如常，惟觉咽喉之间有热上冲，咳嗽吐痰，音微哑，周身似拘束酸软。脉象浮而微滑，右关重按甚实，知其证虽感风成温，而其热气之上冲咽喉，实有伏气化热内动也。若投以拙拟寒解汤原可一汗而愈。然当此病之初起而遽投以石膏重剂，彼将疑而不肯服矣。遂迁就为之拟方。盖医以救人为目标，正不妨委曲以行其道也。

[处方] 薄荷叶三钱、青连翘三钱、蝉蜕二钱、知母六钱、玄参六钱、天花粉六钱、甘草二钱。

共煎汤一大盅，温服。

[复诊] 翌日复延为诊视，言服药后周身得微汗，而表里反大热，咳嗽音哑益甚，何以服如此凉药而热更增加，将毋不易治乎？言之若甚恐惧者。诊其脉洪大而实，左右皆然，知非重用石膏不可。因谓之曰：此病乃伏气化热，又兼有新感之热，虽在初得亦必须用石膏清之方能治愈。若果能用生石膏四两，今日必愈，吾能保险也。问石膏四两一次全服乎？答曰：非也。可分作数次服，病愈则停服耳。为出方，盖因其有恐惧之心，故可使相信耳。

[处方] 生石膏四两_{捣细}、粳米六钱。

共煎汤至米熟，取汤四盅，分四次徐徐温饮下。病愈不必尽剂，饮至热退而止。大便若有滑泻，尤宜将药急停服。

[复诊] 翌日又延为诊视，相迎而笑曰：我今热果全消矣，惟喉间似微觉疼，先生可再为治之。问药四盅全服乎？答曰：全服矣。当服至三盅后，心犹觉稍热，是以全服，且服后并无大便滑泻之病，石膏真良药也。再诊其脉已平和如常，原无须服药，问其大便，三日犹未下行。为开滋阴润便之方，谓服至大便通后，喉疼亦必自愈，即可停药勿服矣。

【评析】

张氏本案以清阳明胃腑实热法治风温兼伏气化热之候。根据温病发病后的证候表现是以里热证为主，还是以表热证为主，大体可以分为伏气温病与新感温病两类。通常情况下，伏气温病初起病位在里，里证是其症状表现的重点。里证的转归是其病机演变的关键。本案患者之温病是由伏气化热所致，《黄帝内经》"冬伤于寒，春必温病"，认为冬季感寒不发，邪气伏居体内化热，至春则发温病。因此，张氏认为"此言伏气化热成温病也"，本案患者仲夏略有感冒，复因归途受风，而后其化热可陡然成温，表里俱觉壮热。症见"咽喉之间有热上冲，咳嗽吐痰，音微哑，周身似拘束酸软。脉象浮而微滑，右关重按甚实，知其证虽感风成温，而其热气之上冲咽喉，实有伏气化热内动也"。张氏认为本案患者本可以寒解汤一汗而愈，但病者有疑虑而未服，故从寒解汤中去石膏，用薄荷叶、青连翘、蝉蜕、知母、玄参、天花粉等凉药后而热反更增加，"其脉洪大而实，左右皆然，知非重用石膏不可"。张氏认为生石膏其性凉而能散，有透表解肌之力，为清泻肺胃二经气分实热之要药。无论内伤、外感，凡实热之证，用之皆效，其寒凉之性远逊于黄连、龙胆草、知母、黄柏等，而其退热之力远过于诸药。因此，张氏以生石膏、粳米二味药"共煎汤至米熟，取汤四盅，分四次徐徐温饮下"，一剂而病愈。

案五：治温病兼脑膜炎案

【医案】

天津侯姓幼男，年八岁，得热病兼脑膜炎。

[病因] 蒙学暑假乍放，幼童贪玩，群在烈日中嬉戏，出汗受风，遂得斯证。

[证候] 闭目昏昏，呼之不应，周身灼热无汗，其脉洪滑而长，两寸尤盛。其母言病已三日，昨日犹省人事，惟言心中发热，至夜间即昏无知觉。然以水灌之犹知下咽，问其大便三日未行。

[诊断] 此温热之病，阳明腑热已实，其热循经上升兼发生脑膜炎也。脑藏神明，主知觉，神经因热受伤，是以知觉全无，宜投以大剂白虎汤以清胃腑之热，而复佐以轻清之品，以引药之凉力上行，则脑中之热与胃腑之热全

清，神识自明了矣。

[处方] 生石膏三两捣细、知母八钱、连翘三钱、茵陈钱半、甘草三钱、粳米五钱。

煎至米熟其汤即成。取清汁三茶杯，徐徐分三次温服，病愈无须尽剂。

[效果] 服至两次已明了能言，自言心中犹发热，将药服完，其热遂尽消，霍然全愈。

【评析】

张氏本案以脑中之热与胃腑之热并清法治温病兼脑膜炎。本案患者"其周身灼热无汗，脉洪滑而长"，大便三日未行，阳明腑热已成。因此，张氏将本案辨为温病。由于患者热结于内，里热熏蒸，致使腑热上扰神明，"神经因热受伤，是以知觉全无"，导致脑膜炎。张氏根据此病机，认为本案患者脑中、胃腑皆有邪热，所以二脏同清，"以大剂白虎汤以清胃腑之热，而复佐以轻清之品，以引药之凉力上行，则脑中之热与胃腑之热全清"。此方虽由仲景制定，但后世温病学家将其作为温病常用治方，广泛用于多种温病的气分证。方中生石膏辛寒，入肺胃经，能大清胃热，达热出表，除气分壮热；知母苦寒而性润，入肺胃二经，泻火滋阴；二者相配，可增强清热止渴除烦之力。生甘草泻火解毒，调和诸药，配粳米养护胃气，祛邪而不伤正，配石膏则可甘寒生津。连翘味淡微苦，轻清升浮，宣散透表解肌，清透逐邪。茵陈其气微香，辛苦微寒，秉少阳最初之气，是以凉而能散。本方六药相配，思路专一，共奏清热保津之功。虽然患者有闭目昏昏，呼之不应，昏无知觉等热扰神明之症状，但病变的关键还在于阳明腑热，热结于内，里热熏蒸是矛盾的主要方面，故以大剂白虎汤以清胃腑之热，而复佐以轻清之品，脑中之热与胃腑之热并清，思路专一，不用一味开窍药，但却获得了热清而神识自明的良好效果。集中体现了《素问·标本病传论》"谨察间甚，以意调之。间者并行，甚者独行"的治疗思想。

案六：治温热泄泻案

【医案】

天津钱姓幼男，年四岁，于孟秋得温热兼泄泻，病久不愈。

[病因] 季夏感受暑温，服药失宜，热留阳明之腑，久则灼耗胃阴，嗜凉且多嗜饮水，延至孟秋，上热未清，而下焦又添泄泻。

[证候] 形状瘦弱已极，周身灼热，饮食少许则恶心欲呕吐。小便不利，大便一昼夜十余次，多系稀水，卧不能动，哭泣无声，脉数十至且无力（四岁时，当以七至为正脉），指纹现淡红色，已透气关。

[诊断] 此因外感之热久留耗阴，气化伤损，是以上焦发热懒食，下焦小便不利而大便泄泻也。宜治以滋阴、清热、利小便兼固大便之剂。

[处方] 生怀山药一两五钱、滑石一两、生杭芍六钱、甘草三钱。

煎汤一大盅，分数次徐徐温服下

[方解] 此方即拙拟滋阴清燥汤也。原方生山药是一两，今用两半者，因此幼童瘦弱已极，气化太虚也。方中之义，山药与滑石同用，一利小便，一固大便，一滋阴以退虚热，一泻火以除实热。芍药与甘草同用，甘苦化合，味近人参，能补益气化之虚损。而芍药又善滋肝肾以利小便，甘草又善调脾胃以固大便，是以汇集而为一方也。

[效果] 将药连服两剂，热退泻止，小便亦利，可进饮食，惟身体羸瘦不能遽复。俾用生怀山药细末七八钱许，煮作粥，调以白糖，作点心服之。且每次送西药百布圣一瓦，如此将养月余始胖壮。

【评析】

张氏本案以滋阴清燥之标本并求法治温热泄泻之候。本案患儿先受外感邪热，又因服药失宜，致使热留阳明。从季夏至孟秋，邪热久留体内而热耗气阴，气化因之伤损，导致上下二焦受损，"上焦发热懒食"，出现"形状瘦弱已极，周身灼热，饮食少许则恶心欲呕吐"等症状；下焦"小便不利，大便一昼夜十余次，多系稀水"。又见"卧不能动，哭泣无声，脉数十至且无力，指纹现淡红色，已透气关"等气阴不足之状。张氏认为温热兼泄泻，临床施治，颇为棘手，"从来寒温之热，传入阳明，其上焦燥热，下焦滑泄者，最为难治。因欲治其上焦之燥热，则有碍下焦之滑泄；欲补其下焦之滑泄，则有碍上焦之燥热，是以医者对之恒至束手"。张氏自拟滋阴清燥汤治之。患者"连服两剂，即热退泻止，小便亦利"，并可进食，效果明显。本案患儿形体极其瘦弱，气化太虚，因此张氏生山药用一两半。山药与滑石并用，山药多液、滑石性凉，二药一固一利，二便同调，同时善清上焦之燥热，又可辅助甘草、芍药以复其阴，阴复则胜燥热自处，芍药又可助花式利小便，甘草亦可助山药善调大便。全方滋阴与清热并举，滋阴以退虚热，泻火以除实热。同时滋肝肾以利小便，调脾胃以固大便，二者兼顾，标本并求，因而见效明显。

案七：治温病兼虚热案

【医案】

山西高某，年二十八岁，客居天津，于仲秋得温病。

[病因] 朋友招饮，饮酒过度，又多喝热茶，周身出汗，出外受风。

[证候] 周身骨节作疼，身热39.4℃，心中热而且渴，舌苔薄而微黄。大便干燥，小便短赤，时或干嗽，身体酸软殊甚，动则眩晕，脉数逾五至，浮弦无力。自始病至此已四十日矣，屡次延医服药无效。

[诊断] 此证乃薄受外感，并非难治之证。因治疗失宜，已逾月而外表未解，内热自不能清。病则懒食，又兼热久耗阴，遂由外感之实热，酿成内伤之虚热，二热相并，则愈难治矣。斯当以大滋真阴之药为主，而以解表泻热之药佐之。

[处方] 生怀山药一两、生怀地黄一两、玄参一两、沙参六钱、生杭芍六钱、大甘枸杞五钱、天冬五钱、天花粉五钱、滑石三钱、甘草三钱。

共煎汤一大碗，分三次温饮下，其初饮一次时，先用白糖水送服西药阿司匹林半瓦，然后服汤药。

[复诊] 初服药一次后，周身得汗，骨节已不觉疼，二次、三次继续服完，热退强半，小便通畅，脉已不浮弦，跳动稍有力，遂即原方略为加减，俾再服之。

[处方] 生怀山药一两、生怀地黄八钱、玄参六钱、沙参六钱、大甘枸杞六钱、天冬六钱、滑石三钱、甘草二钱、真阿胶_{捣碎}三钱。

药共九味，先将前八味煎汤两大盅，去渣入阿胶融化，分两次温服。其服初次时，仍先用白糖水送服阿司匹林三分之一瓦。此方中加阿胶者，以其既善滋阴，又善润大便之干燥也。

[效果] 将药先服一次，周身又得微汗，继将二分服下，口已不渴，其日大便亦通下，便下之后，顿觉精神清爽，灼热全无，病遂从此愈矣。

[说明] 方中重用大队凉润之品，滋真阴即以退虚热，而复以阿司匹林解肌、滑石利小便者，所以开实热之出路也。至于服阿司匹林半瓦，即遍身得汗者，因体虚者其汗易出，而心有燥热之人，得凉药之濡润亦恒自出汗也。

【评析】

张氏本案以大滋真阴兼解表泄热法治温病兼虚热之候。患者乃薄受外感，并非难治之证。但因治疗失宜，已逾月而外表未解，内热自不能清。又兼热久耗阴，遂由外感之实热，酿成内伤之虚热，二热相并，则成难治之候。治宜大滋真阴之药为主，而以解表泄热之药佐之。方中用怀山药益肺肾，生地黄、玄参、沙参、天冬、天花粉等凉润之品，以养阴清热生津。枸杞养阴益精，杭芍柔肝敛阴，滑石清热除烦利小便，甘草调和诸药，辅以解表发汗西药阿司匹林。待表证稍除后，去杭菊、天花粉，加阿胶取其善滋阴又善润肠之功。使之周身微汗出，大便通，灼热退，神清气爽而病痊愈。纵观本案，久病必伤元气，外感之实热，酿成内伤之虚热，二热相并，故治疗应以扶正为第一要义，兼以祛邪，才能达到愈病效果。

案八：治暑温兼泄泻案

【医案】

天津侯姓学徒，年十三岁，得暑温兼泄泻。

[病因] 季夏天气暑热，出门送药受暑，表里俱觉发热，兼头目眩晕。服药失宜，又兼患泄泻。

[证候] 每日泄泻十余次，已逾两旬，而心中仍觉发热懒食，周身酸软无力，时或怔忡，小便赤涩发热，其脉左部微弱，右部重按颇实，搏近六至。

[诊断] 此暑热郁于阳明之腑，是以发热懒食，而肝肾气化不舒，是以小便不利致大便泄泻也。当清泻胃腑，调补肝肾，病当自愈。

[处方] 生怀山药两半、滑石一两、生杭芍六钱、净萸肉四钱、生麦芽三钱、甘草三钱。

共煎汤一大盅，温服。

复诊：服药一剂，泻即止，小便通畅，惟心中犹觉发热，又间有怔忡之时，遂即原方略为加减，俾再服之。

[处方] 生怀山药一两、生怀地黄一两、净萸肉八钱、生杭芍六钱、生麦芽二钱、甘草二钱。

共煎汤一大盅，温服。

[效果] 将药连服两剂，其病霍然全愈。

[说明] 初次所用之方，即拙拟之滋阴清燥汤加山萸肉、生麦芽也。从来寒温之热，传入阳明，其上焦燥热，下焦滑泻者，最为难治，因欲治其上焦之燥热，则有碍下焦之滑泻；欲补其下焦之滑泻，则有碍上焦之燥热，是以医者对之恒至束手。然此等病证若不急为治愈，则下焦滑泻愈久，上焦燥热必愈甚，是以本属可治之证，因稍为迟延竟至不可救者多矣。惟拙拟之滋阴清燥汤，山药与滑石并用，一补大便，一利小便。而山药多液，滑石性凉，又善清上焦之燥热，更辅以甘草、芍药以复其阴（仲景作甘草芍药汤以复其阴），阴复自能胜燥热，而芍药又善利小便，甘草亦善调大便，汇集四味为方，凡遇证之上焦燥热、下焦滑泻者，莫不随手奏效也。间有阳明热实，服药后滑泻虽止而燥热未尽清者，不妨继服白虎汤。其热实体虚者，或服白虎加人参汤，若虑其复作滑泻，可于方中仍加滑石三钱，或更以生山药代粳米煎取清汤，一次只饮一大口，徐徐将药服完，其热全消，亦不至复作滑泻。愚用此法救人多矣，滋阴清燥汤后，附有治愈多案可参观也。至此案方中加萸肉、生麦芽者，因其肝脉弱而不舒，故以萸肉补之，以生麦芽调之，所以遂其条达之性也。至于第二方中为泻止，小便已利，故去滑石。为心中犹怔忡，故将萸肉加重。为犹有余热未清，故又加生地黄。因其余热无多，如此治法，已可消除净尽，无须服白虎汤及白虎加人参汤也。

【评析】

张氏本案以滋阴补虚为主，清热止泻为辅治暑温兼泄泻之候。本案发病于酷暑之时，暑热为病，最易挟湿，耗气伤阴。暑湿内犯，易于侵袭中焦脾胃，故见发热懒食，小便不利，大便泄泻。暑热伤阴，则肝肾阴精耗损，下元不固而泄泻，此乃上实下虚。病逾两旬，延误太久，治之不及，而下焦滑泻愈久，上焦燥热愈甚，上下皆病，补泻两难，治上焦则下焦愈泻，治下焦则上焦愈燥，实为难治。张氏用自创之滋阴清燥汤加山萸肉、生麦芽，治以滋阴补虚为主，清热止泻为辅。滋阴清燥汤由滑石、生杭芍、生山药、甘草组成，本为温病外表已解，其人或兼滑泻者用之。本案患者正应此症，外邪内陷，外表已无。方中生山药补脾生津而固滑止泻，滑石清燥热而利水止泻，二药配合，一止一利，二便同治，且"山药多液，滑石性凉，又善清上焦之燥热"，二者相得益彰。又佐以芍药以滋阴血、利小便；甘草和阴阳，补脾胃，阴复自能胜燥热，两者亦为清热止泻之要品。"因其肝脉弱而不舒"，故再于方中加山萸肉强阴固涩，用生麦芽健脾和胃，疏肝行气，以遂肝舒畅条达之性。诸药相合，一剂泻止而小便通。二诊之时，"惟心中犹觉发热之时，间有怔忡"，尚有余热未清，张氏以原方加减。观其病症，因泻止，小便已利，故去滑石。心中怔忡，肾阴不足，水难上济，萸肉加重。又加生地黄清热滋阴。除此之外，张氏在医案中亦提及备用之方，白虎汤或白虎加人参汤，"间有阳明热实，服药后滑泻虽止而燥热未尽清者，不妨继服白虎汤。其热实体虚者，或服白虎加人参汤，若虑其复作滑泻，可于方中仍加滑石三钱，或更以生山药代粳米煎取清汤，一次只饮一大口，徐徐将药服完，其热全消，亦不至复作滑泻"。本案患者余热无多，又经滋阴清燥汤加山萸肉、生麦芽补阴行气，余热消除净尽，故无需服白虎汤或白虎加人参汤也。可见张氏治病，遣方用药，犹如排兵布阵，细致缜密，善于防患于未然。

案九：治风温兼喘促案

【医案】

辽宁赫姓幼子，年五岁，得风温兼喘促证。

[病因] 季春下旬，在外边嬉戏，出汗受风，遂成温病。医治失宜，七八日间又添喘促。

[证候] 面红身热，喘息极迫促，痰声辘辘，目似不瞬。脉象浮滑，重按有力。指有紫纹，上透气关，启口视其舌苔白而润。问其二便，言大便两日未行，小便微黄，然甚通利。

[诊断] 观此证状况，已危至极点，然脉象见滑，虽主有痰，亦足征阴分充足。且视其身体胖壮，知犹可治，宜用金匮小青龙加石膏汤，再加杏仁、川贝以利其肺气。

[处方] 麻黄一钱、桂枝尖一钱、生杭芍三钱、清半夏二钱、杏仁二钱去皮捣碎、川贝母二钱捣碎、五味子一钱捣碎、干姜六分、细辛六分捣细、生石膏一两。

共煎汤一大盅，分两次温服下。

[方解]金匮小青龙加石膏汤，原治肺胀咳而上气烦躁而喘，然其石膏之分量，仅为麻桂三分之二（金匮小青龙加石膏汤，其石膏之分量原有差误，曾详论之），而此方中之生石膏则十倍于麻桂，诚以其面红身热，脉象有力，若不如此重用石膏，则麻、桂、姜、辛之热，即不能用矣。又伤寒论小青龙汤加减之例，喘者去麻黄加杏仁，今加杏仁而不去麻黄者，因重用生石膏以监制麻黄，则麻黄即可不去也。

[复诊]将药服尽一剂，喘愈强半，痰犹壅盛，肌肤犹灼热，大便犹未通下，脉象仍有力，拟再治以清热利痰之品

[处方]生石膏二两捣细、瓜蒌仁二两炒捣、生赭石一两轧细。

共煎汤两盅，分三次徐徐温饮下。

[效果]将药分三次服完，火退痰消，大便通下，病遂全愈。

[说明]此案曾登于《全国名医验案类编》，何廉臣评此案云："风温犯肺胀喘促，小儿尤多，病最危险，儿科专家，往往称为马脾风者此也。此案断定为外寒束内热，仿金匮小青龙加石膏汤，再加贝母开豁清泄，接方用二石蒌仁等清镇滑降而痊。先开后降，步骤井然。惟五岁小儿能受如此重量，可见北方风气刚强，体质茁实，不比南方人之体质柔弱也。正惟能受重剂，故能奏速功。"

观何廉臣评语，虽亦推奖此案，而究嫌药量过重，致有南北分别之设想。不知此案药方之分量若作一次服，以治五岁孺子诚为过重。若分作三次服，则无论南北，凡身体胖壮之孺子皆可服也。试观近今新出之医书，治产后温病，有一剂用生石膏半斤者矣，曾见于刘蔚楚君《遇安斋证治丛录》，刘君原广东香山人也。治鼠疫病亦有一剂用生石膏半斤者矣，曾见于李健颐君《鼠疫新篇》，李君原福建平潭人也。若在北方治此等证，岂药之分量可再加增乎？由此知医者之治病用药，不可定存南北之见也。且愚亦尝南至汉皋矣，曾在彼处临证处方，未觉有异于北方，惟用发表之剂则南方出汗较易，其分量自宜从轻。然此乃地气寒暖之关系，非其身体强弱之关系也。既如此，一人之身则冬时发汗与夏时发汗，其所用药剂之轻重自迥殊也。

尝细验天地之气化，恒数十年而一变。仲景当日原先著《伤寒论》，后著《金匮要略》，伤寒论小青龙汤，原有五种加法，而独无加石膏之例。因当时无当加石膏之病也。至著《金匮》时，则有小青龙加石膏汤矣，想其时已现

有当加石膏之病也。忆愚弱冠时，见医者治外感痰喘证，但投以小青龙汤原方即可治愈。

后数年愚临证遇有外感痰喘证，但投以小青龙汤不效，必加生石膏数钱方效。又迟数年必加生石膏两许，或至二两方效。由斯知为医者，当随气化之转移，而时时与之消息，不可拘定成方而不知变通也。

【评析】

张氏本案以小青龙加石膏汤原方，先开后降，温寒并进治风温兼喘促之候。本案患儿发病之特点为表里俱病，寒热错杂。寒邪在表，热邪在里，更兼内有痰饮。出汗受风，遂成表寒，医治失宜，表寒入里化热，外寒束内热，肺气不利，喘促发热。脉象见滑，舌苔白而润者，内有痰饮之明证，亦可足征阴分充足未伤也。张氏用张仲景之小青龙加石膏汤原方，此方由麻黄、芍药、桂枝、细辛、五味子、半夏、石膏、甘草、干姜共同组成，可见张氏将本案辨为表寒里热，痰饮内伏之证。尤在泾在《金匮要略心典》认为小青龙加石膏汤为"外邪内饮相搏之证而兼烦躁，则夹有热邪。麻、桂药中，必用石膏，如大青龙之例也……心下寒饮，则非温药不能开而去之，故不用越婢加半夏，而用小青龙加石膏，温寒并进，水热俱捐，于法尤为密矣"。张氏再加杏仁、川贝以利其肺气。二诊之时，患儿喘愈强半，痰犹壅盛，肌肤犹热，大便未通，脉象仍有力者，此为痰热未尽。张氏用生石膏以清热，瓜蒌仁、生赭石以利痰。瓜蒌仁具有清化热痰、宽胸散结、润肠通便之功效，可用于肺火痰热、咳嗽痰黏、肺腐吐脓、胸痹胁痛、肠燥便秘等症。生赭石亦有清热化痰、重镇降逆之功，可治噫气呃逆。药虽三味，极其精简，但效如桴鼓，继而患儿火退痰消，大便通下，病速痊愈。本案亦曾获清末民国初之医家何廉臣赞许，认为其治法，先开后降，步骤井然。但是何廉臣嫌石膏过量，张氏认为三次分服，"则无论南北，凡身体胖壮之孺子皆可服也"。可见张氏行医，随气化之转移，时时与之消息，不拘定成方，善于变通。

案十：治秋温兼伏气化热案

【医案】

天津徐姓媪，年五十九岁，于中秋上旬得温病，带有伏气化热。

[病因] 从前原居他处，因迁居劳碌，天气燥热，有汗受风，遂得斯病。

[证候] 晨起，觉周身微发热兼酸懒不舒，过午，陡觉表里大热，且其热浸增。及晚，四点钟往视时，见其卧床闭目，精神昏昏。呻吟不止，诊其脉左部沉弦，右部洪实，数近六至。问其未病之前，曾有拂意之事乎？其家人曰：诚然，其禀性褊急，恒多忧思，且又易动肝火。欲见其舌苔，大声呼数次，始知启口，视其舌上似无苔而有肿胀之意，问其大便，言素恒干燥。

[诊断] 其左脉沉弦者，知其肝气郁滞不能条达，是以呻吟不止，此欲借呻吟以舒其气也。其右脉洪实者，知此证必有伏气化热，窜入阳明，不然则外感之温病，半日之间何至若斯之剧也。此当用白虎汤以清阳明之热，而以调气舒肝之药佐之。

[处方] 生石膏二两搋细、知母八钱、生莱菔子三钱搋碎、青连翘三钱、甘草两钱、粳米四钱。

共煎汤两盅，分两次温服。

[方解] 莱菔子为善化郁气之药。其性善升亦善降，炒用之则降多于升，生用之则升多于降。凡肝气之郁者宜升，是以方中用生者。至于连翘，原具有透表之力，而用于此方之中，不但取其能透表也，其性又善舒肝，凡肝气之郁而不舒者，连翘皆能舒之也。是则连翘一味，既可佐白虎以清温热，更可辅莱菔以开肝气之郁滞。

复诊：将药两次服完，周身得汗，热退十之七八，精神骤然清爽。左脉仍有弦象而不沉，右脉已无洪象而仍似有力，至数之数亦减。问其心中仍有觉热之时，且腹中知饥而懒于进食，此则再宜用凉润滋阴之品清其余热。

[处方] 玄参一两、沙参五钱、生杭芍四钱、生麦芽三钱、鲜茅根四钱、滑石三钱、甘草二钱。

共煎汤一大盅，温服。方中用滑石者，欲其余热自小便泻出也。

[效果] 将药连服两剂，大便通下，其热全消，能进饮食，脉象亦和平矣。而至数仍有数象，俾再用玄参两半，潞参三钱，煎服数剂以善其后。

【评析】

张氏本案以白虎汤清阳明之热，兼调气舒肝法治秋温兼伏气化热之候。本案患者起病之因为"天气燥热，有汗受风"，但张氏问病因由来并未止于此，"问其未病之前，曾有拂意之事乎？其家人曰：诚然，其禀性褊急，恒多忧思，且又易动肝火"。可见本案张氏问诊病因之精详，堪为诊病问诊之范例。正如《素问·征四失论》云："诊病不问起始，忧患饮食之失节，起居之过度，或伤于毒，不先言此，卒持寸口，何病能中"，正是如此，其起病之因，内有肝气郁结，气结化火；外有"伏气化热，窜入阳明"，两阳相合，热势蒸腾。因此本案患者虽为外感，但发病半日则病势加重，呻吟不止，"此欲借呻吟以舒其气也"。故张氏方用白虎汤以清阳明之热，并用调气舒肝之药佐之。加莱菔子以理气疏肝。清·蒋介繁《本草择要纲目》云：莱菔子"生能升，熟能降"。张氏亦认为："莱菔子为善化郁气之药。其性善升亦善降，炒用之则降多于升，生用之则升多于降。凡肝气之郁者宜升，是以方中用生者。"除此之外，张氏又加连翘，认为连翘为清热解毒、疏散风热之佳品。以其疏风透表之力，用于此方中，取其透表舒肝之效，既佐白虎清热透邪，又辅莱菔子舒肝解郁。二诊时，"周身得汗，热退十之七八，精神骤然清爽"。但左脉仍有弦象而不沉，心中仍觉有热，此为余热未尽；腹中知饥，懒于进食者，为胃阴亏虚。故张氏从扶正以祛邪入手，用凉润滋阴之品以清余热。用玄参可清热养阴；沙参以养阴清肺，益胃生津；生杭芍养阴柔肝。张山雷《本草正义》载："成无己谓：白补而赤泻，白收而赤散。故益阴养血，滋润肝脾，皆用白芍；活血行滞，宣化疡毒，皆用赤芍药。"由此观之，张氏所用白芍。又加生麦芽开胃气，明·张介宾《景岳全书·本草正》载："病久不食者，可借此谷气以开胃。"本案患者懒于进食，故用之。加养胃阴、清肺热之鲜茅根。又以滑石，欲其余热自小便泻出也。药服两剂，病症俱消。唯脉仍有数象，再用玄参、潞参，以益气生津而善后收功。

案十一：治温病兼吐泻腿抽案

【医案】

族侄某，年五十三岁，于仲春下旬得温病兼吐泻，腿筋抽缩作疼。

[病因] 素为腿筋抽疼病，犯时即卧床不能起，一日在铺中，旧病陡发，急乘车回寓，因腿疼出汗在路受风，遂成温病，继又吐泻交作。

[证候] 表里俱壮热，呕吐连连不止，饮水少许亦吐出，一日夜泻十余次。得病已三日，小便滴沥全无，腿疼剧时恒作号呼，其脉左部浮弦似有力，按之不实。右部则弦长有力，重按甚硬，一息逾五至。

[诊断] 此证因阴分素亏血不荣筋，是以腿筋抽疼。今又加以外感之壮热，传入阳明以灼耗其阴分，是以其脉象不为洪滑有力而为弦硬有力，此乃火盛阴亏之现象也。其作呕吐者，因其右脉弦硬且长，当有冲气上冲，因致胃气不下行而上逆也。其小便不利大便滑泻者，因阴虚肾亏不能漉水，水归大肠是以下焦之气化不能固摄也。当用拙拟滋阴宣解汤以清热滋阴，调理二便，再加止呕吐及舒筋定疼之品辅之。

[处方] 生怀山药一两、滑石一两、生杭芍一两、清半夏四钱（温水淘三次）、碎竹茹三钱、净青黛二钱、连翘钱半、蝉蜕钱半、甘草三钱、全蜈蚣大者一条为末。

药共十味，将前九味煎汤一大盅，送服蜈蚣细末，防其呕吐俾分三次温服，蜈蚣末亦分三次送服，服后口含生姜片以防恶心。

[方解] 方中用蝉蜕者，不但因其能托邪外出，因蝉之为物饮而不食，有小便无大便，是以其蜕亦有利小便固大便之力也。用蜈蚣者，因其原善理脑髓、神经，腿筋之抽疼，固由于肝血虚损不能荣筋，而与神经之分支在腿者，实有关系，有蜈蚣以理之，则神经不至于妄行也。

复诊：将药服后呕吐未止，幸三次所服之药皆未吐出，小便通下两次，大便之泻全止，腿疼已愈强半，表里仍壮热，脉象仍弦长有力。为其滑泻已愈，拟放胆用重剂以清阳明之热，阳明胃之热清，则呕吐当自止矣。

[处方] 生石膏三两捣细、生怀山药两半、生怀地黄一两、生杭芍五钱、滑石五钱、碎竹茹三钱、甘草三钱。

共煎汤一大碗，分四次温饮下

[方解] 按用白虎汤之定例，凡在汗吐下后当加人参。此方中以生地黄代知母、生山药代粳米，与石膏、甘草同用，斯亦白虎汤也。而不加人参者，以其吐犹未止，加之恐助胃气上升，于斯变通其方，重用生山药至两半，其冲和稠黏之液，既可代粳米和胃，其培脾滋肾之功，又可代人参补益气血也。至于用白虎汤而复用滑石、芍药者，因二药皆善通利小便，防其水饮仍归大肠也。且芍药与甘草同用名甘草芍药汤，仲圣用以复真阴，前方之小便得通，实芍药之功居多（阴虚小便不利者，必重用芍药始能奏效）。刭弦为肝脉，此证之脉象弦硬，肝经必有炽盛之热，而芍药能生肝血、退肝热，为柔肝之要药，即为治脉象弦硬之要药也。

三诊：将药分四次服完，表里之热退强半，腿疼全愈，脉象亦较前缓和，惟呕吐未能全愈，犹恶心懒进饮食，幸其大便犹固。俾先用生赭石细末两半，煎汤一盅半，分三次温饮下，饮至第二次后，觉胃脘开通，恶心全无，遂将赭石停饮，进稀米粥一大瓯，遂又为疏方以清余热。

[处方] 生石膏一两搗细、生怀山药一两、生怀地黄一两、生杭芍六钱、甘草二钱。

共煎汤两盅，分两次温服下。

[效果] 将药两次服完，表里之热全消，大便通下一次，病遂脱然全愈。惟其脉一息犹五至，知其真阴未尽复也。俾用生怀山药轧细过箩，每用七八钱或两许，煮粥调以蔗糖，当点心服之。若服久或觉发闷，可以送服西药百布圣五分，若无西药处，可用生鸡内金细末三分代之。

【评析】

张氏本案以清热滋阴、止呕舒筋定疼法治温病兼吐泻腿抽之候。本案患者素有腿抽筋之病，肝为罴极之本，筋病责之于肝，肝血不养，而久病使肝血更亏。患者发病，急乘车回寓，出汗受风，导致壮热，传入阳明以灼耗阴血，所以脉象弦硬有力，此为火盛阴亏之证。因其右脉弦硬且长，当有冲气上冲，因致胃气不下行而上逆也。又因阴虚肾亏不能潴水，水归大肠是以下焦之气化不能固摄，继又吐泻交作。张氏治以清热滋阴合止呕舒筋定疼法，予自拟方滋阴宣解汤。用滑石既可清胃腑之热，又能淡渗利窍，清膀胱之热，还能清阴虚之热，一药三用；山药滋补真阴，大固元气；连翘、蝉蜕清透达表，解外感表证，使膀胱蓄热从表透达；蜈蚣善行，入经脉息，治腿筋抽疼；芍药与甘草相配，既有缓急止痛之功，又有固护阴液之效。复诊时，患者呕吐未止，小便通下两次，泄泻全止，腿疼减半，但表里仍壮热，脉象仍弦长有力。所以张氏可放胆用重剂以清阳明之热，认为阳明胃之热清，则呕吐可止。予白虎汤，生地黄易知母，山药易粳米。三诊时热势减半，腿疼全愈，脉象缓和，但呕吐依旧，所以张氏先用生赭石开通胃脘，继用前方以清余热。用生石膏、生怀山药、生怀地黄、生杭芍、甘草而收功。张氏在整个施治过程，思路清晰，准确把握病机，环环相扣，富有节奏，要而不繁。

案十二：治温病结胸案

【医案】

天津赵某，年四十二岁，得温病结胸证。

[病因] 季春下旬，因饭后有汗出受风，翌日头疼，身热无汗，心中发闷，医者外散其表热，内攻其发闷，服药后表未汗解而热与发闷转加剧。医者见服药无效，再疏方时益将攻破之药加重，下大便一次，遂至成结胸证。

[证候] 胸中满闷异常，似觉有物填塞，压其气息不能上达，且发热嗜饮水，小便不利，大便日溏泻两三次。其脉左部弦长，右部中分似洪而重按不实，一息五至强。

[诊断] 此证因下早而成结胸，又因小便不利而致溏泻，即其证脉合参，此乃上实下虚，外感之热兼夹有阴虚之热也。治之者宜上开其结，下止其泻，兼清其内伤外感之热庶可奏效。

[处方] 生怀山药一两五钱、生莱菔子一两_{捣碎}、滑石一两、生杭芍六钱、甘草三钱。

共煎汤一大盅，温服。

复诊：服药后上焦之结已愈强半，气息颇形顺适，灼热亦减，已不感渴，大便仍溏，服药后下一次，脉象较前平和仍微数，遂再即原方略加减之。

[处方] 生怀山药一两五钱、生莱菔子八钱_{捣碎}、滑石八钱、生杭芍五钱、甘草三钱。

先用白茅根（鲜者更好）、青竹茹各二两，同煎数沸，取汤以之代水煎药。

效果将药煎服后，诸病皆愈，惟大便仍不实，俾每日用生怀山药细末两许，水调煮作茶汤，以之送服西药百布圣五分，充作点心以善其后。

【评析】

张氏本案以开结止泻兼清内外之热法治温病结胸之候。《伤寒论·辨太阳病脉证并治》131条："病发于阳，而反下之，热入因作结胸……所以成结胸者，以下之太早故也。"本案患者亦是如此，饭后汗出受风，身热无汗，出现太阳表证，然医者误治，又用下法，使外感邪热乘虚入里，而成结胸证。张氏认为本案患者结胸因早下而成，又因小便不利而致溏泻，且左脉弦长，右脉浮似洪而重按不实，一息五至强，诊断为上实下虚，外感之热兼夹有阴虚之热。治以开结止泻，兼清内外之热。用生杭芍清热滋阴，滑石清热除烦利小便，莱菔子消食除胀，怀山药补脾胃益肺气。复诊时，上焦之结减半，灼热亦减，脉象较前平和，但大便仍溏，脉象微数，所以张氏再以原方略加减之加白茅根、竹茹共奏清热除烦之功。最后用生怀山药细末每日水调煮作茶汤，送服西药百布圣，充作点心以善其后，以治便溏。张氏本案古今同法，中西并用，值得后世学习。

案十三：治温病兼痧疹案

【医案】

天津舒某，年四十五岁，于仲夏得温病兼痧疹。

[病因] 舒某原精医术，当温疹流行之时，屡次出门为人诊病，受其传染因得斯病。

[证候] 其前数日皆系自治，屡次服表疹清热之药，疹已遍身出齐而热仍不退，因求愚为延医。其表里俱觉发热，且又烦躁异常，无片时宁静，而其脉则微弱不起，舌苔薄而微黄，大便日行一次不干不溏，小便赤涩短少。

[诊断] 此证当先有伏气化热，因受外感之传染而激发，缘三焦脂膜窜入少阴，遏抑肾气，不能上与心火相济，是以舌苔已黄。小便短赤，阳明腑热已实，而其脉仍然无力也。其烦躁异常者，亦因水火之气不相交也。此虽温病，实与少阴伤寒之热者无异，故其脉亦与少阴伤寒之脉同。当治以白虎加人参汤，将原方少为变通，而再加托表疹毒之品辅之

[处方] 生石膏二两捣细、大潞参四钱、天花粉八钱、生怀山药八钱、鲜茅根四钱、甘草二钱。

共煎汤两盅分两次温服下。

[方解] 此方即白虎加人参汤，以花粉代知母，生山药代粳米，而又加鲜茅根也。花粉与知母，皆能清热，而花粉于清热之外又善解毒，山药与粳米皆能和胃，而山药于和胃之外又能滋肾。方中之义，用白虎汤以治外感实热，如此变通则兼能清其虚热，解其疹毒，且又助以人参，更可治证实脉虚之热，引以鲜茅根并可治温病下陷之热也。

复诊：将药煎服一剂，热退强半，烦躁亦大轻减，可安睡片时。至翌日过午，发热烦躁又如旧，脉象仍然无力，因将生石膏改用三两，潞参改用五钱，俾煎汤三盅，分三次温饮下。每饮一次，调入生鸡子黄一枚。服后其亦见愈，旋又反复，且其大便一日两次，知此寒凉之药不可再服。乃此时愚恍然会悟，得治此证之的方矣。

[处方] 鲜白茅根六两切碎。

添凉水五盅，在炉上煎一沸，即将药罐离开炉眼，约隔三寸许，迟十分钟再煎一沸，又离开炉眼，再迟十分钟，视其茅根皆沉水底其汤即成。若茅根不沉水底，可再煎一沸，约可取清汤三盅，乘热顿饮之以得微汗方佳。

[效果] 此方如法服两剂，其病脱然愈矣。

[说明] 按此证其伏气之化热，固在三焦，而毒菌之传染，实先受于上焦，于斯毒热相并随上焦之如雾而弥漫于全身之脏腑经络不分界限。茅根凉而能散，又能通达经络脏腑无微不至。惟性甚平和，非多用不能奏效。是以剂重用至六两，其凉散之力，能将脏腑经络间之毒热尽数排出（茅根能微汗利小便，皆其排出之道路），毒热清肃，烦躁自除矣。愚临证五十年，用白虎加人参汤时不知凡几，约皆随手奏效。今此证两次用之无效，而竟以鲜白茅根收其功，此非愚所素知，乃因一时会悟后则屡次用之皆效，故特详之以为治温疹者开一法门也。若其脉象洪滑甚实者，仍须重用石膏清之，或石膏、茅根并用亦可。又按白茅根必须用鲜者，且必如此煎法方效。但根据之成功多用可至十两，少用亦须至四两，不然此证前两方中皆有茅根四钱未见效验，其宜多用可知矣。又药局中若无鲜者，可自向洼中剖之，随处皆有。若剖多不能一时皆用，以湿土埋之永久不坏。

【评析】

张氏本案以清热生津利尿法治温病兼痧疹之候。《温疫论》："疫气盛行，所患者重，最能传染。""邪之所着，有天受，有传染。"道出疫病具有传染性。本案患者为医生，正值温疹流行之时，为人诊病，受其感染而发病。患者自治无效，疹齐而热不退，虽为阳明腑热，但脉象无力，由于三焦脂膜窜入少阴，遏抑肾气，不能上相济心火，所以本案虽为温病，但与少阴伤寒之热者无异，故其脉亦与少阴伤寒之脉同。张氏治以白虎加人参汤，再加托表疹毒之品辅之，用天花粉代知母，生山药代粳米，而又加鲜茅根。天花粉清热解毒，山药和胃滋肾，鲜茅根治温病下陷之热。但复诊时，张氏发现服药后热退强半，烦躁亦大轻减，但至翌日过午，发热烦躁依旧，加入鸡子黄后，依旧如此。于是，张氏予清热利尿、凉而能散、通达经络脏腑的白茅根。大剂量鲜白茅根清热生津，使热邪从小便而解。整个治疗过程，张氏表里同治，清补并用，以清为主，使热清而不伤正，养阴而不碍邪。

案十四：治温病兼劳力过度案

【医案】

族弟某，年三十八岁，于孟夏来津于旅次得温病。

[病因] 时天气炎热，途中自挽鹿车，辛苦过力，出汗受风，至津遂成温病。

[证候] 表里俱觉甚热，合目恒谵语，所言多劳力之事。舌苔白厚，大便三日未行，脉象左部弦硬，右部洪实而浮，数逾五至。

[诊断] 此证因长途炎热劳碌，脏腑间先有积热，又为外感所袭，则其热陡发。其左脉弦硬者，劳力过度肝肾之阴分有伤也。右部洪实者，阳明之腑热已实也。其洪实兼浮者，证犹连表也。拟治以白虎加人参汤以玄参代知母，生山药代粳米，更辅以透表之药以引热外出。

[处方] 生石膏捣细三两、大潞参四钱、玄参一两、生怀山药六钱、甘草三钱、西药阿司匹林一瓦。

将前五味共煎汤两大盅，先温服一盅，迟半点钟将阿司匹林用开水送下，俟汗出后再将所余一盅分两次温服下。

[效果] 将药服一盅后，即不作谵语，须臾将阿司匹林服下，遍体得汗，继又将所余之汤药徐徐服下，其病霍然全愈。

[帮助] 白虎汤中以石膏为主药，重用至三两，所以治右脉之洪实也；于白虎汤中加人参，更以玄参代知母，生山药代粳米，退热之中大具滋阴之力（石膏、人参并用，能于温寒大热之际，立复真阴），所以治左脉之弦硬也。用药如用兵，料敌详审，步伍整齐，此所以战则必胜也。至于脉象兼浮，知其表证未罢，犹可由汗而解，遂佐以阿司匹林之善透表者以引之出汗，此所谓因其病机而利导之也。若无阿司匹林之处，于方中加薄荷叶一钱，连翘二钱，亦能出汗。

【评析】

张氏本案以白虎汤清阳明之热，兼滋阴治温病兼劳力过度之候。本案患者长途炎热劳力，脏腑间先有积热，辛苦过力，使肝肾阴分损伤，出汗受风，感受外邪，从而引动伏热发为温病。患者右部洪实，说明阳明之腑热已实，且其洪实兼浮，仍有表证。张氏以白虎加人参汤变化治疗，其中以玄参代知母，生山药代粳米，用阿司匹林透表以引热外出，其效显著。患者将药服一盅后，谵语不作，须臾服阿司匹林，遍体得汗，继又将所余之汤药徐徐服下，其病霍然全愈。张氏认为："石膏之性，又最宜与西药阿司匹林并用。盖石膏清热之力虽大，而发表之力稍轻。阿司匹林味酸性凉，最善达表，使内郁之热由表解散，与石膏相助为理，实有相得益彰之妙也。"所以在本案治疗过程中，张氏成功地将白虎加人参汤配合应用阿司匹林，实现了西药中用，中西结合。石膏虽有发表之力，但稍轻，而阿司匹林透表发汗之力强，二者配合透热转气之力大增。且《本草正》云："玄参……此物味苦而甘，苦能清火，甘能滋阴，以其味甘，故降性亦缓。"生山药配合人参健脾补肾，使阴液化生有源，这便是本案有阴亏之象，而张氏不过多用滋阴之品的缘故。

案十五：治温病兼下痢案

【医案】

天津范姓媪，年过五旬，得温病兼下痢证。

[病因] 家务劳心，恒动肝火，时当夏初，肝阳正旺，其热下迫，遂患痢证。因夜间屡次入厕，又受感冒兼发生温病。

[证候] 表里皆觉发热，时或作渴，心中烦躁，腹中疼甚剧，恒作呻吟。昼夜下痢十余次，旬日之后系纯白痢，其舌苔厚欲黄，屡次延医服药，但知治痢且用开降之品，致身体虚弱卧不能起，其脉左右皆弦而有力，重按不实，搏近五至。

[诊断] 此病因肝火甚盛，兼有外感之热已入阳明，所以脉象弦而有力。其按之不实者，因从前服开降之药过多也。其腹疼甚剧者，因弦原主疼，兹则弦而且有力，致腹中气化不和，故疼甚也。其烦躁者，因下久阴虚，肾气不能上达与心相济，遂不耐肝火温热之灼耗，故觉烦躁也。宜治以清温凉

肝之品，而以滋阴补正之药辅之。

[处方]生杭芍一两、滑石一两、生怀山药一两、天花粉五钱、山楂片四钱、连翘三钱、甘草三钱。

共煎汤一大盅，温服。

复诊：将药煎服一剂，温热已愈强半，下痢腹疼皆愈，脉象亦见和缓，拟再用凉润滋阴之剂，以清其余热。

[处方]生怀山药一两、生杭芍六钱、天花粉五钱、生怀地黄五钱、玄参五钱、山楂片三钱、连翘二钱、甘草二钱。

共煎汤一大盅，温服。

[效果]将药连服两剂，病遂全愈。惟口中津液短少，恒作渴，运动乏力，俾用生怀山药细末煮作茶汤，兑以鲜梨自然汁，当点心服之，日两次，浃辰之间当即可撤消矣。盖山药原善滋阴，而其补益之力又能培养气化之虚耗。惟其性微温，恐与病后有余热者稍有不宜，借鲜梨自然汁之凉润以相济为用，则为益多矣。

【评析】

张氏本案以清温凉肝兼滋阴补正法治温病兼下痢之候。本案患者家务劳心，恒动肝火，其热下迫，遂患痢证。又因夜间屡次入厕，又受感冒而生温病，表里同病。后虽有医者用开降之品，致身体虚弱卧不能起，但脉象弦而有力，说明热势依旧，所以张氏以清温凉肝之品，且以滋阴补正之药辅之。用滑石、芍药二药通利小便，用"利小便以实大便"治法，防其水饮归大肠，以治下痢；同时，芍药甘草汤以复真阴，且芍药能生肝血，退肝热，为柔肝之要药；山药滋补肝阴以退热；天花粉清火生津，为止渴要药；连翘味微苦，性凉，升浮宣散，透表解肌，清热逐风，为治风热要药；山楂清热化浊。全方表里同治，清补并用，使热清而不伤正，养阴而不碍邪。后期病症痊愈，惟口中津液短少，恒作渴，运动乏力，张氏用生怀山药细末煮作茶汤，兑以鲜梨自然汁，当点心服之而善后，意在用其滋阴而补益之力以培养气化之虚耗。

案十六：治温病体虚案

【医案】

辽宁刘某幼子，年七岁，于暮春得温病。

[病因] 因赴澡堂洗澡，汗出未竭，遽出冒风，遂成温病。病初得时，医者不知用辛凉之药解肌，而竟用温热之药为发其汗，迫汗出遍体，而灼热转剧。又延他医遽以承气下之，病尤加剧，因其无可下之证而误下也。从此不敢轻于服药，迟延数日，见病势浸增，遂延愚为诊视，其精神昏愦，间作谵语，气息微喘，肌肤灼热。问其心中亦甚觉热，唇干裂有凝血，其舌苔薄而黄，中心干黑，频频饮水，不能濡润。其脉弦而有力，搏近六至，按之不实，而左部尤不任重按，其大便自服药下后未行。

[诊断] 此因误汗、误下，伤其气化，兼温热既久阴分亏耗，乃邪实正虚之候也。宜治以大剂白虎加人参汤。以白虎汤清其热，以人参补其虚，再加滋阴之品数味，以滋补阴分之亏耗。

[处方] 生石膏捣细四两、知母一两、野党参五钱、大生地黄一两、生怀山药七钱、玄参四钱、甘草三钱。

共煎汤三大盅，分三次温饮下。病愈者勿须尽剂，热退即停服。白虎加人参汤中无粳米者，因方中有生山药可代粳米和胃也。

[效果] 三次将药服完，温热大减，神已清爽。大便犹未通下，心中犹觉发热，诊其脉仍似有力，遂将原方去山药仍煎三盅，俾徐徐温饮下，服至两盅大便通下，遂停药勿服，病全愈。

【评析】

张氏本案以清热补虚滋阴治温病体虚之候。本案患儿暮春沐浴，受风而外感，此时虽非夏季，但临近夏月，渐有夏暑之气，所以外感风热，而非风寒，医者以温热之药为发其汗，更助热邪，损伤津液。患儿正气已伤，又以承气汤下之，更损正气。本案误汗、误下，伤其气化，又有温热久留，耗伤阴分，成邪实正虚证。邪实者，阳明实热也；正虚者，气阴已伤也。所以张氏治以大剂白虎加人参汤。以白虎汤清其热，以人参补其虚，生地黄、玄参滋补阴分之亏耗。《伤寒论》第26条："服桂枝汤，大汗出后，大烦渴不解，脉洪大者，白虎加人参汤主之。"《伤寒论》168 条："伤寒若吐若下后，七八日不解，热结在里，表里俱热，时时恶风，大渴，舌上干燥而烦，欲饮水数升者，白虎加人参汤主之。"仲景之白虎加人参汤和表散热、益气生津。而张氏用生山药代粳米，既可和胃，又可生津益肺，增强滋补阴液之功。患儿 3 次将药服完，温热大减，神已清爽，正气恢复。虽大便未通，心中犹觉发热，但脉仍似有力，继用前法，徐徐温饮下，服至两盅大便通下，遂停药勿服，病痊愈。纵观本案，张氏灵活运用仲景之方药，遵古不泥古，为经方妙用之典范。

案十七：治温热腹疼兼下痢案

【医案】

天津张姓媪，年过五旬，先得温病，腹疼即又下痢。

[病因] 因其夫与子相继病，故屡次伤心，蕴有内热，又当端阳节后，天气干热非常，遂得斯证。

[证候] 腹中搅疼，号呼辗转，不能安卧，周身温热，心中亦甚觉热，为其卧不安枕，手足扰动，脉难细诊，其大致总近热象，其舌色紫而干，舌根微有黄苔，大便两日未行。

[诊断] 此乃因日日伤心，身体虚损，始则因痛悼而脏腑生热，继则因热久耗阴而更生虚热，继又因时令之燥热内侵与内蕴之热相并，激动肝火下迫腹中，是以作疼，火热炽盛，是以表里俱觉发热。此宜清其温热，平其肝火，理其腹疼，更宜防其腹疼成痢也。

[处方] 先用生杭芍一两、甘草三钱，煎汤一大盅，分两次温服。每次送服卫生防疫宝丹四十粒，约点半钟服完两次，腹已不疼。又俾用连翘一两、甘草三钱，煎汤一大盅，分作三次温服。每次送服拙拟离中丹三钱，嘱约两点钟温服一次。

复诊：翌日晚三点钟，复为诊视，闭目昏昏，呼之不应。其家人言，前日将药服完，里外之热皆觉轻减，午前精神颇清爽，午后又渐发潮热，病势一时重于一时。前半点钟呼之犹知答应，兹则大声呼之亦不应矣。又自黎明时下脓血，至午后已十余次，今则将近两点钟未见下矣。诊其脉，左右皆似大而有力，重按不实，数近六至，知其身体本虚，又因屡次下痢，更兼外感实热之灼耗，是以精神昏愦，分毫不能支持也。拟放胆投以大剂白虎加人参汤，复即原方略为加减，俾与病机适宜。

[处方] 生石膏捣细三两、野台参五钱、生杭芍一两、生怀地黄一两、甘草三钱、生怀山药八钱。

共煎汤三盅，分三次徐徐温服下。

此方系以生地黄代原方中知母，生山药代原方中一粳米，而又加芍药。以芍药与方中甘草并用，即《伤寒论》中甘草芍药汤，为仲圣复真阴之妙方。而用于此方之中，又善治后重腹疼，为治下痢之要药也。

复诊：将药三次服完后，时过夜半，其人豁然省悟，其家人言，自诊脉疏方后，又下脓血数次，至将药服完，即不复下脓血矣。再诊其脉，大见和平，问其心中，仍微觉热，且觉心中怔忡不安。拟再治以凉润育阴之剂，以清余热，而更加保合气化之品，以治其心中怔忡。

[处方] 玄参一两、生杭芍六钱、净萸肉六钱、生龙骨捣碎六钱、生牡蛎捣碎六钱、沙参四钱、酸枣仁炒捣四钱、甘草二钱。

共煎汤两盅，分两次温服。每服一次，调入生鸡子黄一枚。

[效果] 将药连服三剂，余热全消，心中亦不复怔忡矣。遂停服汤药，俾用生怀山药细末一两弱，煮作茶汤，少兑以鲜梨自然汁，当点心服之以善其后。

[说明] 温而兼痢之证，愚治之多矣，未有若此证之剧者。盖此证腹疼至辗转号呼不能诊脉，不但因肝火下迫欲作痢也，实兼有外感毒疬之气以相助为疟。故用芍药以泻肝之热，甘草之缓肝之急，更用卫生防疫宝丹以驱逐外侵之邪气。迨腹疼已愈，又恐其温热增剧，故又俾用连翘、甘草煎汤，送服离中丹以清其温热，是以其证翌日头午颇见轻。若即其见轻时而早为之诊脉服药，原可免后此之昏沉，乃因翌日相延稍晚，竟使病势危至极点，后幸用药得宜，犹能挽回，然亦险矣。谚有"走马看伤寒"，言其病势变更之速也。至治温病亦何独不然哉。又此证过午所以如此加剧者，亦以其素本阴虚，又自黎明下痢脓血多次，则虚而益虚，再加以阴亏之虚热，与外感之实热相并，是以其精神即不能支持。所赖方中药味无多，而举凡虚热实热及下痢所生之热，兼顾无遗，且又煎一大剂分三次温饮下，使药力前后相继，此古人一煎三服之法。愚遵此法以挽回险证救人多矣。非然者则剂轻原不能挽回重病，若剂重作一次服病患又将不堪。惟将药多煎少服，病愈不必尽剂，此以小心

行其放胆，洵为挽回险病之要着也。

【评析】

张氏本案先以清温热、平肝火、理腹疼法，继用凉润育阴治温热腹疼兼下痢之候。本案患者因其夫与子相继患病，频发伤心，蕴成内热，以生肝火，焦灼肝阴，热久耗阴而更生虚热；又逢端阳时节，天气干热，外感时令之燥热入里。两热相合，肝火下迫腹中，出现腹痛、发热等症。本案患者源于内伤七情，张元素在《珍珠囊·去脏腑之火》中曰："白芍药泻肝火。"刘完素认为"五志所发皆为热"，朱丹溪之"气有余便是火"。所以张氏先用芍药甘草汤，以清其温热，平其肝火，理其腹疼法治之。防止其进一步发展成痢疾，用芍药甘草汤送服卫生防疫宝丹，继用连翘、甘草煎汤送服离中丹。其中卫生防疫宝丹由粉甘草（细末）、细辛（细末）、香白芷（细末）、薄荷冰（细末）、冰片（细末）、朱砂（细末）组成，主治霍乱吐泻转筋，下痢腹疼，一切痧症，头疼，牙疼。离中丹由生石膏（细末）、甘草（细末）、朱砂末组成，主治肺病发热，咳吐脓血；暴发眼疾，红肿作痛，头痛齿痛等一切上焦实热之症。两方皆是张氏自创。复诊时，里外之热减轻，午前精神颇清爽，午后潮热，病势逐渐加重，下脓血十余次，脉似大而有力，重按不实，张氏以白虎加人参汤治之，以生地黄代知母，生山药代粳米，加芍药，用芍药甘草汤以复真阴。三诊，患者豁然省悟，不复下脓血，其脉和平，却仍觉心中微热，怔忡不安。张氏治以凉润育阴之剂，以清余热，而更加保合气化之品。用玄参、生杭芍、净萸肉、生龙骨、生牡蛎、沙参、酸枣仁、甘草，调入生鸡子黄一枚。玄参、生杭芍、净萸肉、沙参、酸枣仁、甘草凉润育阴，以清余热；生龙骨、生牡蛎益阴潜阳，镇静安神；生鸡子黄保合气化之品以滋阴清心热。纵观本案，张氏方中药味无多，而举凡虚热实热及下痢所生之热，兼顾无遗，且又煎一大剂分三次温饮下，使药力前后相继，此古人一煎三服之法，不得不叹服张氏医理方药之精通。

案十八：治温病兼下痢案

【医案】

袁姓妇，年三十六岁，得温病兼下痢证。

[病因] 仲秋乘火车赴保定归母家省视，往来辛苦，路间又兼受风，遂得温病兼患下痢。

[证候] 周身壮热，心中热而且渴，下痢赤多白少，后重腹疼，一昼夜十余次，舌苔白厚，中心微黄，其脉左部弦硬，右部洪实，一息五至。

[诊断] 此风温之热已入阳明之腑，是以右脉洪实；其炽盛之肝火下迫肠中作痢，是以左脉弦硬。夫阳明脉实而渴者，宜用白虎加入参汤。因其肝热甚盛，证兼下痢，又宜以生山药代粳米以固下焦气化，更辅以凉肝调气之品，则温与痢庶可并愈。

[处方] 生石膏捣细三两、野党参四钱、生怀山药一两、生杭芍一两、知母六钱、白头翁五钱、生麦芽四钱、甘草四钱。

将药煎汤三盅，分三次温饮下。

复诊：将药分三次服完，温热已退强半，痢疾已愈十之七八，腹已不疼，脉象亦较前和平，遂即原方略为加减俾再服之。

[处方] 生石膏捣细二两、野台参三钱、生怀山药八钱、生杭芍六钱、知母五钱、白头翁五钱、秦皮三钱、甘草三钱。

共煎汤两盅，分两次温服下。

[效果] 将药煎服两剂，诸病皆愈，惟脉象似仍有余热，胃中似不开通，懒于饮食。俾用鲜梨、鲜藕、莱菔三者等分，切片煮汁，送服益元散三钱许，日服两次，至三次则喜进饮食，脉亦和平如常矣。

[说明] 凡温而兼痢之证，最为难治。盖温随下痢深陷而永无出路，即痢为温热所灼而益加疼坠。惟石膏与人参并用，能升举下陷之温邪，使之徐徐上升外散。而方中生山药一味，在白虎汤中能代粳米以和胃，在治痢药中又能固摄下焦气化，协同芍药、白头翁诸药以润肝滋肾，从容以奏肤功也。至于麦芽炒用之为消食之品，生用之不但消食，实能舒发肝气、宣散肝火，而痢病之后重可除也。至后方加秦皮者，取其性本苦寒，力善收涩，借之以清热补虚，原为痢病将愈最宜之品。是以伤寒论白头翁汤中亦借之以清厥阴热痢也。

【评析】

张氏本案以白虎汤清阳明之热，兼凉肝调气法治温病兼下痢之候。《伤寒论》371 条曰："热利下重者，白头翁汤主之。" 373 条："下利欲饮水者，以有热故也，白头翁汤主之。"认为下利应以白头翁汤治之，但本案患者舟车劳顿，往来辛苦，劳伤耗气，又路间受风，遂得温病兼患下痢，表邪犹在，热入阳明，非独邪热内陷之热利，所以张氏并未以此方为主。张氏认为"凡温而兼痢之证，最为难治。盖温随下痢深陷而永无出路，即痢为温热所灼而益加疼坠"，能使邪陷不出者，必是正虚无力托邪。所以张氏以用白虎加人参汤，以补燥热耗伤之气阴。复诊时，温热减半，痢疾已愈十之七八，腹已不疼，脉象亦较前和平，继用前方，用白虎加人参汤泻肝热、益气阴。石膏与人参并用，既升举下陷之温邪，又使之徐徐上升外散。生山药代粳米以和胃滋阴，协同芍药、白头翁诸药以润肝滋肾。麦芽生用消食舒肝气，宣散肝火，而后重除矣。秦皮者，性苦寒，善收涩，可清热补虚，为痢病后期之良品也。服药两剂后，诸病皆愈，但脉仍有余热，胃中似不开通，懒于饮食。张氏用鲜梨、鲜藕、莱菔三者，取其和胃养阴、润燥清热之效。纵观本案，张氏用仲景之经方白虎加人参汤治疗痢疾，以石膏与人参并用，取石膏凉散之力与人参补益之力互相化合，出入于脏腑之间，补虚搜邪，实则妙法哉！

案十九：治孟秋温病兼下痢案

【医案】

天津姚姓媪，年六旬有二，于孟秋得温病兼下痢。

[病因] 孟秋天气犹热，且自觉心中有火，多食瓜果，又喜当风乘凉，遂致病温兼下痢。

[证候] 周身灼热，心中热且渴，连连呻吟不止，一日夜下痢十二三次，赤白参半，后重腹疼，饮食懒进，恶心欲呕，其脉左部弦而兼硬，右部似有力而重按不实，数近六至。延医治疗近旬日，病益加剧。

[诊断] 其左脉弦而兼硬者，肝血虚而胆火盛也。其右脉似有力而重按不实者，因其下痢久而气化已伤，外感之热又侵入阳明之腑也。其数六至者，缘外感之热灼耗已久，而其真阴大有亏损也。证脉合参，此乃邪实正虚之候。拟用拙定通变白虎加人参汤及通变白头翁汤二方相并治之。

[处方] 生石膏捣细二两、野台参四钱、生怀山药一两、生杭芍一两、白头翁四钱、金银花四钱、秦皮二钱、生地榆二钱、甘草二钱、广三七轧细二钱、鸦胆子成实者，去皮五十粒。

共药十一味，先用白糖水送服三七、鸦胆子各一半，再将余药煎汤两盅，分两次温服下。至煎渣再服时，亦先服所余之三七、鸦胆子。

复诊：将药煎服日进一剂，服两日，表里之热皆退，痢变为泻，仍稍带痢，泻时仍觉腹疼后重而较前轻减，其脉象已近平和，此宜以大剂温补，止其泄泻，再少辅以治痢之品。

[处方] 生怀山药一两、炒怀山药一两、龙眼肉一两、大云苓片三钱、生杭芍三钱、金银花三钱、甘草二钱。

共煎汤一大盅，温服。

[效果] 将药煎服两剂，痢已净尽而泻未全愈，遂即原方去金银花、芍药，加白术三钱，服两剂，其泻亦愈。

【评析】

张氏本案先以泄热补阴、益气生津、清热止痢法，继用温补法治孟秋温病兼下痢之候。本案患者发于孟秋之时，此时，暑热未消，感受外邪，暑与燥合，暑燥伤津耗气，又多食瓜果，伤及脾阳。延医治疗近旬日，外感之热已侵入阳明之腑，其脉左弦而硬，肝血虚胆火盛，右似有力而重按不实，因下痢久而气化已伤，真阴大有亏损，邪实正虚之证。所以张氏以白虎加人参汤泄热补阴、益气生津，用白头翁汤清利湿热。以生杭芍泄热滋阴；生怀山药代粳米以和胃滋阴，又能固摄下焦气化，协同芍药、白头翁诸药以润肝滋肾；金银花清热解毒，凉血以解热毒，防热伤血痢便血；生地榆凉血止血，清热解毒，治血痢之证；广三七治血痢；鸦胆子有清热燥湿、杀虫解毒之功，可治痢疾、久泻、疟疾。张氏用三七治疗血痢，值得注意，李时珍在《濒湖集简方》中云："赤痢血痢：用三七三钱，研末，米泔水调服。"张氏在《医学衷中参西录》云："三七……（诸家多言性温，然单服其末数钱，未有觉温者），善化瘀血，又善止血妄行，为血衄要药……兼治二便下血，女子血崩，痢病下血新红久不愈（宜与鸦胆子并用），久不愈，肠中腐烂，浸成溃疡，所下之痢色紫腥臭，杂以脂膜，此乃膜烂欲穿（三七能腐化生新，是以治之）。"所以，张氏用广三七治血痢，说明其药理渊博。复诊时，表里之热皆退，痢变为泻，脉象已近平和，但仍稍带痢，泻时仍觉腹疼后重，所以张氏以大剂怀山药、炒怀山药、龙眼肉、大云苓片等温补之品以健脾，止其泄泻，再少辅生杭芍、金银花治痢之品。张氏本案将两经方合用，清补结合，止其泄泻，为后世诊疗提供新的思路。

案二十：治温病兼项后作疼案

【医案】

李姓媪，年八旬有三，于孟夏得温病，兼项后作疼。

[病因] 饭后头面有汗，忽隔窗纱透入凉风，其汗遂闭，因得斯证。

[证候] 项疼不能转侧，并不能俯仰，周身发灼热，心中亦热，思凉物，脉象左部弦而长，右部则弦硬有力，大便干燥，小便短少。

[诊断] 此因汗出腠理不闭，风袭风池、风府，是以项疼，因而成风温也。高年之脉，大抵弦细。因其气虚，所以无甚起伏；因其血液短少，是以细而不濡；至于弦硬而长有力，是显有温热之现象也。此当清其实热而辅以补正兼解表之品。

[处方] 生石膏_{轧细}一两、野台参三钱、生怀地黄一两、生怀山药五钱、玄参三钱、沙参三钱、连翘二钱、西药阿司匹林一瓦。

先将阿司匹林用白糖水送下，继将中药煎汤一大盅，至甫出汗时，即将汤药乘热服下。

[效果] 如法将药服下后，周身得汗，表里之热皆退，项之疼大减，而仍未脱然。俾每日用阿司匹林一瓦强（约三分），分三次用白糖水送下，隔四点钟服一次。若初次服后微见汗者，后两次宜少服，如此两日，项疼全愈。盖阿司匹林不但能发汗去热，且能为热性关节疼痛之最妙药也。

【评析】

张氏本案以清热补正兼解表法治温病兼项后作疼之候。本案患者年83岁，年高体虚，于孟夏之时，饭后头面汗出，腠理开张，凉风侵入，汗闭于内，导致出现周身发灼热、心中亦热、思凉物、大便干燥、小便短少、脉象左部弦而长、右部则弦硬有力等里实热证；同时又有项疼不能转侧，并不能俯仰之外感太阳表证。张氏治疗以清其实热为主，以补正解表为辅。用生石膏、连翘以清实热；野台参补正气以缓患者体虚之象；生怀地黄、生怀山药、玄参、沙参等药滋阴补液；沙参者补肺阴，清肺火。张氏善用阿司匹林发汗之功以退表邪，本案张氏用阿司匹林除了发汗透邪之外，因其镇痛之功，为热性关节疼痛之妙药，可用于缓解患者项疼。张仲景之汗出遇风、冷者用麻黄杏仁薏苡甘草汤，此方治疗寒证，而本案患者为热证，所以张氏用清热滋阴之品，而不用麻黄等辛热之品，弃麻黄而选西药阿司匹林发汗祛热，西药中用不失中医理论之大法。张氏融会中西，至高至妙，为中西医结合之先祖，值得后世学习，本病案不失为其中西医结合的典型范例。

贰 程门雪医案评析

程门雪（1902—1972），又名振辉，字九如，号壶公，江西婺源人，现代著名中医学家、教育家。少年时代从安徽省歙县名医汪莲石先生学医，后就读于上海中医专门学校，并拜江苏省孟河派名医丁甘仁先生为师。毕业后，留校任教，并任教务长，兼广益中医院医务主任。对伤寒、温病有深邃的理论造诣，博采众家之长，融合古今方药，善治热病和疑难杂症，处方简洁，崇尚轻可去实，用药精当，具有轻清灵动的独特风格。代表性著述有《金匮篇解》《叶案存真》《未刻本叶氏医案》《程门雪医案》等。

案一：治风寒夹湿案

【医案】

张某，男，成年，初诊1955年2月25日。恶寒发热，头痛骨楚，呕吐频仍，苔薄腻，脉浮。新邪外受，湿热内蕴，胃失降和。先拟疏邪宣化为治。

清水豆卷四钱、带叶苏梗一钱半、薄荷叶后下八分、冬桑叶三钱、炒杭菊一钱半、嫩前胡一钱半、制半夏一钱半、赤茯苓三钱、陈广皮一钱半、象贝母三钱、姜川连三分、甘露消毒丹包煎四钱。二剂。

二诊寒热渐退，头痛呕吐止，不安寐，口苦未清。湿热未净，胃不和则卧不安也。转方安神和胃而化湿热。

辰茯神三钱、炙远志一钱、炒枣仁三钱、淮小麦四钱、水炒银柴胡一钱、制半夏一钱半、酒炒黄芩一钱半、薄橘红一钱半、炒竹茹一钱半、北秫米_{包煎}三钱、炒香谷芽四钱。二剂。

【评析】

程氏本案以疏解宣化法治风寒夹湿之候。患者为外感风邪夹有湿热之候，临床甚为常见，程氏善用疏利宣透法治之，针对风邪夹湿专设疏解宣化汤，药用清水豆卷、带叶苏梗、荆芥穗、薄荷叶、冬桑叶、炒杭菊花、嫩前胡、白杏仁、象贝母、竹沥半夏、赤茯苓、广陈皮、焦六曲。并根据临床症状加减。在解表退热的同时，更佐以半夏、陈皮、黄芩、半夏及姜川连等以燥湿散邪同施，使气机疏利、湿热泄化，外邪无所依存，故能获得速效。正如程氏所言："凡治外感，如无痰浊湿热瘀滞之类，则'体若燔炭，汗出而散'，不致迁延时日。如有痰浊、湿热、瘀滞，内外合邪，则病必纠缠难解。因而必须详细审证，才不失治疗时机。"

案二：治外感燥咳案

【医案】

季某，男，56岁，初诊1958年9月28日。伤风不醒，咳嗽不清，苔白腻，舌尖红，脉浮滑。秋燥之邪未解，拟祛风宣肺而助肃化。

南沙参三钱、霜桑叶三钱、甜杏仁三钱、竹沥半夏一钱半、薄橘红一钱半、苦桔梗一钱、冬瓜子四钱、净蝉蜕八分、玉蝴蝶六对、象贝母三钱、生甘草八分。四剂。

【评析】

程氏本案以清润宣肃法治外感燥咳之候。患者系肺燥不润，肺失肃降，而见阴虚症状。同时兼有肺邪未解，伤风不醒，脉浮滑等象。程氏用润肺清燥以治其本，宣肺化痰以治其标。此类燥咳症多见于春、秋季节，治疗中如稍偏辛燥，易致咯血，故总以清润、宣肃为主。程氏对肺燥一证，主张"肺燥宜润"。尤其赞同费伯雄的学术思想，认为燥者干也，对立于湿。立秋以后，湿气去而燥气来，初秋尚热，燥热同存；深秋既凉，燥凉同存。故临床上治燥咳，有温润、凉润两法。寒燥在表兼痰用"杏苏散"，如《温病条辨》云："燥伤本脏，头微痛，恶寒，咳嗽稀痰，鼻塞，嗌塞，脉弦，无汗，杏苏散主之。"燥热伤肺用"清燥救肺汤"，如《医门法律》"气促干咳，无痰或少痰，咽喉口鼻干燥，舌干苔少，或痰中带血，用清燥救肺汤"即是。

案三：治寒遏热伏案

【医案】

刘某，男，成年，初诊1948年12月27日。新寒引动痰饮，饮从热化，咳嗽气急，痰多不爽，口干，溲赤，脉象浮弦。饮阻肺络，肺气不利，肃化失常，恙久根深。拟小青龙汤加石膏方出入以治。

炙麻黄五分、川桂枝八分、熟石膏打三钱、嫩射干八分、淡干姜三分、五味子同打三分、竹沥半夏一钱半、炙白苏子包煎一钱半、薄橘红一钱半、白杏仁三钱、象贝母三钱、块滑石包煎四钱、炒香谷芽四钱。二剂。

二诊进小青龙加石膏汤加减二剂，痰饮咳嗽、气急不平均见轻减。胃纳呆，痰多，大便不行，小溲黄赤，苔腻，脉濡滑。再从原方加减之。

炙白苏子包煎一钱半、白芥子炒研一钱、金沸草包煎一钱半、桑白皮三钱、云茯苓三钱、炙远志一钱、竹沥半夏二钱、冬瓜子四钱、薄橘红一钱半、白杏仁三钱、象贝母三钱、白通草一钱、淮小麦四钱、炒香谷芽四钱。三剂。

【评析】

程氏本案以辛温解表清热、平喘止咳化痰法治寒遏热伏之候。患者为寒饮之邪久伏于内而化热，又突感寒，寒邪外束，寒遏热伏，为外有寒邪，内有痰饮夹热者，故程氏选用小青龙汤加石膏以散寒、宣肺、定喘止咳、祛痰、清热。本病案"饮郁化热"的主要依据为口干、溲赤、痰多而不爽。程氏在首诊中用麻黄、桂枝的辛温散寒，又用干姜、半夏、橘红以温化寒饮，而石膏与射干则是清除"伏热"的主药，石膏尤为重要，故服药两剂即见效果，足以说明程氏正确辨识病机，又遣方用药精到。

案四：治气血两燔春温重症案

【医案】

陈某，女，成年。初诊1949年2月25日。春温十日不解，热势甚壮，烦不安寐，谵语耳聋，咳不爽，气急，白㾦隐隐不多，胸闷口干，苔黄腻，舌尖绛，脉濡滑数，左弦。温邪不得外达，肺胃肃化失常，素虚之体，须防内陷。拟清温透热。

清水豆卷四钱、黑山栀三钱、桑叶皮各三钱、白杏仁三钱、辰赤苓三钱、象贝母三钱、块滑石_{包煎}四钱、广郁金一钱半、带心连翘三钱、生薏苡仁四钱、冬瓜子四钱、竹叶心一钱半、朱灯心二扎、甘露消毒丹_{包煎}五钱。

二诊：白㾦隐隐不多，红疹已布而不显，耳聋，谵语神昏，咳不爽，气急胸闷，口干唇焦，苔黄腻，舌尖绛，脉濡滑数，左弦。温邪为病，热势鸱张，气血两燔，病情重险。再拟气血双清，以望转动。

鲜生地五钱、清水豆卷四钱、黑山栀一钱半、桑叶皮各三钱、辰赤苓三钱、净银花三钱、带心连翘三钱、竹叶心一钱半、白杏仁三钱、象贝母三钱、生薏苡仁四钱、冬瓜子四钱、块滑石_{包煎}四钱、牛黄清心丸一粒分两次化服。

三诊：红疹虽多，色不显明，耳聋失聪，唇焦，神蒙谵语，咳痰不爽，气急，喉有痰声，舌尖绛而干，脉弦滑数。症势重险，防其动风、内陷。再从昨方加减。

鲜生地五钱、清水豆卷四钱、黑山栀三钱、桑叶皮各三钱、净银花四钱、带心连翘四钱、象贝母三钱、广郁金一钱半、生薏苡仁四钱、冬瓜子四钱、竹叶心一钱半、块滑石_{包煎}四钱、茅芦根_{去心、节}各一两，牛黄清心丸一粒分两次化服。

四诊：白㾦渐多，红疹隐隐，色不明显，耳聋，神蒙谵语，大便艰行，咯痰不爽，气急，喉有痰声，唇焦齿垢，舌绛而干，脉弦滑数。症势重险至极，动风、内陷可虑之至。再从昨方加重。

鲜沙参五钱、鲜生地五钱、黑山栀三钱、清水豆卷四钱、净银花四钱、带心连翘三钱、川雅连四分、象贝母三钱、广郁金一钱半、鲜竹叶茹各一钱半、鲜菖蒲八分、茅芦根_{去心、节}各一两、嫩钩钩_{后下}一钱半、枇杷叶露四两、淡竹沥二两，炖温，调服牛黄清心丸一粒，分两次服之。

五诊：咳嗽气急、喉有痰声略见轻减，神昏谵语，依然如故，唇焦齿垢，舌苔干绛，脉弦滑数。温邪化热伤阴，内蒙心包，上蔽脑府，肺胃清肃之令不行，症在危险关头。仍从昨方加减。以冀外透。

鲜沙参五钱、京玄参三钱、鲜生地五钱、鲜石斛四钱、净银花三钱、带心连翘三钱、川雅连四分、川象贝各二钱、黑山栀三钱、鲜竹茹三钱、鲜菖蒲八分、茅芦根去心、节各一两、嫩钩钩后下一钱半、枇杷叶露四两、淡竹沥二两，炖温，调服牛黄清心丸一粒，分两次服之。

六诊：大便已通，通而色黑，唇焦齿垢，咳嗽气急，咯痰不爽，神昏谵语依然如故，白㾦多而不透，色欠晶明，脉弦滑数不静。症势仍在危险关头，慎防下血、痉厥之变。仍拟生津清温而化痰热。

鲜石斛四钱、鲜沙参五钱、京玄参三钱、鲜生地五钱、净银花三钱、带心连翘三钱、煅蛤壳五钱、川象贝各二钱、生薏苡仁四钱、冬瓜子四钱、鲜菖蒲八分、嫩钩钩后下一钱半、茅芦根去心、节各一两、枇杷叶露四两、淡竹沥二两，炖温，化服至宝丹一粒。

七诊：大便频行，先硬后溏色黑，唇焦齿垢，神蒙不清，谵语，耳聋，白㾦多而不显，舌苔干绛，脉弦滑数。阴液暗伤，温邪留恋不化，肺胃肃化不行，痰热逗留，上蒙清空，下迫大肠，须防下血、痉厥之变，症势严重之至。再拟一方，以求转动。

鲜石斛四钱、鲜沙参五钱、京玄参三钱、川象贝各二钱、辰赤苓三钱、银花炭五钱、带心连翘四钱、煅蛤壳五钱、冬瓜子四钱、天竺黄一钱半、广郁金一钱半、鲜菖蒲八分、枇杷叶露四两、淡竹沥二两，炖温，化服至宝丹一粒。

八诊：今日大便未行，昨晚汗出颇多，白㾦满布，唇焦齿垢，神昏谵语，咳嗽气急，咯痰不爽，舌苔干绛，脉濡滑数。阴液大伤，肺胃清肃不行，痰热逗留，蒙蔽清空，本虚标实，症势仍在重险关头。再从前方出入。

鲜石斛四钱、鲜沙参六钱、桑白皮三钱、京玄参三钱、辰赤苓三钱、川象贝各二钱、煅蛤壳五钱、广郁金一钱半、天竺黄二钱、冬瓜子四钱、带心连翘四钱、鲜菖蒲八分、枇杷叶露四两、淡竹沥二两，炖温，分两次冲服。

九诊：白㾦布而渐化，唇焦齿垢较见轻减，神昏谵语时轻时剧，咳嗽气逆，咯痰不爽，苔干，舌绛稍淡，脉濡滑数未静。肺胃清肃不行，温邪伤阴，内蒙心包，症势稍见转动，仍在重途。再从昨方出入。

鲜石斛四钱、鲜沙参六钱、桑白皮三钱、川象贝各二钱、辰赤苓三钱、煅蛤壳八钱、广郁金一钱半、带心连翘四钱、天竺黄二钱、冬瓜子四钱、净银花四钱、鲜菖蒲八分、朱灯心二扎、枇杷叶露四两、淡竹沥二两，炖温，分两次冲服。

十诊：白㾦既化而重布甚多，唇焦齿垢轻减，神昏谵语时轻时剧，咳嗽气逆，咯痰不爽，脉濡小数，舌红绛稍淡。前方生津养肺，清温化痰热，尚觉合度，仍从原法加减之。

鲜沙参六钱、鲜石斛四钱、桑白皮三钱、川象贝各二钱、煅蛤壳八钱、天竺黄二钱、生薏苡仁四钱、冬瓜子四钱、带心连翘三钱、广郁金一钱半、天花粉三钱、朱灯心二扎、枇杷叶露四两、淡竹沥二两，炖温，分两次冲服。

十一诊：白㾦已化，唇焦齿垢已减，神蒙渐清，谵语亦少，病势渐有转动之机。唯咳嗽咯痰不爽。再拟养肺阴，化痰热。

鲜沙参五钱、桑白皮三钱、川象贝各二钱、煅蛤壳八钱、辰茯神三钱、炙远志一钱、带心连翘三钱、天花粉三钱、生薏苡仁四钱、冬瓜子四钱、广郁金一钱半、干芦根一两、枇杷叶露四两、淡竹沥二两，炖温，分两次冲服。

十二诊：白㾦已回，身热亦退，咳嗽未清，寐欠安，偶有谵语，舌红已淡，脉濡小数。再从前方加减，以资调理。

鲜沙参四钱、桑白皮三钱、甜杏仁三钱、川象贝各二钱、辰茯神三钱、炙远志一钱、煅蛤壳八钱、煅龙齿^{先煎}三钱、天花粉三钱、生薏苡仁四钱、冬瓜子四钱、干芦根八钱、枇杷叶露四两，分两次冲服。

【评析】

程氏本案以清温透热、气血双清法治气血两燔春温重症之候。程氏治重症外感，治法灵活多变，能消能补，善于应变，以疗效显著著称。他治疗本病尤擅推崇叶天士"透热转气"，本案初期（初诊）为温邪上犯于肺，肺郁痰热，温热之邪虽主要在气分，但已渐入于营血。此时急须透热转气，透营中邪热转至气分，促使温邪由气分而外解，遏制其深入血分而逆传心包，以豆卷、桑叶、甘露消毒丹等为主以清热透邪；中期（二至四诊）为邪热在气分者更见狂炽，并已入营血分，不能透出，治以鲜生地黄、鲜沙参、豆卷、桑白皮、牛黄清心丸等为主以气血双清；极期（五至七诊）温邪已得透解，热盛伤阴，故治以清肺养阴、化痰开窍为主，故撤去豆卷、桑叶等气药，而加入鲜石斛、玄参、鲜菖蒲，改牛黄清心丸为至宝丹以清营化痰开窍，防止痉厥；气分之邪陆续外透，险证已得挽回，病情转危为安后（八至十诊）则用鲜沙参、鲜石斛、玄参、桑白皮、川贝、象贝、竹沥等以养阴润肺化痰；后期（十一、十二诊）则撤去鲜石斛、玄参而用天花粉、芦根等配合远志、茯神、龙齿等安神之品善后调理。程氏吸取叶天士学说的精要之处，结合程氏自己临床心得，灵活应用于温热重症，掌握透气转气、清营凉血和病情轻重缓急的变化过程，精准把握药与证相对的时机，应对病变进退，成竹在胸，有条不紊。其医道高明，于此可见一斑。

案五：治湿热痞结中焦案

【医案】

曹某，女，72岁。初诊1940年6月2日。寒热不清，呕吐不能纳谷，已数日矣。胸脘闷痛，气塞不舒，苔腻口苦，脉濡数左弦。湿热痞结于中之故，高年防生变端。姑以和解宣化治之。

银柴胡一钱、竹沥半夏一钱半、酒炒黄芩一钱半、姜川连三分、块滑石_{包煎}四钱、辰赤苓三钱、陈广皮一钱半、白蔻壳八分、生薏苡仁四钱、姜汁炒竹茹一钱半、广郁金一钱半、干芦根一两、白通草一钱、佛手花八分，一剂。

二诊昨投和解宣化法。时寒时热、呕吐不食均大轻减。仍从原法出入。

原方加川朴花一钱半，去竹茹、黄芩，一剂。

【评析】

程氏本案以开解湿热交结、通调气机法治湿热痞结中焦之候。患者为湿热胶结、阻滞气机所致寒热无序，中焦胸脘痞闷证。患者湿热之邪虽不盛，但胶结互阻，痞满胸闷，三焦气机升降失常，上焦之气宣降不利则为胸闷而痛，中焦之气停滞，气机枢纽阻滞，则上逆而为呕吐不食。从方中银柴胡用量一钱，热势即退，可知表证轻于里。而治中焦湿热则祛湿之药应用甚多，如生姜、半夏之辛开，黄连、黄芩之苦降，此皆泻心汤之主药，亦为开解湿热、湿去热解之要法（半夏、黄连合瓜蒌，即小陷胸汤）。再用陈皮、蔻壳、佛手、朴花、郁金等芳香化湿，以利其胸腹气机，气机通畅，则有助于湿热之开化。淡渗利尿之药，可降肺气，利水道，给湿热以出路。姜川连合姜竹茹则降逆除烦，而止其呕吐。程氏治湿热互阻之证，每以小柴胡汤、泻心汤、三仁汤合法应用，创和解宣化汤。其组成为银柴胡一钱至四钱，竹沥、半夏钱半至二钱，酒炒黄芩一钱至钱半，块滑石四钱，赤茯苓三钱，广陈皮钱半，白蔻壳八分，生薏苡仁四钱，白杏仁三钱，干芦根八钱至一两，佛手花八分，随证加减。程氏对泻心汤尤为重视，认为胸痞主要原因是湿热痞结。干姜配黄连、半夏配黄芩，辛开苦降，是治胸痞要药，参、草、姜、枣乃理中之意，可随症加减。若无表证，程氏多以姜汁炒川黄连、姜汁炒竹茹等代之，意在避免辛温太过伤津耗气。而常用陈皮、蔻壳、佛手花、川厚朴花、广郁金，旨在芳香燥湿，宣通气机，有助湿热两清。

案六：治湿温伏于少阳案

【医案】

梅某，女，67岁。寒热不解，四肢酸楚，心烦不安，口苦。苔腻黄，脉弦。先拟和解枢机。

软柴胡一钱、竹沥半夏二钱、酒炒黄芩一钱半、辰赤苓三钱、炒枳壳一钱、苦桔梗一钱、黑山栀皮一钱半、清水豆卷三钱、益元散_{包煎}四钱、甘露消毒丹_{包煎}四钱，二剂。

【评析】

程氏本案以清热化湿、和解枢机法治湿温伏于少阳案之候。湿温证的热象，一般身热不扬，得汗热退，但发热多有起伏，午后或有形寒，在初夏（雨季暑湿交蒸）或秋初（暑热未净）时是常见的。必先清里湿，后表热可解，多辛温发汗易致湿邪化燥，变生他证。程氏治疗此类病症，有丰富的临床经验，根据不同邪气病机特点，或以小柴胡法疏透少阳气机，选用柴胡和解少阳枢机之邪，半夏化湿，黄芩清热，三药配合，和解半表半里之邪而外达，则内外不致合邪。或用枳实栀子豉法，以清水豆卷代淡豆豉，轻清发汗，以清表热；山栀利湿清里热而除心烦；枳壳代枳实，理气宽中，消痞散结，以治胸闷。或以杏苏散治疗，原方用杏仁、苏梗、桔梗、前胡以开上，半夏、陈皮、枳壳以宣中，茯苓、甘草以渗下。或用益元散和甘露消毒丹，前者取滑石渗下，生甘草清热，合朱砂则清心安神。后者内有蔻仁、藿香、薄荷、石菖蒲以通气化湿；射干、黄芩、连翘、贝母以清热化痰；茵陈、滑石、木通以渗湿利尿。主治湿温证，热多于湿，而肺胃有热兼有口鼻症者更为对症。应该指出，内有湿热，重要诊法是验舌。根据苔腻的厚薄，可辨感湿邪的轻重：苔腻的部位在前或中、后，分别是湿邪在上焦或中、下焦的表现；苔白为寒，苔黄为热，灰或黑则为热盛；舌质红绛则津伤，淡白胖则阳虚。再参合问诊，口腻、口淡属湿，口干属热，湿多于热则口甜，热多于湿则口苦。由于本证口苦苔黄，可知热多于湿，所以本案用芩、栀、益元、甘露四药，其偏重于清热，是可以理解的。

案七：春温重症夹痰神昏案

【医案】

陈某，女，成年，初诊1949年2月25日。春温十日不解，热势甚壮，烦不安寐，谵语耳聋，咳不爽，气急，白㾦隐隐不多，胸闷口干，苔黄腻，舌尖绛，脉濡滑数，左弦。温邪不得外达，肺胃肃化失常，素虚之体，须防内陷。拟清温透热。

桑叶皮各三钱、清水豆卷四钱、黑山栀三钱、白杏仁三钱、辰赤苓三钱、象贝块滑石_{包煎}四钱、广郁金一钱半、带心连翘三钱、竹叶心一钱半、冬瓜子四钱、生苡仁四钱、甘露消毒丹_{包煎}五钱、珠灯心二扎。

二诊：白㾦隐隐不多，红疹已布而不显，耳聋，谵语神昏，咳不爽，气急胸闷，口干唇焦，苔黄腻，舌尖绛，脉濡滑数，左弦。温邪为病，热势鸱张，气血两燔，病情重险。再拟气血双清，以望转动。

鲜生地五钱、清水豆卷四钱、黑山栀一钱半、桑叶皮三钱、辰赤苓三钱、净银花三钱、带心连翘三钱、竹叶心一钱半、白杏仁三钱、象贝母三钱、生苡仁四钱、块滑石_{包煎}四钱、牛黄清心丸一粒，分两次化服。

三诊：红疹虽多，色不显明，耳聋失聪，唇焦，神蒙谵语，咳痰不爽，气急，喉有痰声，舌尖绛而干，脉弦滑数。症势重险，防其动风、内陷。再从昨方加减。

生地五钱、清水豆卷四钱、黑山栀三钱、桑叶皮各三钱、净银花四钱、带心连翘四钱、象贝母三钱、广郁金一钱半、生苡仁四钱、冬瓜子四钱、竹叶心一钱半、块滑石_{包煎}四钱、茅芦根_{去心，节}各一两、牛黄清心丸一粒，分两次化服。

四诊：白痦渐多，红疹隐隐，色不明显，耳聋，神蒙谵语，大便艰行，咯痰不爽，气急，喉有痰声，唇焦齿垢，舌绛而干，脉弦滑数。症势重险至极，动风、内陷可虑之至。再从昨方加重。

生地五钱、黑山栀三钱、鲜沙参五钱、清水豆卷四钱、净银花四钱、带心连翘三钱、川雅连四分、象贝母三钱、广郁金一钱半、鲜竹叶茹各一钱半、鲜菖蒲八分、嫩钩钩_{后下}一钱半、茅芦根_{去心}，节各一两、枇杷叶露四两、淡竹沥二两，炖温，调服牛黄清心丸一粒，分两次服之。

五诊：咳嗽气急、喉有痰声略见轻减，神昏谵语，依然如故，唇焦齿垢，舌苔干绛，脉弦滑数。温邪化热伤阴，内蒙心包，上蔽脑府，肺胃清肃之令不行，症在危险关头。仍从昨方加减，以冀外透。

京玄参三钱、鲜生地五钱、鲜沙参五钱、京元鲜石斛四钱、净银花三钱、川雅连四分、川象贝各二钱、黑山栀三钱、鲜菖蒲八分、茅芦根_{去心}，节各一两、鲜竹茹三钱、嫩钩钩_{后下}一钱半、枇杷叶露四两、淡竹沥二两，炖温，调服牛黄清心丸一粒，分两次服之。

六诊：大便已通，通而色黑；唇焦齿垢，咳嗽气急，咯痰不爽，神昏谵语依然如故；白痦多而不透，色欠晶明，脉弦滑数不静。症势仍在危险关头，慎防下血、痉厥之变。仍拟生津清温，而化痰热。

鲜石斛四钱、鲜沙参五钱、京玄参三钱、带心连翘三钱、鲜生地五钱、净银花三钱、煅蛤壳五钱、川象贝各二钱、生薏仁四钱、冬瓜子四钱、鲜菖蒲八分、嫩钩钩_{后下}一钱半、茅芦根_{专心}，节各一两、枇杷叶露四两、淡竹沥二两，炖温，化服至宝丹一粒。

七诊：大便频行，先硬后溏色黑；唇焦齿垢，神蒙不清，谵语，耳聋，白痦多而不显，舌苔干绛，脉弦滑数。阴液暗伤，温邪留恋不化，肺胃肃化不行，痰热逗留，上蒙清空，下迫大肠，须防下血、痉厥之变，症势严重之至。再拟一方，以求转动。

京玄参三钱、鲜沙参五钱、鲜石斛四钱、川象贝各二钱、辰赤苓三钱、银花炭五钱、带心连翘四钱、煅蛤壳五钱、冬瓜子四钱、天竺黄二钱、广郁金一钱半、鲜菖蒲八分、枇杷叶露四两、淡竹沥二两，炖温，化服至宝丹一粒。

八诊：今日大便未行，昨晚汗出颇多，白痦满布，唇焦齿垢，神昏谵语，咳嗽气急，咯痰不爽，舌苔干绛，脉濡滑数。阴液大伤，肺胃清肃不行，痰热逗留，蒙蔽清空，本虚标实，症势仍在重险关头。再从前方出入。

鲜沙参六钱、桑白皮三钱、鲜石斛四钱、京玄参三钱、辰赤苓三钱、川象贝各二钱、广郁金一钱半、天竺黄二钱、煅蛤壳五钱、冬瓜子四钱、带心连翘四钱、鲜菖蒲八分、枇杷叶露四两、淡竹沥二两，炖温，分两次冲服。

九诊：白㾦布而渐化，唇焦齿垢较见轻减，神昏谵语时轻时剧，咳嗽气逆，咯痰不爽，苔干，舌绛稍淡，脉濡滑数未静。肺胃清肃不行，温邪伤阴，内蒙心包，症势稍见转动，仍在重逢。再从昨方出入。

鲜石斛四钱、白皮三钱、鲜沙参六钱、川象贝各二钱、辰赤苓三钱、天竺黄二钱、广郁金一钱半、带心连翘四钱、鲜菖蒲八分、净银花四钱、冬瓜子四钱、朱灯心二扎、枇杷叶露四两、淡竹沥二两，炖温，分两次冲服。

十诊：白㾦既化而重布甚多，唇焦齿垢轻减，神昏谵语时轻时剧，咳嗽气逆，咯痰不爽，脉濡小数，舌红绛稍淡。前方生津养肺，清温化痰热，尚觉合度，仍从原法加减之。

桑白皮三钱、鲜石斛四钱、鲜沙参六钱、天竺黄二钱、川象贝各二钱、煅蛤壳八钱、苡仁四钱、冬瓜子四钱、带心连翘三钱、广郁金一钱半、天花粉三钱、朱灯心二扎、枇杷叶露四两、淡竹沥二两，炖温，分两次冲服。

十一诊：白㾦已化，唇焦齿垢已减，神蒙渐清，谵语亦少，病势渐有转动之机。唯咳嗽咯痰不爽。再拟养肺阴，化痰热。

鲜沙参五钱、桑白皮三钱、川象贝各二钱、煅蛤壳八钱、辰茯神三钱、炙远志一钱、带心连翘三钱、天花粉三钱、生薏仁四钱、冬瓜子四钱、广郁金一钱、干芦根一两、枇杷叶露四两、淡竹沥二两，炖温，分两次冲服。

十二诊：白㾦已回，身热亦退，咳嗽未清，寐欠安，偶有谵语，舌红已淡，脉濡小数。再从前方加减，以资调理。

鲜沙参四钱、桑白皮三钱、甜杏仁三钱、川象贝各二钱、辰茯神三钱、炙远志一钱、煅龙齿_{先煎}三钱、煅蛤壳八钱、生苡仁四钱、冬瓜子四钱、天花粉三钱、干芦根八钱、枇杷叶露西两，分两次冲服。

【评析】

程氏本案以清热滋阴、化痰开窍法治疗春温重症夹痰神昏之候。春温壮热容易内陷及动风，出现更危急证候。故本案重点是截断春温高热，防止病邪深入发生传变。初诊：咳不爽，气急痰声，为温邪犯肺，痰热逗留；壮热历十日而不退，白㾦隐隐不多，是邪在气分，湿邪宣透不畅之象；胸闷口干，苔黄腻，系温邪夹湿，三焦与阳明胃腑同病。其处在于谵语、烦不安寐，温邪初入营分并且温邪主要在气分，气营同病之候，以致心神不宁，惟尚未导致痰热蒙蔽心包而昏迷的证候。此时用药应急须清营透热，促使邪由气分而外解，遏制其深入血分而逆传心包。程氏此方除用连翘心、朱灯心、竹叶心等清心安神外，其余均为透气解表药；其中薏苡仁、滑石、赤苓等渗湿之品，依照叶天士"渗湿于热下，不与热相搏"的治则，防止湿热胶结。从二诊到四诊，症状由烦躁不眠转为神昏不清，出现内陷的表现。并且见了一些红疹，但色泽不鲜明，温邪已入血分，急须清营凉血；舌干、唇焦、齿垢，说明其温邪在气分更见狂炽恐伤肾精；见有耳聋舌绛，可见肾阴之素虚。在后三诊方中，用鲜沙参、鲜生地、芦根等甘寒清热生津；又加入金银花、茅根、川连、牛黄清心丸等凉血清热；竹沥、枇杷叶露、竹茹、贝母等清肺化痰；菖蒲、郁金以开窍。五诊后专注透血分热邪。六至七诊大便频下，先硬后溏而色黑，气分的温邪得由阳明大肠而下泄，这是至宝丹开窍泄热，天竺黄、竹沥、郁金等豁痰润肠之力，为病情转好的表象。第八诊形势更好，大便通后又得畅汗，所谓："里和表自解。"白㾦得宣发满布，可见温邪已得透解。以后治法，用清肺养阴，化痰开窍治则。九诊神昏时轻时剧，已有清醒的征象，唇焦齿垢也轻减。十诊白㾦仍重布，仍属气分之邪外透之象，不是危象。本案咳嗽历久不止，气逆至十诊方平，虽然顽固，但尚不属坏象，一是说明气分之邪没有完全陷入血分，仍有部分逗留在肺，咳嗽即其表现；二是常有在温邪陷入血分，神识昏迷的同时，咳嗽戛然而止，痰声曳锯，反有肺闭之危，所以咳止太早也未必是佳象；三是咳能宣发肺气，利于引邪由血透气。程氏在用药全过程，力主宣肺化痰，正是准确辨证的体现。

案八：治春温夹湿案

【医案】

姚某，男，成年，初诊 1955 年 2 月 16 日。

病起五日，寒热高亢，得汗不解，头痛，胸闷泛恶，腹鸣泄泻，苔腻口苦，脉浮濡滑数。春温之邪夹湿滞互阻，肠胃运化失常，症势鸱张，毋忽。

银柴胡一钱、清水豆卷四钱、黑山栀二钱、辰拌赤茯苓三钱、薄荷叶_{后下}八分、福泽泻二钱、块滑石_{包煎}四钱、银花炭四钱、煨葛根一钱半、制半夏一钱半、酒炒黄芩一钱半，甘露消毒丹五钱（包姜川连1/3剂煎）。

二诊：热势较低，泄泻已瘥，腹痛未尽，胸闷泛恶见减，夜不安寐，苔腻口苦，脉濡滑数。春温夹湿滞互阻，肠胃三焦不和。再投葛根芩连加味，原方出入为继。

煨葛根一钱半、水炒川雅连四分、酒炒黄芩一钱半、清水豆卷四钱、黑山栀二钱、银柴胡一钱、辰赤苓三钱、薄橘红一钱半、块滑石_{包煎}四钱、福泽泻二钱、银花炭四钱、焦六曲三钱、甘露消毒丹_{包煎}五钱。

三诊：泄泻止，寒热退，胸闷泛恶亦轻，夜寐较安，苔薄，脉濡小数。再以原方出入，以尽余波之意。

清水豆卷四钱、黑山栀一钱半、银柴胡一钱、霜桑叶三钱、辰赤苓三钱、块滑石_{包煎}四钱、福泽泻二钱、炒银花四钱、象贝母三钱、薄橘红一钱半、生苡仁四钱、梗通草一钱、甘露消毒丹_{包煎}四钱。

四诊：寒热虽退，头眩仍甚，胸闷噫嗳，神疲肢倦，苔薄脉濡。再以平剂为治。

冬桑叶三钱、炒杭菊二钱、白蒺藜三钱、辰茯神三钱、煅石决_{先煎}四钱、炙远志一钱、块滑石_{包煎}四钱、福泽泻一钱半、薄橘红一钱半、生苡仁四钱、通草八分、酒炒陈木瓜一钱半、桑寄生三钱、荷叶边一圈。

五诊：寒热退后，神委气怯，头眩仍甚，胸闷纳呆，口淡而干，便通而燥，溲赤渐清。再以化湿和中法治之。

白蔻壳八分、川朴花一钱半、白杏仁三钱、生苡仁四钱、辰赤苓三钱、块滑石_{包煎}四钱、竹沥半夏一钱半、陈广皮一钱半、佛手花八分、炒杭菊二钱、陈大麦四钱、冬桑叶三钱、荷叶边一圈、干芦根八钱。

【评析】

程氏本案以宣发散邪、利湿清热法治疗春温夹湿之候。"冬春感风热之邪而病者，病于春者，亦曰春温"。春温是伏气温病的一种，冬感温邪，春季腠理开泄，感受外邪，引动伏邪，初起即以里热为主症，具有起病急、病势重、易传变等证候特点。本案春温又兼湿，程氏取叶天士思想精华"渗湿于热下，不与热相搏"，用葛根芩连汤解外邪、利内湿以孤立热邪为本案核心治则。初诊寒热、脉浮外有表邪，得汗不解，胸闷泛恶，腹鸣泄泻，脉濡滑，说明内有湿邪阻滞中焦胃气机。栀子豉汤宣散表邪，葛根芩连汤解表利湿清热。二、三诊，脘闷泛恶，脉濡数，再以原方加减，治以清热利湿。四诊寒热退，仍胸闷嗳气、神疲肢倦，苦寒清热并未伤脾阳，现胃气渐复。脉濡湿邪仍存，不可温补，"恐炉烟虽熄灰中有火也"，祛苦寒之药，加凉润桑叶、白蒺藜；头眩恐阴虚肝风内动，加煅石决明；佐以健脾利湿药滑石、薏苡仁等。五诊寒热退，便燥，"以粪燥为无湿"，主以化温和中、滋阴生津，助胃气恢复。三仁汤合桑菊饮加减，芳香轻宣，缓消余邪，扶助正气，不可再用重药，耗伤体力。治疗过程逻辑缜密，充分体现程氏表里同治，不使内外合邪的治法。

案九：治痉厥案

【医案】

郑某，女，中年。初诊，久恙之体，烦劳后感受暑气，陡然热高，发痉发厥，厥返之后，肢搐头疼仍甚，热高不退，渴欲引饮。诊脉弦而数，苔黄腻。此素体早虚，肝用本强，烦劳之后，又受暑邪，热胜风生，引动风阳，上窜于脑，横流四末，故见痉厥之象。症在重途，本虚标实，有正不胜邪，厥而不返之虑。治法清泄重镇，以息风阳，而安脑府，固为必要，但当先以清暑之品退其壮热，良以热不退则风阳不平，退热乃釜底抽薪之计也。从前病象，只能暂置不议，急则治标，古有明训，际此标症鸱张之时，尤当先治暑矣。列方于后，以备酌取。

羚羊片四分、生石决_{先煎}八钱、霜桑叶三钱、抱茯神三钱、益元散_{包煎}四钱、鲜藿佩各一钱半、西瓜翠衣三钱、连翘壳三钱、粉丹皮一钱半、竹茹叶各一钱半、嫩钩钩_{后下}三钱、鲜荷叶一角、荷梗_{去刺}一尺，白荷花露、枇杷叶露各半斤，代水煎药。

二诊：今诊脉数见平，细而弦如故，苔转薄白。热势潮高潮低，头疼肢蠕动，梦语如谵未止，口苦无味。以症脉论，暑邪渐化，肝阳未平，湿热未尽。其身热之不尽者，以素有虚热也。目四皆黑，经事二载不行，内有干血无疑，姑暂置之。再用平肝潜阳、安神化湿热法为继。生白芍二钱、生石决_{先煎}八钱、杭菊炭二钱、鲜竹茹_{玫瑰花三朵同炒}二钱、砾茯神三钱、真川贝三钱、橘白络各一钱、鲜佩兰一钱半、嫩钩钩_{后下}三钱、水炙桑叶一钱半、枇杷叶露_{代水}

一斤、鲜荷叶一角、荷梗去刺一尺、益元散包煎四钱。

三诊：头眩痛仍甚，带下频频，腹中胀，溲黄赤。肝阴本亏，肝气滞而肝阳升，湿热下注，带脉不束。暂投柔肝潜阳、化湿束带法。

大白芍二钱、牡蛎先煎八钱、稆豆衣三钱、炒杭菊二钱、真川贝二钱、碳茯神三钱、瓜蒌皮三钱、鲜竹茹玫瑰花三朵同橘叶络各一钱半一钱半、生薏仁四钱、桑螵蛸四钱、鲜荷叶边一圈、荷梗去刺一尺。

【评析】

程氏本案以解暑清热、平肝息风、安神化湿法治煎厥之候。《黄帝内经》云："阳气者，烦劳则张，精绝，辟居于夏，使人煎厥。"本案素体本虚而烦劳，又感受暑邪，热胜风动，风阳内动，窜于脑络延及四肢，见痉厥之症，与《黄帝内经》煎厥机理症状一致，遂本案以煎厥为名。程氏初诊治法清热息风、镇心安脑，但壮热盛应先治标，先以清暑之品退壮热。羚羊角、石决明、白池菊平肝息风；藿香、佩兰、西瓜翠表、鲜荷叶、荷梗、益元散解暑清热祛湿；抱茯神安神利水化湿。二诊从脉证可知暑邪渐消肝阳未平，湿热未净。尽经事载不行，必有干血。仍先平肝息风、安神化湿继续用之，加桑叶、枇杷叶露平肝息风之功。三诊肝阴血素亏，肝气滞且肝阳升，湿热下注，带脉不束，治法柔肝潜阳、化湿束带法加白芍、牡蛎、桑螵蛸。程氏在本案辨证上首先认为高热有暑热、虚热两种。全程治法以急则治标为前提，清暑热，平肝潜阳，清泄风阳，一剂而效果显著。二、三诊用柔肝、化湿束带等法取效甚捷。至于干血劳的治法，仲景有大黄䗪虫丸为程氏常用，他的理论是"润以濡其干，灵动入血药（即虫类药）以通其瘀，先行干血，缓用补虚"。本案应当待暑邪退，肝阳平，体力恢复后用之。

案十：治伏暑湿温五候不解案

【医案】

张某，男，儿童。初诊1948年9月20日。伏暑湿温五候不解，白痦布而渐化，苔薄腻，脉濡左弦，身热起伏不清。拟和解宣化。

水炒银柴胡八分、原金斛先煎三钱、嫩白薇二钱、白杏仁三钱、生苡仁四钱、块滑石包煎四钱、白通草一钱、嫩钩钩后下一钱半、干芦根一两、香稻叶露四两、野蔷薇露二两，分两次冲服。

二诊：热势起伏依然不解，苔腻舌尖红，脉濡滑数，左弦。伏暑湿热不得泄化，体虚病实，再从前方进展之。

鲜石斛四钱、水炒银柴胡一钱、嫩白薇二钱、青蒿梗一钱半、平玉泉散_{包煎}四钱、白蔻壳八分、象贝母三钱、白杏仁三钱、连翘壳三钱、生苡仁四钱、净银花三钱、干芦根八钱，香稻叶露四两、野蔷薇露二两，分两次冲服。

三诊：热势起伏不解，小溲黄短而频数。苔腻，舌尖红，脉濡滑数，左弦，伏暑湿热内蕴，清肃不行；病经五候，体虚病实。再拟养阴退虚热，佐以清化之品。

鲜石斛三钱、嫩白薇三钱、鲜沙参四钱、青蒿梗二钱、玉泉散_{包煎}四钱、连翘壳四钱、象贝母三钱、净银花四钱、白杏仁三钱、白蔻壳八分、生苡仁四钱、天花粉三钱、干芦根一两、香稻叶露四两、野蔷薇露二两，分两次冲服。

四诊：养阴退虚热，尚觉合度，虚热起伏较见轻减，小溲黄短而频数。仍从原方出入。

鲜沙参四钱、鲜石斛三钱、地骨皮二钱、嫩白薇一钱半、玉泉散_{包煎}四钱、净银花三钱、白蔻壳八分、青蒿梗二钱、生苡仁四钱、连翘壳三钱、白杏仁三钱、天花粉三钱、干芦根八钱，香稻叶露四两、野蔷薇露二两，分两次冲服。

五诊：大便已通，虚热起伏亦退，夜寐欠安，舌苔光滑，脉虚弦。再从原方出入，以尽余邪。

鲜石斛三钱、鲜沙参四钱、灵磁石_{先煎}四钱、淮小麦四钱、辰滑石_{包煎}四钱、野百合三钱、嫩白薇二钱、地骨皮二钱、白杏仁三钱、白蔻壳八分、生苡仁四钱、嫩钩钩_{后下}一钱半、天花粉三钱、白通草八分、干芦根八钱，三剂。

【评析】

程氏本案以清肺益胃、滋阴清热法治湿温五候不解白痦布而渐化之候。湿温是湿邪与热邪胶结，常表现出三种证候：热重于湿、湿重于热、湿热并重。因有热邪灼伤津液，故失治或误治后易形成余邪未净阴虚之候，虚实夹杂。本案初诊白痦布而渐化，苔薄腻脉濡左弦，热邪渐退仍有余邪，而正气已虚的表现。患儿全程未有邪入血分证候表现，因此可以诊断为湿温证邪热始终留于气分，未曾入血。鲜石斛、鲜沙参、芦根等着重于清养肺胃之阴。又配用三仁、金银花、连翘等化湿清热药，不用苦寒燥湿，恐再伤阴。养阴未用生地黄，因邪在气分未入血分，"从湿热陷入者，犀角、花露之品，参入凉血清热方中"，蔷薇花露芳香化浊，香稻叶露益胃生津。二诊加青蒿清虚热；金银花、连翘"透热转气"清透气分之邪。三诊加杏仁、蔻仁、薏苡仁以清宣湿热。四诊加地骨皮清透虚热。全程五诊程氏用药无不在体现对经典原文的理解及细查精详的精妙之处。

案十一：治湿热交阻案

【医案】

金某，女，成年。初诊 1940 年 10 月 17 日。寒热数天，咳嗽痰多，口腻时甜，舌苔腻厚。此湿热之邪交阻也。治拟和解枢机、宣肺化痰，而利湿热。

清水豆卷四钱、薄荷叶后下八分、嫩前胡一钱半、银柴胡一钱、黑山栀皮一钱半、制川朴八分、赤茯苓三钱、白蔻壳八分、白杏仁三钱、生苡仁四钱、块滑石包煎四钱、省头草一钱半、甘露消毒丹包煎四钱。

二诊：寒热较减未退，咳嗽有痰，口腻时甜。和解枢机，宣肺化痰，尚觉合度。再以前法。

制半夏二钱、清水豆卷四钱、前柴胡各一钱、川朴花一钱半、酒炒黄芩一钱半、赤茯苓三钱、生苡仁四钱、白杏仁三钱、省头草一钱半、块滑石包煎四钱、青蒿梗二钱、甘露消毒丹包煎四线。

三诊：寒热减退，咳嗽亦瘥。尚有口甜，为湿热交阻之故。再以泄化湿热，本来泻土。

土炒川连三分、省头草三钱、炙乌梅五分、银柴胡一钱、竹沥半夏二钱、青蒿梗三钱、酒炒黄芩一钱半、块滑石包煎四钱、白杏仁三钱、白蔻壳八分、干芦根四钱、鲜竹叶一钱。

四诊：寒热已退，口甜大减。改方去银柴胡，余药续服三剂。

【评析】

程氏本案以宣肺清热之法治湿热交阻之候。湿热既指病因病机，又指病症。薛生白在《湿热病篇》中将"湿热证，始恶寒，后但热不寒，汗出胸痞，舌白。口渴不引饮"作为温热病提纲。病因包括湿与热、内与外两个方面。而薛生白在《湿热病篇》中说："太阴内伤，湿饮停聚客邪再至，内外相引，故病湿热。"吴鞠通在《温病条辨》中认为"内不能运水谷之湿，外复感时令之湿"，"外邪入里，里湿为合"。本案湿热交结，蕴结交阻难化，故见口甜。程氏初、二诊用三仁汤、小柴胡汤、甘露消毒丹宣肺化痰、清热利湿之法效不著，故用"木来泻土"之法。如《简易方》四兽饮，乌梅与茯苓、白术、橘皮、草果等同用；《局方》中常山饮，乌梅与槟榔、知母、常山同用，如单用乌梅一味药不能取得显著疗效，仍须用辛温化湿、苦寒泄热、淡渗利湿等一般治湿之法同用。今乌梅与川连、黄芩共用，可加强全方清热利湿之功。程氏常用佩兰治脾瘅口甜，源自《黄帝内经》芳香化浊除胃中陈气之法。

案十二：治虚热不清痰盛案

【医案】

史某，男，初诊1955年2月19日。虚热不清，缠绵已久，口苦，咳嗽有痰，胃纳不香。拟以和解，宣化为治。

竹沥半夏二钱、水炒银柴切一钱、炙鳖甲三钱、酒炒黄芩一钱半、酒炒肥知母一钱半、象贝母三钱、甜杏仁三钱、薄橘红一钱半、水炙紫菀二钱、生苡仁四钱、水炙远志一钱、炒谷麦芽各三钱。

二诊：和解宣化，虚热较减，咳嗽未清，仍以原方出入。

水炒银柴胡一钱、竹沥半夏一钱半、酒炒黄芩一钱半、炙鳖甲三钱、水炒白薇一钱半、酒炒肥知母一钱半、象贝母三钱、甜杏仁三钱、陈广皮一钱半、清炙枇杷叶去毛三钱、水炙紫菀二钱、水炙远志包煎一钱、大腹皮二钱、炒谷芽三钱。

【评析】

程氏本案以和解凉营、健脾化痰法治虚热不清痰盛之候。用小柴胡汤加白薇清热益阴、鳖甲滋阴清热、知母凉营退热，三药合用对热入阴分缠绵起伏之潮热，或肺痨发热而无中焦虚寒大便溏者，常能有效。方中的柴胡发散力强，故宜用银柴胡，水炒则更能减缓发散之力，也可用鳖血拌炒者，能引药直达病源清透阴分邪热。本案阴虚发热兼脾虚咳嗽，宜用滋阴清热法，忌用苦寒直折或辛温发散药，用则有损耗营阴或动血之虞。根据程氏用药经验，沙参麦冬汤、麦门冬汤以补肺，或三甲复脉汤、大补阴丸等滋阴法，常用在虚热咳嗽减退以后，进一步治疗肺阴虚之本，作为善后。

案十三：治湿温初起案

【医案】

于某，男，成年。初诊 1955 年 2 月 18 日。寒热初起，不得汗，热势壮，头痛肢酸，口干苦，苔腻，脉浮弦数。先与解肌达邪，佐以宣化。

粉葛根一钱半、清水豆卷四钱、黑山栀三钱、银柴胡一钱、竹沥半夏一钱半、赤茯苓三钱、薄橘红一钱半、冬桑叶三钱、鸡苏散_{包煎}四钱、甘露消毒丹_{包煎}五钱。

二诊：寒热退，头痛，间有泛恶。再以原方损益之。

竹沥半夏一钱半、酒炒黄芩一钱半、银柴胡一钱、姜川连三分、薄橘红一钱半、云茯苓三钱、冬桑叶三钱、枳壳一钱、炒竹茹一钱半、白蒺藜三钱、薄荷炭八分、少杭菊二钱、薄荷叶边一圈、甘露消毒丹_{包煎}四钱。

【评析】

程氏本案以疏散宣化之法治湿温初起案。本案患者湿温初起，外感伤寒兼发热，肌表郁闭不通，阳郁发热，腠理郁阻，阳郁体表之发热；有表里俱热，两阳相加引起的壮热。对表邪来说，葛根、柴胡、豆卷、薄荷、桑叶是主要的解热药，但里热不去或者里湿不化壮热也不易退，内邪与外邪相合常导致疾病缠绵难愈。初诊肌表收引不得汗、脉浮，以葛根、豆卷、山栀、桑叶、菊花解肌散邪，宣化郁热；薄橘红、半夏燥湿行气；赤茯苓健脾利湿；甘露消毒丹利湿化浊，清热解毒。全方以宣化湿热为主，兼以驱散表邪。二诊寒热退，头痛，口苦泛恶，说明里热未净，脾胃气机升降受阻，水谷精微不能荣养头面故改山栀为芩连，清泄里热。不同于前方，加黄芩、黄连、杭菊苦寒之药，着重于清热解毒、清热燥湿。程氏用药常注意"里和表自解"或用"表里双解"。

案十四：治湿热未清案

【医案】

朱某，男，52岁。初诊1958年12月15日。受寒发热后，舌苔黄腻不化，口干苦，胸闷不舒，脉濡滑。湿热未清，拟宣化法。

黑山栀二钱、川连三分、竹沥半夏二钱、薄橘红一钱半、白杏仁二钱、白蔻仁四钱、枳实五分、炒竹茹一钱半、干芦根_{去节}八钱、益元散_{包煎}四钱。

【评析】

程氏本案以宣热化湿法治湿热未清之候。本案舌苔黄腻、口干且苦，此苔黄口苦，即是湿热交蒸的体现。湿热与寒湿病机不同，故治法亦不同，治湿热应力主在辛香以化湿、苦寒以清热。如本案橘红、半夏与枳实、竹茹同用，是温胆汤法；半夏与黄连同用是泻心汤法；杏仁、蔻壳、半夏与苡仁、滑石同用，是三仁汤法。用苦辛开泄配合法如川连配半夏、山栀配橘红、川连配生姜或干姜、川连配苏叶、黄芩配半夏、生姜配山栀等以治湿热交蒸，有几种寓意：一是"寒因寒用，热因热用"的"从治"即"反佐"法，因为"苦从燥化"，燥与热同气相从，所以苦寒能清化湿中之热；二是不致于单用燥药燥湿而助热，单用凉药清热而助湿；三是辛能"开湿于热上"，苦能"渗湿于热下"，湿能渗，热能清，则不致湿热之邪胶结，如油入面而胶固难化；四是三焦湿热交蒸，并非脾湿兼胃热，故不用苍术燥太阴脾湿，亦不用石膏、知母清阳明胃热，而用"苦辛合化"法。湿热交蒸，则舌苔见黄腻或兼灰兼黑；其气滞于胸中，气机不宣，肺气失于宣降，则有胸闷不舒、胸痛等症状；胃中浊气弥漫，失其降和受纳之能，则干呕或泛恶；湿热相结，热多于湿者为口苦腻或甜，湿多于热者为渴喜热饮、饮水不多或水入泛吐等症。

案十五：治痰饮化热咳嗽气喘痰红案

【医案】

刘某，男，57岁。初诊1955年2月4日。痰饮化热，咳嗽气喘而兼痰红。苔薄，脉细弦。

炙白苏子_{包煎}一钱半、竹沥半夏二钱、薄橘红一钱半、云茯苓三钱、水炙远志一钱、象贝母三钱、生苡仁四钱、海浮石四钱、黛蛤散四钱、冬瓜子四钱、七味都气丸_{仙鹤草二钱煎}四钱。

二诊：昨方试投，尚觉舒适，原法不变，续进图效。白杏仁三钱、炙白苏子_{包煎}一钱半、水炙远志一钱、水炙桑皮三钱、薄橘红一钱半、云茯苓三钱、仙鹤草三钱、海浮石四钱、黛蛤散_{包煎}四钱、冬瓜子四钱、竹沥半夏二钱、生苡仁四钱、七味都气丸_包四钱、清炙枇杷叶_{去毛包煎}三钱。

三诊：肺阴亏而兼痰饮，咳嗽气喘，痰红，温清两难为力。前方投后，咳喘虽减，痰红则多，脉象虚弦。

南沙参三钱、黛蛤散_{包煎}四钱、云茯苓三钱、甜杏仁三钱、象贝母三钱、藕节炭四枚、水炙远志一钱、仙鹤草三钱、海浮石四钱、水炙桑皮三钱、薄橘红一钱半、七味都气丸_包四钱、十灰丸_{包煎}三钱。

四诊：血止；嗽气喘未平，昨日小溲多，头汗出，肺肾两亏；痰饮逗留，冲气上逆，脉软苔薄，虚中夹实之症，难收全效，而虚脱之变可虑。再以原方出入治之。

海浮石四钱、大熟地四钱（二味同打），竹沥半夏一钱半，薄橘红一钱半，藕节炭四枚，五味子三分，山萸肉一钱半，怀山药三钱，仙鹤草一钱半，南沙参三钱，十灰丸_{包煎}三钱，水炙远志一钱半，炒丹皮一钱半，甜杏仁三钱，清炙枇杷叶_{去毛包煎}三钱。

【评析】

程氏本案以清肺化痰、润肺止血法治痰饮化热咳嗽气喘痰红之候。本案患者素体阴亏，本虚标实，投剂掣肘，温清法易辛燥伤阴，故标本同治。本案病理当分虚实两方面。咳嗽气喘、痰中带血，是痰饮化热，热损肺络的实证；但素体阴虚，阴虚而生内热，热熬津液，痰热更难咳出，再加肾气失纳，冲气上逆，使咳喘更甚。虚实互相影响，形成恶性循环。在用药方面，痰血之证，宜凉营止血，但凉药又有助长痰饮之弊；温化法易伤阴动血，故又不宜用于血证，以致"温清两难"。另外，肾阴不足，真水不足，津不上承，虽补肺而肺难润。况痰热逗留于肺，补肺药亦不易接受，治疗只能标本兼顾。程氏在一诊时以肃肺化痰、止血清络治标，七味都气丸健脾化痰以顾本，主要力量在于治标。二诊患者原方尚觉舒适，仍原方再进。三诊时痰血较多，以十灰丸增强止血作用，并加南沙参润肺化痰，仍用七味都气丸以顾其本。四诊时痰血已止，则将七味都气丸改为汤药，增强补益本虚之力，作为主要治法。其辨证和治则，对于标本的缓急、用药的步骤有条不紊。

 ## 叁 赵绍琴医案评析

赵绍琴（1918—2001），三代御医之后，现代著名温病学家。赵氏幼承家学，后拜师于太医院御医韩一斋、瞿文楼和北京四大名医之一汪逢春，尽得三家真传。1934年悬壶北京，1950年参加原卫生部举办的中医进修学校。1956年到北京中医学院（现北京中医药大学）任教。曾任北京中医学院温病教研室主任，第七、八届全国政协委员，享受国务院津贴等。赵氏认为温病的本质是郁热，卫气营血皆然，故治疗温病必须贯彻宣展气机、透邪外达的思路，不可徒执清热养阴，遏伏气机，而宣透是治疗温病的要义。代表著述有《温病纵横》《赵绍琴临床经验集》《赵绍琴内科学》等。临床善用透热转气法治疗高热不退、昏迷等危重病症。

案一：治风温案

【医案】

周某，女，50岁。初诊，身热头痛，体温38.3℃，微恶风寒，无汗咳嗽，咽红且痛，口微渴，舌边尖红，苔薄白，两脉浮数。风温之邪，侵袭肺卫，用辛凉疏卫方法，以宣肺退热。饮食当慎，荤腥宜忌。

薄荷后下1.5g，前胡6g，浙贝母12g，桑叶9g，金银花9g，连翘15g，淡豆豉9g，炒牛蒡子3g，芦根30g，2剂。

二诊：药后小汗而头痛身热皆止，体温37℃，咳嗽有痰，咽红，已不痛，口干，舌苔白而尖红，脉象已变弦滑。风热已解，肺热留恋，再以清解肃化法。

薄荷_{后下}1.5g，前胡3g，黄芩9g，杏仁9g，芦根、白茅根各30g，焦三仙各9g，2剂。

药后诸恙皆安。

【评析】

赵氏本案以辛凉平剂、疏卫达邪法治风温之候。风温是由风热病邪引起的病变，初期以肺卫表热证为特征，继而出现邪热壅肺等气分证候，后期多表现为肺胃阴伤的一种急性外感热病，多发生于春冬季节。本案患者症见发热恶寒，头痛无汗，表证悉俱，与风寒无异。唯其"咽红且痛"，即可据此定为温邪。若为风寒之邪，咽必不红。以此为辨，则寒温立判。况又有口微渴、舌边尖红、脉浮数为佐证，其为风热犯肺无疑。故投以辛凉平剂，疏卫达邪。方中薄荷、金银花、连翘、淡豆豉、芦根，辛凉疏卫；前胡、浙贝母、桑叶、炒牛蒡子宣肃肺气，故2剂药后，得汗而热退，咽红，已不痛，口干，舌苔白而尖红，脉象已变弦滑。知风热已解，而肺热留恋，故再以清解肃化之剂，泄其余热，宣肃其肺气，而诸恙皆安。赵氏用药，轻清灵动的风格于此可见一斑，正合吴鞠通"治上焦如羽，非轻不举"之义。

案二：治春温案

【医案】

庞某，女，80岁。初诊，素嗜鸦片烟已30余载，经常便秘，大便七八日一行。自4月28日感受风温邪气，身热咳嗽，咽红肿痛，经中西医治疗10天未见好转。目前身热已退，体温38.3℃，两脉细弦小滑，按之细数，头晕心烦，身热腹满，口干唇焦，咽干微痛，舌苔黄厚干燥，焦黑有裂痕，精神萎靡，一身乏力。老年阴分素亏，久吸鸦片，虚火更甚，津液早亏，病温将及半月，阴液更伤。老年正气不足，热结阴伤，燥屎内结。必须急攻其邪以祛其热，扶其气分防止虚脱，仿新加黄龙汤以攻补兼施。

鲜生地黄60g，生甘草10g，玄参25g，麦冬15g，赤芍、白芍各25g，当归10g，生大黄末1.2g和玄明粉1.5g共研细末冲服，人参_{另煎兑入}25g，1剂。

服药约 2 小时，候腹中有动静，或转矢气者，为欲便也。在便前另服：已煎好之人参汤 25g，西洋参粉 4.5g，调匀分服，再去厕所，以防虚脱。

服汤药后约 2 小时，腹中痛，意欲大便，即先服人参汤送西洋参 4.5g，再去排便，数分钟后，大便畅解甚多，病人微觉气短，又服人参汤少许，即复入睡。

二诊：大便已通，未出现虚脱症状，这是在气阴两虚之人身上用攻补兼施方法的成功例证。药后患者静睡通宵，今诊两脉细数无力，身热已退净，体温 36.7℃，腹满头晕心烦皆减，舌苔焦黑干裂已除，仍属黄厚近焦，自觉一身疲惫异常。老年病温已久，重伤津液，一时难以恢复，再以甘寒育阴以折虚热，甘微温益气兼扶中阴，饮食寒暖，皆宜小心。

海参片先煎15g，沙参 30g，玄参 30g，麦冬 25g，黄精 25g，鲜石斛 30g，生白芍 30g，生地黄、熟地黄各 25g，西洋参粉分3次药汁送下10g，2 付。

三诊：连服甘寒育阴兼以益气之后，气阴皆复，患者热势未作，已能进食少许，舌苔渐化而根部略厚，夜寐较安，且小溲渐多，再以养血育阴兼扶脾胃。

西洋参粉分3次服10g，南沙参、北沙参各 30g，生白芍 30g，玄参 30g，麦冬 25g，莲子肉 25g，生地黄 30g，南百合 25g，怀山药 30g，炒薏苡仁 30g，甜杏仁 10g，3 剂。

四诊：服甘寒育阴兼扶脾胃之后，近几天来，精神渐复，食欲渐增，昨日（19 日）大便又解 1 次，初硬而后调，舌苔已化，根部略厚，两脉细弱小滑。年已八旬，气阴早亏，又嗜鸦片，阴液消耗过甚，病温半月，正气虚损过度，再以育阴养荣，调理脾胃。前方继进 3 剂。

五诊：一周来，精神恢复接近正常，已能下地活动，胃纳渐开，夜寐亦安，面色已润泽，舌苔基本正常。嘱其每日进薏苡百合粥，午服山药粥，晚吃桂圆肉汤，调养半月而愈。

【评析】

赵氏本案以仿新加黄龙汤攻补兼施法治春温之候。老年春月患温，身热不退，迁延日久，津液大伤矣。舌苔焦黑干裂，燥屎结于腑中，久不能下，热愈结，津愈伤，燥屎一日不去，发热一日不退，终致阴涸而亡，诚可忧也。故须急攻其邪以祛其热，扶其气分防止虚脱。仲景有急下存阴之法。然年高体弱病久，难当峻攻，若径用承气法，恐便下之际便是气脱之时。故按吴鞠通治此证每用新加黄龙汤，即仿陶节庵黄龙汤意，攻补兼施，以人参补正，硝黄逐邪，地冬增液。立意颇为周到。而赵氏运用此法又有所创新，妙在人参另炖浓煎，送服西洋参粉。其服药时间掌握在服汤药后欲排便之时，以二参大补元气，元气足自可运药力攻邪排便，则扶正不虑其恋邪，通便而不虑其气脱。此攻补分投，亦攻补兼施之法，此法之运用贵在掌握时机，可谓早一刻不可，晚一刻不及。非富有经验而又深虑巧思者不能如此出奇制胜也。此案于舌苔、脉象的全程动态观察非常细致，始见舌苔黄厚干燥，焦黑有裂痕，两脉细弦小滑，按之细数，故仿新加黄龙汤以攻补兼施；二诊时，大便已通，舌苔焦黑干裂已除，仍属黄厚近焦，两脉细数无力，知老年病温已久，重伤津液，一时难以恢复，故再以甘寒育阴以折虚热，甘微温益气兼扶中阴；三诊之际，舌苔渐化而根部略厚，故养血育阴兼扶脾胃；四诊而见舌苔已化，根部略厚，两脉细弱小滑，故以育阴养荣，调理脾胃收功。此外，本案还有当需着眼者，乃组方用药之巧，还在于重用增液，而微用硝黄，充分顾及年高阴伤的体质特点，无水舟停，自当增水行舟，不可孟浪峻下也。

案三：治郁热气滞贫血案

【医案】

陈某，男，24岁。1991年4月3日初诊。自觉头晕乏力，心慌，经检查：Hb 8g/dL，RBC $2.85 \times 10^6/mm^3$，诊断为贫血待查。经治疗2个月余，Hb反下降至 $5.5 \sim 6g/dL$，怀疑为再障。经病友介绍，求赵老医治。诊见患者面色㿠白，头目眩晕，周身乏力，饮食不佳，心慌气短，动则汗出，心烦急躁，失眠梦多。舌红苔白腻，脉沉弦细数。Hb 6g/dL，RBC $3.0 \times 10^6/mm^3$，BP 80/60mmHg。

辨证：肝胆郁热，气机阻滞。

治法：宣郁清热，调畅气机。

方药：蝉蜕6g，僵蚕10g，片姜黄6g，大黄0.5g，川楝子6g，大腹皮10g，槟榔10g，竹茹6g，枳壳6g，半夏10g，焦三仙各10g，水红花籽10g，7剂。停服其他药物，饮食清淡，每天早晚慢步行走1～2小时。

二诊：自觉症状减轻，精神较好，力增，血红蛋白已升到7g，仍梦多。

上方去大黄、川楝子、大腹皮、槟榔，7剂。

三诊：血红蛋白升到8g，余症皆减。前方加减：蝉蜕6g，僵蚕10g，片姜黄6g，大黄0.5g，雷丸10g，使君子10g，竹茹6g，枳壳6g，生牡蛎20g，7剂。

经上方加减进服4周后，5月15日再次化验Hb 13.5g/dL，RBC 4.4×10^6/mm^3，PLT 150×10^3/mm^3，BP 110/70mmHg。面色红润，饮食佳，余症皆除而告愈。

【评析】

赵氏本案以宣郁清热、调畅气机法治疗郁热气滞贫血之候。本案患者头目眩晕、面色㿠白、周身乏力、心慌气短、动则汗出、血红蛋白低等症状，均提示患者有血虚之象，但其脉沉弦细数、舌红、心烦急躁、失眠梦多等症状，又提示肝气郁热。赵氏认为虚实之辨，微细在脉。脉沉主里病，弦主肝郁，数为热，细主阴分。所以，本案患者以脉为辨。脉沉弦细数、舌红可知热郁在里，苔白腻乃为气机不畅。故本案赵氏选用升降散调整气机之升降，升清降浊，宣透郁热，在此基础上加川楝子、枳壳舒肝解郁，清肝经之热；大腹皮、槟榔、枳壳、焦三仙、水红花籽消食导滞，助脾胃之升降，疏中焦之气机，健气血之源头；半夏、枳壳、竹茹清胆之热而胃安神。诸药相合，助升降散之升降，气机之条达；饮食清淡、走路锻炼，微动四极，健运中焦，化生气血。二诊之时，患者好转，去大黄、川楝子、大腹皮、槟榔等行气泄热强劲之品。三诊，除清肝热之品，以调畅气机为主。纵观本案，中医学普遍认为贫血属于"血虚""虚劳"范畴，治疗时常以滋补为原则。而本案赵氏从整体出发，实事求是，综合辨证，强调脉舌等客观症状，尊重现代化验检查结果，而不是依靠惯性思维，见贫血便为是血虚，见乏力便是气虚。提示后世诊疗打破固有僵化模式，治病求本，实事求是。

案四：治暑热湿浊郁滞案

【医案】

杨某，男，78岁，1989年8月10日初诊。家属代述：患者于半月前因感冒发热，体温腋下38.5℃，咽喉疼痛，服用板蓝根冲剂、喉症丸、抗生素等药体温下降，两天后体温上升为 39℃，声音开始嘶哑，发音费力，继而失音，咽喉干堵难忍，总想用手抠。近 7 日来滴水未进，也未大便。怀疑咽中有肿物，准备后事，遂请赵老以决预后。诊时见：形体瘦弱，面红目赤，身热无汗，胸闷懊憹，眼欲闭，时寐时醒，时有谵语，小便短赤，口中干涩黏腻秽浊，舌苔白腻垢厚，脉濡数，体温腋下 38.5℃。皆是暑热湿浊郁滞之象，先以芳香化浊宣郁之法处方：藿香 10g，佩兰 10g，苏叶 10g，茅芦根各 10g，水煎试服 3 剂，少量多次服用。

二诊（8 月 12 日）：当天中午药入口中，难以咽下，良久才咽下几口，腹中几声肠鸣，到晚上 1 剂服完，微有汗出，夜寐较安。第 2 天精神好转，神志转清，能喝下少许白米稀粥，并能发出低微的声音，下午大便几枚如干球状。舌苔白腻，脉滑数，体温腋下 37.5℃，气机渐舒，暑热渐减，声音渐复，仍用芳香宣化佐以消导之品。处方：藿香 10g，苏叶 10g，茅芦根各 10g，炒山栀 6g，佩兰 10g，淡豆豉 10g，杏仁 10g，大腹皮 10g，槟榔 10g，滑石 10g，焦三仙各 10g，4 剂，水煎服。

三诊（8 月 17 日）：精神较好，声音完全恢复，并能下地活动，饮食二便如常，体温 36.5℃，再以前法进退，以固其效。饮食当慎，防其食复。处方：炒山栀 6g，淡豆豉 10g，炒枳壳 6g，苏梗 6g，竹茹 6g，茅芦根各 10g，焦三仙各 10g，水红花籽 10g，7 剂。

【评析】

赵氏本案先以芳香化浊宣郁之法，继用消食导滞之法治疗暑热湿浊郁滞之候。本案患者年老体虚，外感暑湿发热，却用板蓝根冲剂、喉症丸等寒凉之剂，属于误治，本应宣透暑湿，却寒凉伤阳，内引邪气，阻滞气机，壅塞于肺而致失音。患者身热无汗，胸闷懊憹，眼欲闭，时寐时醒，时有谵语，小便短赤，脉数，出现暑热扰心之势。究其根本，为暑热湿浊之邪蒙闭上焦、阻塞清窍。饮食不进，大便不下，舌苔白腻垢厚，为湿浊停滞，气机不畅。吴鞠通在《温病条辨·中焦篇》第 56 条亦提到此类疾病治法，原文云："吸受秽湿，三焦分布，热蒸头胀，身痛呕逆，小便不通，神识昏迷，舌白，渴不多饮，先宜芳香通神利窍，安宫牛黄丸；续用淡渗分消浊湿，茯苓皮汤。"吴鞠通自注本条"按此证表里经络脏腑三焦，俱为湿热所困，最畏内闭外脱，故急以牛黄丸宣窍清热而护神明"。赵氏同用此法，先以芳香化湿，宣郁开闭。方用苏叶、藿香、佩兰芳香化浊，宣畅气机；芦根清热利咽，又能宣阳疏表；茅根清热利湿。二诊时，暑湿减退，气机渐舒，声音渐复后再配以淡豆豉、炒山栀苦宣折热；杏仁、苏叶宣肺利窍，开上焦气机；炒枳壳、苏梗、大腹皮、槟榔、焦三仙健脾和胃，消食导滞，通调中焦气机；茅根、滑石清热利湿，使湿热从小便而去。诸药相合，三焦气机宣畅，暑热外泄，湿浊内化，清升浊降。三诊时，暑湿已无，症状已消，以行气消导之品巩固疗效。

案五：治热邪入营痰阻案

【医案】

王某，男，79岁。1980年2月17日初诊。入院诊断为泌尿系感染、前列腺增生、膀胱癌术后状态、肺炎、冠心病，先后用红霉素、白霉素、万古霉素等抗感染及中药清热解毒，均未能控制。症见身热不退，面色黧黑，神志昏迷，咳嗽痰黄，气喘气急，唇焦齿燥，七八日未进饮食，全赖输液、输血维持。舌绛干裂中剥，脉细小沉弦，按之不稳，且有停跳。证属热邪入营，营阴重伤，且肺失宣降，痰浊阻滞气机。拟养阴生津以复脉，宣气开痰以透热：沙参20g，生地、生白芍、玄参各15g，黛蛤散12g，石斛、黄芩、杏仁各10g，天冬、麦冬各6g，川贝粉3g，羚角粉0.5g。2剂后神志苏，喘咳轻，知饥索食。

复诊：贪食食复，呕吐汗出，血压上升，再度昏迷，舌绛中裂，脉细弦滑数。拟养阴、涤痰、开窍，兼以化滞和胃，宣展气机：前方去天冬、白芍、黄芩、川贝、羚角，加牡蛎、珍珠母、菖蒲、竹茹、焦谷芽、安宫牛黄丸。2剂后，诸症皆退，舌绛有津，薄苔渐布，脉细数之象亦减。此乃内窍已开，营热外达之佳象，予原方进退，2剂。后加调治而愈。

【评析】

赵氏本案通过养阴生津、宣气开痰以透热转气法治疗热邪入营痰阻之候。本案患者年近八旬，正气虚衰，且患者手术，大伤气血，正气亏虚，邪热趁虚而入，久羁体内，津液耗伤。又治以寒凉，气机阻遏，导致肺不宣降，津液难以布化，聚液痰浊。王孟英说："阴气枯竭，甘凉濡润，不厌其多。""留得一分津液，便有一分生理。"顾护阴液为第一要义。所以赵氏养阴生津以复脉，宣气开痰以透热，使热从营出转入气分。主以甘寒生津之品，用沙参、生地黄、生白芍、玄参、天冬、麦冬、石斛滋补阴液，充养脉道，羚羊角清营分之热；杏仁、川贝、黛蛤散宣降开肺以化痰浊，气机通畅，黄芩清气分余热。道路开通，营热得以外达无碍，此便为赵氏的透热转气之法。复诊之时，因贪食病情复发，出现呕吐汗出，血压上升，昏迷，痰浊蒙窍，阴虚阳亢之势，所以去天冬、白芍、黄芩、川贝、羚角等清热养阴之品，加牡蛎、珍珠母潜抑肝阳，石菖蒲、竹茹化痰，焦谷芽化滞和胃，宣畅气机；安宫牛黄丸清心开窍。研读本案，赵氏透热转气用药不拘泥于叶天士所提之药，并扩展透热转气之法，认为凡是排除气营之间的障碍，如痰饮、瘀血、湿浊等导致气机不通的病理因素，就可以使营中邪热顺利转到气分，达到透热转气的效果。

案六：治湿温过投寒凉滋腻案

【医案】

王某，男，15岁，1938年4月就诊。据其家属述病情：患者4月5日开始发热，头晕，恶心呕吐，胸中满闷不适，曾服银翘解毒丸8丸，其热不退，8日经本街某医诊为春温，即服清解方剂，药如银花、连翘、桑叶、菊花、玄参、沙参、芦根、石膏。二剂后病势加重，胸闷如痞，夜不能寐，饮食不进，且已卧床不起，小便黄少，大便略稀。又请某医往诊，时4月11日。某医谓：此乃温病日久深重，方用玄参、知母、石膏、生地、地骨皮、青蒿等，并加安宫牛黄丸，服二剂。4月14日因病势日重，身热不退，神志不清，7～8日未能进食，胸中满闷异常，大便稀，4月15日，原方改安宫牛黄为紫雪丹五分继服两付，病愈危重。

4月17日上午，邀余往诊。时体温39℃，高热不退，神志不清，面色苍白，胸中白痦已渐退，周身干热，大便溏稀，两脉沉濡略数，舌白腻而滑，舌质边尖红绛。此湿温之证，过服滋腻寒凉，乃湿阻不化，遂成冰伏之势，逼热邪入营。非通阳温中并宣化疏解之法不能开闭通窍。今已十二日，用辛温开闭以畅气机芳香宣解而通神明，病势甚重，诸宜小心，饮食当慎，防其增重。

香豆豉12g，炒山栀3g，前胡3g，藿香叶后下10g，菖蒲10g，郁金6g，厚朴 3g，半夏 10g，杏仁 10g，白蔻仁末 1g，淡干姜末 1g，二付。

后二味同研装胶管，分两次随药送下。

二诊：1938 年 4 月 20 日。连服辛开温化宣阳疏调之剂，身热已退，体温 37.2℃，遍体小汗，下至两足，面色红润，神志已清，语言清楚，舌苔渐化，胸中白痦基本消失，小溲较畅，大便未通，两脉中取滑濡。冰伏渐解，寒湿得温渐化，气机宣通，仍以辛宣疏化方法。

香豆豉 10g，炒山栀 3g，杏仁 10g，前胡 3g，藿梗 10g，厚朴 10g，半夏 10g，草蔻 3g，三付。

三诊：1938 年 4 月 24 日。病情逐渐好转，病人已下地活动，饮食二便如常，舌白滑润，脉濡滑，宜调理中焦，以善其后。

香豆豉 10g，旋覆花 10g，生白术 5g，陈皮 6g，白扁豆 10g，生苡米 10g，茯苓 10g，焦麦芽 10g。

三剂之后诸恙皆愈，调养半月而安。

【评析】

赵氏本案以通阳温中、宣化疏解法治疗湿温过、误投寒凉滋腻之候。湿热为患，治疗前应先辨湿与热多少之问题，湿多则以化湿为主，热多则以清热为主，二者用药不一，恐过用苦寒或本不应用而误用，均会克伐阳气，寒凝成冰，反致冰伏，气机闭塞邪无出路，内逼入营，演变成昏厥之证。本案湿温之候，本应治以宣气化湿之法，不可使用寒凉滋腻之品，却误诊，使用寒凉反伤阳气，阻遏气机，以致冰伏；使用滋腻，生阴助湿，腻滞气机，使邪气胶着难解。湿为阴邪，非温不化。所以本案赵氏治法全在开冰伏之郁闭。脾胃位居中焦，为气机升降之枢纽，寒凉入胃，冰伏于中，中焦不通，气机不行。开之必以辛热燥烈之品，用干姜、草蔻并半夏、厚朴辛开苦降，燥湿行滞，宣畅中焦；前胡、杏仁宣降肺气，以开上焦；石菖蒲、郁金涤痰开窍；豆豉宣郁热而展气机，山栀畅三焦而泄火。诸药配合使冰伏解而寒湿化，湿郁开且三焦畅，邪有去路，故入营之热则外透而解。纵观本案，赵氏认为患者因过用寒凉遏伤阳气，湿热为寒凉冰伏于内，邪无退路，被逼入营，阴伤不甚，关键就在于解冰伏、开郁闭、宣气机以透热。

案七：治气滞火郁案

【医案】

孙某，男，47岁。1974年5月21日就诊。情志不遂，胁肋胀痛，胸闷不舒，阵阵憎寒，四肢逆冷，心烦梦多，大便干结，小溲赤热，舌红口干，两脉沉弦略数，病已两月有余。证属木郁化火，治当调气机而开其郁，畅三焦以泄其火。

处方：蝉蜕6g，僵蚕10g，柴胡6g，香附10g，姜黄6g，豆豉10g，山栀6g。

两剂后诸症悉减，再两剂而愈。

【评析】

赵氏本案以行气开郁泄火、通畅三焦法治疗气滞火郁之候。本案患者因情志不遂而发病，胁肋胀痛、胸闷不舒皆属肝郁气滞之象。病情较长，两月有余，气滞日久，郁而化火，内扰心神，所以患者出现心烦梦多之症。火热邪气灼津伤液，阴水乏竭，则便干溲赤，舌红口干。气机阻滞，阳气不通，卫外失司，出现阵阵憎寒，阳气不达四末，手足逆冷。患者两脉沉弦，主气机阻滞，数为郁火内逼之征。整体看来，本案患者虽寒热错杂，但皆由气郁而起，所以赵氏从调畅三焦气机入手，气机通畅，升降无碍，郁火自除，选用升降散以疏通气机，行气开郁。方中以蝉蜕、僵蚕、姜黄调畅气机，宣泄郁火；加柴胡、香附以增强舒肝解郁、条达气机之功；又加栀子豉汤，以豆豉宣郁热而展气机，山栀利三焦而泄火。组方以行气为主，病在气分，所以去大黄，防止大黄泻下，引邪深入。诸药相合，气机通畅，使气达火泄，邪随气运而出，效果显著，四剂而愈。在整个诊疗过程中，赵氏精准把握病机，从三焦气机着手，气行则诸症皆除。

案八：治肝肾阴虚心烦案

【医案】

张某，男，43岁，工人。1973年8月22日就诊。经某院确诊为"病态窦房结综合征"，用阿托品、706代血浆、异丙基肾上腺素等西药治疗，效果不佳，每星期发作一二次，表现为头晕、胸闷憋气，心率在40次/分钟以下，药物治疗无效，患者不同意装置人工起搏器，来我院门诊，要求中医治疗。刻诊：阵阵心慌，胸闷憋气，心烦夜寐多梦，舌红体瘦，脉沉迟，按之弦细且滑。

辨证：肝肾阴虚，虚热上扰。治以：滋补肝肾，泄其虚热。药用：北沙参30g，麦门冬、枸杞子各15g，淡附片（先煎）、菟丝子各12g，熟地18g，桂枝、仙茅、淫羊藿、党参各9g，金樱子10g。

服中药时，停用一切西药，6剂之后，自觉症状明显好转，胸闷憋气未发作，心脏无停跳现象，心率50次/分钟，连服30余剂。

再诊：1973年11月10日。因杂投温补，出现心烦多梦，小便色黄，舌红苔薄黄腻，脉弦滑。

辨证：阴分不足，虚热上扰，湿热积滞互阻不化，气机失调，升降失和。治以：滋肾水以制虚火，补下元少佐泄热。药用：沙参24g，党参、麦冬、天冬、金樱子、淫羊藿、仙茅、柴胡、黄芩、焦三仙各9g，生地12g，白芍15g，芡实、桑寄生各18g。

服药1个月余，病情稳定，未发生胸闷、头晕、心脏停搏等现象，心率维持在60次/分钟，随访半月，一切如常。

【评析】

赵氏本案以滋补肝肾、泄其虚热法治疗肝肾阴虚心烦之候。本案患者确诊为病态窦房结综合征，此病是窦房结的起搏和冲动传出发生障碍，而引起的一系列临床表现和心电图变化的总称。以心动过缓为主，也可发生异位性心动过速，为久病心气心血受损，心阴心阳失调所致的脉络空虚、气不能续的征象。赵氏认为该病不能一概辨为心肾阳虚，尚有痰湿、湿阻、郁热等不同的证型，应结合脉、舌、色、症参而合之，辨证治疗。本案患者其病在心，而赵氏初诊时，并未关注于脉沉迟和心悸胸闷的症状，而是辨证着眼于心烦、夜寐梦多、舌红体瘦等症，认为肝肾阴虚为本，虚热上扰为标。药用甘寒为主，用北沙参、麦冬、枸杞子、熟地黄，以养心肾之阴，又根据阴阳互根之理，阴得阳才能化生，加附片、淫羊藿、仙茅之品以助心肾之阳，以期阴平阳秘，阴阳平衡。二诊之时，患者用药温补，在阴分不足的基础上，出现湿热之象，使阴液亏损加重，加生地黄、白芍、芡实、桑寄生，大力滋补肝肾之阴，药用柴胡、黄芩、焦三仙以分化湿热积滞。纵观本案，治病不在症状，而在辨证。

案九：治胃津肾液亏损牙疳案

【医案】

王某，女，49岁。主诉：牙床微痛，齿龈糜烂七年余。时轻时重，重时不能进食，多方求医无效，屡用生石膏、蒲公英、地丁、银花、连翘、大青叶、板蓝根、玄参、黄柏、苦参等苦寒解毒之品，大剂内服；外用金银花、生甘草各30g漱口。西药内服各种抗生素和多种维生素，均无效果。现在症状：面色萎黄，齿龈糜烂色淡，肿痛轻微，牙齿麻木微痛，甚则松动破溃，仅留残根，大便干结。舌淡苔白糙老，脉濡软且数，按之无力。

辨证：牙为骨之余，肾家所主，龈为胃络，属阳明，牙齿麻木微痛，脉象濡软且数，按之无力。证属久病及肾，胃津肾液均亏，牙齿失养，虚火上炎，龈络受伤，治之当以填补下元少佐引火归原之法。处方：熟地黄20g，玉竹20g，山萸肉6g，补骨脂10g，芡实米10g，生牡蛎30g，瓦楞子20g，肉桂粉1g，牛膝3g，楮实子10g。6剂。

漱口药方：荜茇10g，干姜10g，炒川椒10g，细辛6g。浓煎40分钟，加食醋20mL，候凉漱口用。

第二诊：服药6剂之后，牙龈肿痛糜烂均减，齿痛减轻。舌白质淡，脉象沉滞，按之虚数。再拟填补下元之治：熟地黄12g，当归10g，白芍10g，山药10g，补骨脂10g，芡实米10g，生地黄10g，丹皮10g，竹茹6g。

第三诊：前方继进6剂，龈糜龈痛均除，口唇发干，小溲色黄，仍议填补下元，甘寒育阴方法。处方：生地黄10g，沙参10g，麦冬10g，白芍10g，旱莲草10g，女贞子10g，芡实米10g，茯苓10g，玄参6g。6剂。上方服后病痊愈随访半年未见复发。

【评析】

赵氏本案以填补下元、引火归原法治疗胃津肾液亏损牙疳之候。《黄帝内经》曰："肾主骨。""齿为骨之余。"叶天士认为"再温热之病，看舌之后亦须验齿，齿为肾之余，龈为胃之络，热邪不燥胃津，必耗肾液"，指出齿赖肾液的填充，龈赖胃津的滋养。齿、龈的强健与否，取决于肾、胃功能的盛衰。本案患者为女性，49岁，"七七，任脉虚，太冲脉衰少，天癸竭，地道不通，故形坏而无子也"，患者肾气自衰。并且患者病近七载，病程较长，胃津耗伤，势必累及肾液，损伤根本；又总投苦寒之剂无效者，是"寒之不寒，是无水也"，未辨明疾病本质，反伤正气。患者现牙床痛轻，齿松破溃龈糜色淡，便干且难，脉濡软而数，按之无力，赵氏认为此病由肾阴不足，水不制火，龙火上燔引起。故用药重以滋补肾液，用熟地黄、玉竹、山萸肉、补骨脂、芡实米；收敛固肾，用楮实子、瓦楞子；引龙火归原，用生牡蛎、肉桂粉、牛膝。同时，用辛热走窜，制其虚火之味药物漱口，以反佐饮片，二者相互感召，内外同治。二诊之时，症状减轻，去引火归原之品；三诊时龈糜龈痛均除，有口唇发干、小溲色黄之症，继用填补下元、滋补肾阴之品。

案十：治湿热蕴郁成毒深入血分案

【医案】

陈某，女，49岁，1992年7月9日初诊。自述患慢性肾小球肾炎10余年，时轻时重。近2年发现肾功能不全，肌酐、尿素氮日渐增高。近半月来皮肤瘙痒严重，夜不能寐。伴有精神不振，嗜睡，一身疲乏，双下肢无力尤甚，心烦急躁，大便干结，小便短少，恶心欲吐。舌红苔黄垢厚，诊脉弦滑且数，按之有力。化验血肌酐660μmoL/L，尿素氮28.7mmoL/L。西医建议透析，患者畏惧，遂来就诊。证属湿热蕴郁成毒深入血分，将成关格之证，急以凉血化瘀解毒之法治之。

处方：荆芥炭10g，防风6g，白芷6g，生地榆10g，炒槐花10g，丹参10g，茜草10g，焦三仙各10g，地肤子10g，白鲜皮10g，重楼10g，大黄3g，7剂。

二诊，药后大便通而未畅，皮肤瘙痒减轻，已能入眠，仍感梦多。舌红苔黄根厚，脉仍弦滑数。继用前法进退。

处方：荆芥炭10g，防风6g，白芷6g，独活6g，生地榆10g，炒槐花10g，丹参10g，茜草10g，赤芍10g，茅根、芦根各10g，地肤子10g，白鲜皮10g，重楼10g，大黄5g，7剂。

三诊，药后大便畅行，每日二三次，腹部舒适，精神转佳，嗜睡消失，皮肤瘙痒显著减轻。舌红苔黄厚，脉仍弦滑，热郁虽减未清，仍用清化方法。饮食寒暖，诸宜小心，每日散步，不可懈怠。

处方：荆芥炭 10g，防风 6g，白芷 6g，独活 6g，生地榆 10g，炒槐花 10g，丹参 10g，茜草 10g，茅根、芦根各 10g，地肤子 10g，白鲜皮 10g，重楼 10g，大黄 5g，7 剂。

四诊：皮肤瘙痒已愈，二便通畅，纳食有增，每日散步 2～3 小时而不觉疲劳。近日查血肌酐降至 361μmoL/L，尿素氮降为 13.3mmoL/L，舌红苔白，脉仍弦滑，按之略数，三焦虽畅，郁热未得全清，仍用凉血化瘀方法。

处方：荆芥 6g，防风 6g，白芷 6g，独活 6g，生地榆 10g，炒槐花 10g，丹参 10g，茜草 10g，茅根、芦根各 10g，焦三仙各 10g，水红花籽 10g，大腹皮 10g，槟榔 10g，大黄 5g，7 剂。

后以此方加减治疗半年，血肌酐降为 264μmoL/L，尿素氮降为 11mmoL/L，临床症状基本消失，已能恢复半日工作。

【评析】

赵氏本案以凉血化瘀解毒法治疗湿热蕴郁成毒深入血分之候。赵氏根据临床实践发现，慢性肾病家族性发病较为常见，所以赵氏提出了慢性肾病可遗传的观点，并推断热毒深伏于髓是本病得自先天的基本特点。本案患者自述患慢性肾小球肾炎 10 余年，近半月来皮肤瘙痒严重，夜不能寐，出现嗜睡，疲乏，心烦急躁，大便干结，小便短少，恶心欲吐，舌红苔黄垢厚，脉弦滑且数，按之有力等一派热毒之象。赵氏认为此病毒发于髓而表现为血分瘀热，所以本案患者治疗当以凉血化瘀为主，用生地榆、炒槐花、赤芍、丹参、茜草、小蓟、紫草、地丁草、白头翁等。除此之外，本案患者还以皮肤瘙痒为主要表现，是血分热毒聚蒸于皮肤，加地肤子、白鲜皮、重楼清热解毒止痒。同时，肾衰尿毒症患者，小便短少或色白，机体代谢废物不能从尿排出，溢出皮肤亦痒，重者在尿素结晶如白霜状，均为热毒深入，需要给邪以出路，治疗通其大便使热毒从大便排出。本 1994 年案患者大便干结，数日一行，舌苔黄腻垢厚，属三焦蕴热，初诊即用大黄 3g，而力有不逮，二诊以后皆增至 5g，得大便畅行，热毒得泄，患者症状减轻。赵氏认为凡治尿毒症，必令其大便通畅，得日二三行为最佳。同时，患者本身为热毒内蕴，所以为防饮食不慎而更增其热，所以大忌温补，并忌食高蛋白、高热量及一切辛辣刺激性食物。

案十一：治阴亏火旺案

【医案】

孙某，女，76 岁，11 月 12 日初诊。因职业关系，用脑过度，年轻时即患神经衰弱，经常失眠。年老之后，渐渐严重。经常心慌怔忡，彻夜不眠，心烦不安，每晚必服镇静剂方能入睡。大便干结，常服麻仁丸始通。舌体瘦小，舌质红绛且干，脉象弦细小滑。此因思虑太过，耗伤心脾，年老之后，脏阴又亏，郁热内蕴。值此阴亏火旺之时，先用黄连阿胶鸡子黄汤，滋阴降火，泄南补北，交通心肾。

处方：生熟地各 20g，川黄连 3g，阿胶分两次烊化兑入 12g，旱莲草 12g，女贞子 10g，鸡子黄 2 枚，打碎搅匀用煎成之药液乘热兑入搅匀温服，7 剂。

二诊，药后心烦渐减，夜间已能入睡片刻，易醒心惊，神疲乏力，头晕健忘，纳食欠佳。舌绛已减，质红少苔，脉仍弦细且数。老年脏亏已久，阴阳俱衰，气血两亏，难求速效，宜用膏滋补调养，为求本之法。拟补心安神膏治之。

处方：黄芪 60g，党参 30g，沙参 60g，生地黄 60g，当归 60g，赤芍 60g。白芍 60g，阿胶 30g，黄芩 20g，川黄连 10g，女贞子 30g，旱莲草 60g，金樱子 60g，五味子 60g，远志肉 30g，生牡蛎 80g，珍珠母 80g，焦麦芽 60g，鸡内金 60g，桑椹 60g，鲜葡萄 2500g，鲜苹果切片 400g，蜂蜜 150g，冰糖 60g。

制法：上药除阿胶、葡萄、苹果、蜂蜜、冰糖外，余药水煎 2 次，每次约 2 小时，将 2 次所煎得药液混合后加入鲜葡萄、鲜苹果，再煎至葡萄、苹果熔化，滤去核渣，将药液置文火上浓缩，同时加入蜂蜜、冰糖，并将阿胶烊化后兑入，徐徐收膏，贮于瓶中。每日早晚各服 2 匙，开水冲服。

患者依法制药服用后，身体日渐好转，精力渐增，纳食增加，二便已调，心慌、怔忡皆愈，多年的顽固失眠也显著好转，去掉了赖以安眠的镇静药。

【评析】

赵氏本案以膏滋荣养、滋其化源法治疗阴亏火旺之候。本案患者因职业关系，年轻时用脑过度，耗伤心脾，精气不足。年老之后，精气更亏，久患失眠，舌体瘦小，舌质红绛且干，脉象弦细小滑，脏阴亏损，郁热内蕴，无以滋荣。所以赵氏初诊时用泻南补北方法，用黄连阿胶鸡子黄汤滋阴降火，交通心肾。二诊时，虽获小效，赵氏认为年老脏腑虚损之人，此非治本之方，务必用膏滋荣养，滋其化源。所以选用补心安神膏，方中黄芪、党参健脾益气；女贞子、金樱子、桑椹、旱莲草、五味子滋补肝肾之阴，肾水充足则上济心火，使心火不亢，形成心肾相交、水火既济之局势；当归、赤芍、白芍、阿胶养血荣心；生牡蛎、珍珠母重镇安神；沙参、生地黄、鲜葡萄、鲜苹果、蜂蜜生津增液，濡润大肠。诸药相伍，适用于劳倦思虑太过而致心脾两虚的失眠症的患者；或伴见脾虚食滞者，可见心悸健忘、肢倦神疲、纳食欠佳、面色少华、大便秘结、舌红或淡、脉细弱等症；对老年血虚便秘之人，尤为适宜。除此之外，方中又在大量滋补药中加入焦麦芽、鸡内金、远志、黄连、黄芩，一则可防补药滋腻碍胃，二则可消胃中积滞，疏理肠腑，全方有健脾安神、养血宁心之功，临床对用脑过度、失眠、食欲不佳、大便秘结的患者颇有效验。纵观本案，赵氏打破常规用药方式，提倡老年脏腑虚损者以膏滋荣养，以调养治，为后世用药方式打开新思路。

案十二：治肝胆郁火失眠案

【医案】

徐某，女，42 岁，1994 年 6 月 11 日初诊。患者自述其做财会工作 20 余年如一日，恪尽职守。颇得好评，近破格晋升中级职称。因领导委以重任，致有人不满，散布流言，心中因此郁闷。加之压力颇重遂致夜不能寐，病已月余，以致不能坚持正常工作。形容憔悴，疲惫不堪，心烦急躁，时欲发怒，又时欲悲泣。大便干结，小溲色黄，舌红苔白浮黄，诊脉弦细滑数，重按有力。此肝胆郁火不得发越，内扰心神，魂魄俱不安宁。治宜疏调气机，宣泄木火之郁。用升降散加减。

处方：蝉蜕 6g，僵蚕 10g，片姜黄 6g，大黄 3g，柴胡 6g，黄芩 10g，川棟子 10g，菖蒲 10g，钩藤_{后下}10g，7 剂。

二诊，药后大便畅行，心烦易怒俱减、夜晚已能安睡 3~4 小时。患者精神状态较前判若两人。舌红苔白，诊脉仍弦滑数，郁热尚未全清，继用升降散方法。

处方：蝉蜕 6g，僵蚕 10g，片姜黄 6g，大黄 3g，柴胡 6g，黄芩 10g，川棟子 10g，炒枳壳 6g，焦三仙各 10g，7 剂。

三诊，患者心情显著好转，入夜已能安然入睡，食欲较前大增，面色已显润泽。意欲上班，恢复工作。但思之仍不免心有余悸，唯恐上班后再导致失眠症发生。舌红苔薄白，脉弦滑且数。仍宜前法进退。并嘱其每日坚持散步锻炼，伙食当忌辛辣厚味。并注意思想开朗，勿以小事为意。

处方：柴胡 6g，黄芩 10g，川棟子 10g，丹参 10g，茜草 10g，赤芍、白芍各 10g，蝉蜕 6g，僵蚕 10g，片姜黄 6g，焦三仙各 10g，7 剂。

【评析】

赵氏本案以疏调气机、宣泄木火法治疗肝胆郁火失眠之候。本案患者恪尽职守，心思缜密，思虑过多，又因流言中伤，郁郁寡欢，气机郁滞，日久化火，出现失眠、疲惫、心烦急躁、易怒、大便干结、小溲色黄、舌红苔白浮黄、脉弦细滑数等症。患者由于工作压力不堪重负，致精神高度紧张，夜不能寐，属精神情志因素所为，故责之于肝经郁热不得宣散。本案患者本质在于均肝胆郁火不得发越，所以赵氏选用升降散疏调气机，并在此基础上，加柴胡、黄芩、川棟子、石菖蒲、钩藤宣泄木火之郁，以治其病本。二诊之时，诸症缓解，脉仍弦滑数，郁热尚未全清，所以继续使用升降散，加炒枳壳、焦三仙以行气健脾。三诊时舌红苔薄白，脉弦滑且数，尚有余热，仍用升降散，加丹参、茜草、赤芍、白芍以凉血养肝，并嘱锻炼、饮食禁忌等。在整个诊疗过程中，赵氏未用安神药，却起到安神的效果，关键在于抓住疾病本质，找到主要矛盾，辨证论治，而非见失眠便是从心神不安、心肾不交入手，以安神之品投之，如酸枣仁、夜交藤、远志、合欢皮、珍珠母之类，对症而不辨证。本案值得后世学习，并以此标榜。

案十三：治风温误治化热案

【医案】

张某，男，30岁，1987年5月3日初诊。两日来身热不甚，但咳，痰吐不多，口微渴而苔薄白，病已两天，本属风热侵犯于卫、肺失宣降，应服桑菊饮治之。但误服桂枝汤1剂，并饮红糖生姜水取汗。今晨身热颇壮，体温39.7℃，咽红肿痛且有白腐，咳嗽。痰中带血，胸中刺痛，头痛口干，渴饮思凉，两脉弦滑且数，舌绛干裂，心烦昨夜不能入睡，今晨神志不清，大有神昏谵语之势。本为风热犯卫、肺失清肃。前医错认为风寒犯表，以辛温之剂发汗解表，殊不知汗为心液，误汗伤阴，况本为热邪，而又用辛热之品，势必促其温热内陷，神昏谵语。此属风温化热、逆传心包之证，急以宣气热兼以疏卫，凉营分以开神明之法，防其增重。

处方：蝉蜕3g，僵蚕6g，连翘12g，金银花12g，杏仁9g，片姜黄6g，竹茹9g，石菖蒲9g，鲜茅根、鲜芦根各30g，生石膏24g，1剂。

二诊，药后身热渐退，体温39.1℃，神志较清，咽红肿痛皆减，干咳，痰中血渍未见，昨夜已得安睡。昨进疏卫凉营之剂，今日神苏热减，病势好转再以前方加减为治。

处方：前胡3g，僵蚕6g，蝉蜕3g，连翘9g，金银花12g，姜黄6g，知母6g，生石膏15g，焦三仙各9g，鲜茅根、鲜芦根各30g，2剂。

三诊，身热退净，体温37.2℃，咽红肿痛已止，咳嗽已微，夜寐较安，大便通而小溲短少，舌白苔厚腻，质略红，两脉弦滑皆细，数象已无。温邪误汗以后，阴分已伤，前服清热凉营之剂，病势大减。再以清气热、肃降化痰之法。

处方：生紫菀3g，前胡3g，杏仁6g，川贝6g，黄芩6g，鲜茅根、鲜芦根各30g，焦三仙各9g，3剂。

四诊，病已基本痊愈，仍偶有咳嗽，原方继进3剂，再休息1周，忌荤腥甜腻之味即愈。

【评析】

赵氏本案以宣气以疏卫表、凉营以开神明法治疗风温误治化热之候。本案患者误诊之前身热不甚，但咳，痰吐不多，口微渴而苔薄白，属于温病风温范畴，正如吴鞠通所说："太阴风温，但咳，身不甚热，微渴者，辛凉轻剂，桑菊饮主之。"法应辛凉，方用桑菊饮。但误服桂枝汤1剂，并饮红糖生姜水取汗，温病本应忌汗，但误治之后耗损津液，助热生热，邪热炽盛，汗为心之液，心气不足，邪热攻扰，如叶天士所说："温邪上受，首先犯肺，逆传心包。"本案患者误治之后已经出现神昏谵语之症，心包受邪。赵氏认为此时患者病机虽然为邪陷心包，但不可以大队寒凉之品骤清热邪，宜仿叶天士透热转气之法，透邪外出，则不致内闭生患。所以赵氏选用以通调气机为特点的升降散合银翘散透邪于外，加杏仁宣肺于上，石菖蒲开窍于中，茅根、芦根分消于下，三焦通畅内外和调，内陷之温邪外泄有路。二三诊，仍用前法，随证加减。细品本案，正如赵氏常言叶氏透热转气之法乃温病第一要法，并此法适用于卫气营血各个阶段，其奥义就在于给邪气以出路。本案的治疗正体现了这一指导思想，值得后世研学、分析、应用。

案十四：治热邪壅塞肺金发热案

【医案】

刘某，女，78岁，1985年11月15日初诊。患者高热40余天。自10月初因感冒发热，咳嗽，有黄色黏痰，胸痛，校医室诊断为"老年性肺炎"，经用青霉素、链霉素、红霉素及中药等治疗月余，咳嗽减轻，痰亦减少，但仍持续高热不退，腋下体温：上午37.5～38℃，下午至晚上39～40.5℃，近几天来出现心烦急躁，时有谵语，转诊于赵老。

现症：身热夜甚，心烦不寐，时有谵语，口干渴而不欲饮，小便短赤，大便数日未行，舌红绛少苔，脉沉滑细数。听诊两肺底部大量湿性啰音，体温39.5℃。辨证属热邪蕴郁，壅塞肺金。治宜养阴清热，宜郁肃降。

处方：苏叶、苏子各6g，前胡6g，杏仁10g，沙参10g，枇杷叶10g，黛蛤粉_{包煎}10g，炒莱菔子10g，焦麦芽10g，茅根、芦根各10g。

二诊（1985年11月18日），服上药3剂，发热见轻，神清，夜寐转安，但见咳嗽痰多，舌红绛，苔薄，脉滑数，小便黄，大便排出几枚如干球状，体温37.1℃。仍余热未尽，前法进退。

处方：炒山栀6g，淡豆豉10g，前胡6g，杏仁10g，枇杷叶10g，沙参

10g，麦冬 10g，远志肉 10g，浙贝母 10g，茅根、芦根 10g，焦三仙各 10g。

服上方 3 剂，热退身凉，咳嗽痰止，夜寐较安，二便正常，又服 4 剂而愈。

【评析】

赵氏本案以养阴清热、宣郁肃降法治疗热邪壅塞肺金发热之候。本案患者诊断为老年性肺炎，由于患者年逾七旬，正气已衰，且此病绵延数月，正气亦有耗损，所以比较难治。察看患者舌脉，提示阴气不足，虚损火旺之证，且身热夜甚，心烦不寐，口干渴而不欲饮，更佐阴虚之实。除此之外，亦有小便短赤，大便不通，因外邪壅肺导致肺热壅盛，肺失宣降，热郁不宣之象。法应清热养阴、宣郁化痰、扶正祛邪，但是赵氏考虑前者医治多为苦寒清热、消炎泻火之属，反徒伤正气、阻塞气机，致使痰热内陷入营，出现谵语之症。所以以养阴清热，佐以透热转气之法，以沙参养阴，扶正气；苏叶、苏子、前胡、杏仁宣畅气机；黛蛤粉清热消痰，祛邪气；莱菔子、焦麦芽消食导滞。二诊时，虽服三剂，但效果显著，热郁渐解，神志转清。虽有咳嗽痰多，却未气机得宣，内陷之痰由里排出，邪气外走。因此在前方基础上又加炒山栀、淡豆豉苦宣折热祛余邪，麦冬、沙参养阴生津扶正气，加远志肉、浙贝母止咳化痰。本案提示后人，治病求本，把握病机，不可见热一味投以寒凉之品，亦参考脉象体质，探求疾病根本，对证治疗。

案十五：治血分瘀热经前头痛案

【医案】

章某，女，17 岁，1989 年 8 月 10 日初诊。头痛经常发作，每于经前加剧；癸事色深成块；心烦急躁，大便干结，小便黄赤，舌红且干，脉象弦滑而数。血虚肝阳上亢，虚热上扰，故经前头痛发作；癸事色深成块，血分瘀热也。用凉血化瘀，兼折其热，养阴息风，治在八脉。

处方：益母草 10g，赤芍 10g，丹参 10g，茜草 10g，炒山栀 6g，柴胡 6g，生地黄 10g，玄参 10g，麦冬 10g，大黄 1g，7 剂。

二诊，癸事适来，头痛较前显著减轻，经色鲜红，结块减少，脉数舌红。血分郁热尚未全清，再以前法进退。

处方：益母草 10g，泽兰叶 10g，赤芍 10g，丹参 10g，茜草 10g，柴胡 6g，黄芩 10g，川楝子 10g，生地黄 10g，玄参 10g，7 剂。

三诊，药后自觉舒适，头痛未作，夜寐向安，食饮如常，舌红苔白，脉象濡滑，按之小数。肝热已解，再以养血育阴方法。

处方：生地黄 10g，赤芍、白芍各 10g，女贞子 10g，旱莲草 10g，柴胡 6g，黄芩 10g，川楝子 10g，丹参 10g，茜草 10g，益母草 10g，10 剂。

以上方加减服至下次月经来潮，头痛未再发生，经色、量、质均属正常，病告痊愈。

【评析】

赵氏本案以凉血化瘀、养阴息风法治疗血分瘀热经前头痛之候。本案患者行经前头痛，且月经色深有血块，舌红且干，知其为血分瘀热。而女子以肝为先天，肝主藏血，血分邪热必耗伤血分之阴，肝血耗伤，肝阳不养，则肝阳上亢。且肝为心之母，肝热传于心，则心烦易怒，夜寐梦多。所以赵氏治疗经前头痛，从调经入手，凉血化瘀，泄血分瘀热。赵氏以本治病，所以方中并见专治头痛之药，以益母草、炒山栀、柴胡、大黄泄肝热，以丹参、茜草、生地黄、玄参、麦冬凉血热，以赤芍、丹参、茜草、大黄活瘀滞。血热消除，肝阳得肝血滋润而降，头痛自然而愈。二诊症状减轻，去大黄、山栀子加泽兰叶、黄芩、川楝子，巩固效果，泄除肝热。三诊患者症状已无，证型改变，以养血育阴为主，阴充血足，肝体得养，所以加白芍、女贞子、旱墨莲。总览本案，赵氏治头痛而未用止痛之品，可见其对中医治病辨证求因、审因论治运用得炉火纯青，同时本案也在侧面说明中医治病必求于本。

肆 王乐匋医案评析

王乐匋（1921—1998），笔名老匋，别名默庐，安徽省歙县人，"新安王氏医学"第五代传人，当代著名中医学家，温病学科带头人之一。王乐匋先生博学多通，其为医治学，取径较宽，学养深厚，自求真得，且擅长笔墨丹青。代表性著述有《新安医籍丛刊》《续医述》《新安医籍考》《老匋读医随笔》等。对叶天士、薛生白、吴鞠通、王孟英及柳宝诒等温病医家有深入的探究，临床治疗温热病强调护阴，治疗湿温病注重化湿，尤善于寒温并用救治危重病变。

案一：治风温毒邪犯于肺卫案

【医案】

张某，男，4岁。1960年春间患麻疹，初诊时发热咳嗽已有五日。疹出而即没，额际少数疹点，色淡不荣，神疲困倦，四肢欠温，口渴溲短，大便溏泻。指纹略显青紫，舌质红，上罩腻苔。此属风温兼滞，因泄泻无度，致脾肾之阳受损，不能载邪外出之象。拟鼓舞脾肾之阳，兼以透疹之药，并配合外治法。使邪势迅速从外而达。拟方：煨葛根4.6g，焦白术4.5g，熟附片_{先煎}3g，炮姜炭2g，赤苓9g，炙黑草2.4g，炒扁豆衣12g，六神曲6g，炒车前6g，米炒荷蒂2枚。一剂，水煎服。外用芫荽一握，煎汤，擦面部及躯干四肢。

二诊，面部及颈项胸前均见疹点，色亦鲜活，大便次数减少，舌质红，上罩腻苔，黄白相兼。是邪势已得外达，病机由阴转阳之佳兆。惟大便犹然不实，精神尚觉萎靡，仍需防其邪陷，以术、附配银、翘，一以逐邪，一以扶脾肾之阳。拟方：煨葛根 4.5g，焦白术 8g，熟附片_{先煎}2.4g，扁豆衣 12g，赤茯苓 9g，炙黑草 2.4g，桔梗 3g，连翘 9g，金银花炭 9g，枳实炭 2.4g，炒车前子_{包煎}6g，米炒荷叶 12g，水煎服。一剂。躯干四肢仍用芫荽煎汤外擦。

三诊，面部躯干皮疹尽透，四肢亦已见点，发热口渴，咳嗽痰稠，泄泻已止，舌质红，苔黄腻。邪势已得外达，而肺胃之热甚炽。拟再清化肺胃之邪热，参以豁痰镇咳之剂。拟方：冬桑叶 9g，连翘 12g，金银花 12g，前胡 4.6g，干苇茎 18g，象贝母 9g，桔梗 3g，生粉草 3g，熟牛蒡 6g，清炙枇杷叶 12g，水煎。二剂。

四诊，出齐之皮疹渐次打回，但身热退而未尽，咳嗽未辍。上方银、翘各改为 9g，去冬桑叶，加瓜蒌皮 9g，生谷芽 12g。接服二剂后，身热已退，咳亦减轻，嘱其取白茅根 30g，煎服。同时吃生荸荠，以甘寒益胃，清化未尽之痰热。

【评析】

王氏本案以银、翘辛凉透于表，附、术温阳托于里，表里兼顾，寒温同用法治风温毒邪犯于肺卫之候。小儿麻疹，为古代儿科四大要证之一。根据临床病程，一般分为"初热""见形""恢复"三个阶段。其治疗则以"麻为阳毒""麻喜清凉"的理论为指导，按其不同阶段采用透发、解毒、养阴三大治法。即疹前期以透为主，见疹后以清解为主，恢复期以养阴为主。先生认为，"透、清、养"三字是针对一般顺证而言。若为逆证，则应打破常规，变通其法。如患者素体虚寒，中阳式微，麻毒无力外达，此时则应心细胆大，敢于打破常法，以辛凉透表合温补内托同用。一以逐邪，一以扶脾胃之阳气，所谓"拨乱以反正"。本案初诊时，病已五日，疹虽出而即没，色淡不荣，且见神疲肢冷、便泻无度之一派脾肾虚寒之象，故属正脱邪陷之境。若按常法，以透疹不彻，徒以辛凉透表，则无异以水浇冰，虚其所虚，蹈入正脱邪陷之境。先生断其病机为脾肾阳损，不能托邪外出，故初诊时即以附子理中加减，温建中阳。因风温毒邪犯于肺卫，故配以芫荽外洗透表，内外合治。二诊时，疹透鲜活，惟中阳仍虚，故以银、翘辛凉透于表，附、术温阳托于里，表里兼顾，寒温同用，终于扭转病势而入坦途。

案二：治温邪内陷肾阳不振案

【医案】

章某，女，40岁。1957年5月22日诊。初起呕逆泄泻，继则寒热交作。曾就诊于附近一医，服藿香正气、三仁汤等而热恋不退一旬余。延至诊时，呕泻已止，口渴喜热饮，时时烦躁，而四末厥逆，面赤戴阳，神识时明时昧，舌色红，有如涂朱，并不干燥，脉来濡细少神。此乃患者中阳不振，正气不能托邪，龙相之火飞越于上，为由阳转阴、由实转虚之变。其舌赤如涂朱者，此所谓肾水凌心，逼其心阳外越之故。拟陶氏加减回阳急救方：红参另炖6g，生附片先煎6g，香甘草3g，北五味子3g，麦冬9g，细生地15g，煅龙骨15g，煅牡蛎18g，肉桂5g，另用六神丸20粒，分2次吞服。

一剂后，神识渐清，面部阳色亦退，已不烦躁，四末厥逆渐温，舌色仍红，脉濡弱。本原意出入，再进一筹。吉林参另炖6g，生附片先煎6g，香甘草3g，麦冬9g，干地黄15g，煅磁石24g，另至宝丹1粒吞服。

一剂服后，厥逆已回，神识亦清，舌红但已无如涂朱之状，拟于益胃阴法以善其后。

【评析】

王氏本案以加减回阳急救汤温经托邪法治温邪内陷肾阳不振之候。王氏尝谓："凡虚人感邪，虽自阳经传入，亦不可拘定于先有头痛发热等证，而以'传经属热'一语印定眼目。"临床上，病在阳经，而中阳素虚或寒凉攻伐太过，使正不能托邪。此时，在病位上虽属阳经，却已经有阴经证候的成分了。如果辨证不精审，仓促投药，则疗热未已，寒从内生，症见厥逆而脉弱沉细。纵然尚有若干热象，如烦渴胀实，亦须考虑其人阳气之不足。先生所治的本验案，是典型的温邪内陷伤及真阴而肾阳不振无以托邪外出的病例，故在加减回阳急救汤中果敢地运用附子，以助阳气，温经托邪，使邪气得药力一涌而出，转危为安。可见，阳厥转阴，病情趋于危险阶段，这是两个截然相反的变局，如果一经误诊，处理不当，则变生于俄顷。王氏指出："下焦温病，《温病条辨》中则重养阴而忽温阳，如名为护阴和阳汤却舍附子，未免偏颇。王氏早年行医乡里，该地为一严重血吸虫病流行区，所治病人中，有不少脾肾之阳不足，这些人即患感证，亦不典型，往往虚实相杂。结合临床实际来看，阳厥不是没有向阴厥转化的可能。"确是经验之谈。

案三：治湿温阳遏湿困案

【医案】

李某，男，50岁。1957年8月23日就诊，湿热互郁，流连气分，漫布三焦，身热（39.2℃左右）一候不退，荣色晦滞，当脘闷塞，纳谷不香，便溏不爽，两足浮肿，日暮肿甚，苔白腻，脉濡而数。此脾肾阳虚之体，又感湿温病邪，邪气欲达而未能透达，热气熏蒸，湿邪重浊，阳不振则湿不化，湿不化则热不休，勉予温通阳气而化湿浊，能得湿开热透，庶可使湿热两分而病解。熟附片_{先煎}9g，连皮苓15g，藿香梗15g，川桂枝4.5g，淡姜衣4.5g，五加皮9g，苍术、白术各4.5g，佩兰9g，通草3g，炒扁豆衣12g，范志曲9g，米炒荷叶12g，2剂。

二诊，大便渐实，日尚二三起。湿热交混之象尚盛，乃本原意出入。熟附片_{先煎}9g，蔻仁3g，连皮苓15g，苍术、白术各4.5g，佩兰9g，淡姜衣4.5g，藿香梗6g，制川朴4.5g，通草3g，扁豆衣12g，范志曲9g，米炒荷叶12g，4剂。

三诊，胸闷已舒，渐渐知饥思食，颈项胸膺之间，晶痦累累，苔黄腻渐化，脉濡而带数。阳气渐振，湿邪已有退机，热犹未楚。拟再分解湿热，然脾肾阳虚之质，清润之品用之宜慎。鞠通谓温邪之兼湿者，用药宜刚而忌柔，旨哉言乎！熟附片_{先煎}4.5g，鲜青蒿9g，川朴花4.5g，佩兰叶9g，石菖蒲4.5g，连翘9g，藿香6g，蔻仁3g，赤苓9g，苡仁12g，通草3g，西滑石_包12g，炒黄芩3g，青荷叶尺许，4剂。

上方服完2剂后，身热渐退，诸证悉减，嘱再服2剂，继以甘露消毒丹出入为方，续予分解湿热，最后用七味白术散加减，作善后调理。

【评析】

王氏本案以温通阳气而化湿浊法治湿温阳遏湿困之候。湿温证治，如湿从热化，伤阴劫阳，以救阴通腑而生津液，与一般温病治无二法。如湿重于热，则发热缠绵，身热不扬，昏沉困倦，舌苔腻白，脉来濡缓，四肢烦痛。

先生治疗此症，每多避开常法，而以附子为主，参以芳香化浊之剂以振阳气，则可湿开而热透，收效甚捷。本病案，系湿热互郁，流连气分，漫布三焦，故见身热（39.2℃左右）一候不退，荣色晦滞，当脘闷塞，纳谷不香，便溏不爽，两足浮肿，日暮肿甚，苔白腻，脉濡而数。此脾肾阳虚之体，又感湿温病邪，邪气欲达而未能透达，热气熏蒸，湿邪重浊，阳不振则湿不化，湿不化则热不休，故予温通阳气而化湿浊，能得湿开热透，庶可使湿热两分而病解。方中用熟附片、川桂枝、淡姜衣温通阳气，用连皮苓、藿香梗、五加皮、苍白术、佩兰、通草、扁豆衣、范志曲、米炒荷叶等清化湿浊。数剂之后，阳气渐振，身热渐退，湿浊渐清，诸症悉减。从本验案可知，湿热证中，邪留气分，充斥三焦，若素体阳虚，或久施重投苦寒之品，湿邪适逢阴寒之助而暗中滋蔓，阳气愈被湿困，无以透发，每多病程缠绵，病情复杂。先生对此则强调："用药宜刚而忌柔。不一定寒湿才会伤阳，湿为阴邪，湿温湿热证，在一定条件下，同样可以伤阳。即湿温病湿从燥化，往往余湿犹滞，即使湿邪一去，湿仍可卷土重来，出现'抽蕉剥茧'之势，加上阳虚之体，治疗中当用附子扶阳逐湿，使阳得援而振奋，湿浊之邪自然可逐。如蓦然投以清滋苦寒之剂，其势将不可挽回。"

案四：治热逼入营中阳闭郁案

【医案】

程某，男，6岁。1969年7月20日诊。患儿平素体质虚弱，营养不良，大便常溏薄。此次起病时高热烦躁，继则热恋不退，精神疲乏，神识时明时昧，寐时呓语，四肢清冷，大便溏泻，躯干部有出血点，色淡不荣，唇燥口干，舌红少苔，脉来虚数。此热逼入营，中阳邪气欲达不达，颇虑正气不支而有内外虚脱之变。舒驰远有石膏与附子同用之法，虽未必尽合于本证之治，然寒温并用为本证所当采取。遂拟：生晒参_{另炖}3g，熟附片_{先煎}3g，水牛角_{文火先煎}15g，细生地9g，带心连翘9g，石菖蒲4.5g，川贝母4.5g，大青叶18g，银花12g，板蓝根18g，局方至宝丹_{去腊壳溶化服}1粒。

服完1剂后神识渐清，寐时仍有呓语，余症同前。原方加辰灯心1束，嘱服1剂。

服后神识已清，热渐退而未尽。于二诊方中去灯心、至宝丹，加炒白术

4.5g，扁豆衣 9g，米炒荷叶 12g，1 剂。

服毕神色渐振，热亦渐退，溏泻已止。邪机已转，法当清透气分之邪热，参以顾护气阴之品：孩儿参 9g，北条参 9g，连翘 9g，银花 9g，鲜佩兰 12g，扁豆衣 12g，石菖蒲 4.5g，生谷芽 12g，碧玉散_{荷叶包}，剌孔 9g。

2 剂服后热退神清，再予沙参麦门冬汤合参苓白术散出入为方，作善后调理。

【评析】

王氏本案以寒温并用，促营热外达法治热逼入营、中阳闭郁之候。邪热入营，临床病情多深重而万变，实难执一而治。王氏于临证中，视其邪机变化而施以方治，每多极力创造条件，透热转气，候其热达于胃，使正气抗邪有利，则是治疗关键。本病案患儿平素体质虚弱，营养不良，大便常溏薄。此次起病时症见高热烦躁，继则热恋不退，精神疲乏，神识时明时昧，寐时呓语，四肢清冷，大便溏泻，躯干部有出血点，色淡不荣，唇燥口干，舌红少苔，脉来虚数。此热逼入营，中阳邪气欲达不达，颇虑正气不支而有内外虚脱之变。故先生在邪机欲达不达，正气不支而有虚脱之变的紧要关头，妙用寒温并用法，掺入附子，温其中阳，促营热外达，使病邪能乘药势而外透，挽回了变局，为热邪寻出路，热势遂降，病情渐入坦途。

案五：治中阳不振不能托邪案

【医案】

周某，男，70 岁。1960 年 2 月 10 日诊。厨师职业，外腠内亏，邪乘虚入，恶寒发热两天，精神不振，但神识尚清。舌苔淡黄而少津，脉来沉细无力。此由患者中阳不振，不能托邪，致使津少上承，舌干苔淡黄。必先扶其正气，温其中阳，俾得邪从外达。否则呃逆连连，势必内陷。药用吉林参须_{另炖}10g，熟附子_{先煎}10g，生熟甘草各 3g，防风 6g，葱白 10g。

嘱服一剂后，脉沉已起，淡黄少津之苔已转润，神色亦稍振。于前方之参须、附片各改为 6g。

再服一剂后，阴象已退。方用：淡豆豉 10g，桔梗 6g，薄荷 6g，连翘 10g，炒山栀 6g，葱白 10g，生甘草 3g，淡竹叶 8g。

服完 2 剂，表解而病愈。

【评析】

王氏本案以参附扶正温阳，助中阳斡旋，托邪气外达法治中阳不振不能托邪之候。王氏曾谓："治疗体虚中阳不振感受外邪之病，其治最难着手，不比壮实之体发表攻里，祛邪除病较之容易。"治此类病症，王氏常常首重起手开局，防变于未然。此案患者系古稀之年，外腠内亏，邪乘虚入，恶寒发热两天，精神不振，舌苔淡黄而少津，脉来沉细无力。此由患者中阳不振，不能托邪，致使津少上承，舌干苔淡黄。阳虚之体，正气不固，御邪抗病能力低下，外邪乘虚入侵。针对此种情况，必须充分考虑患者体质特点，病之初起，切忌寒凉，否则气机闭塞，郁不开，邪不达，每易邪气内逼深入，变生危证。故王氏用参、附扶正温阳，助中阳斡旋，托邪气外达。药用吉林参须另炖 10g，熟附子先煎 10g，生甘草、熟甘草各 3g，防风 6g，葱白 10g。嘱服 1 剂后，即脉沉已起，淡黄少津之苔已转润，神色亦稍振。如此卓识良谋，实堪效法。

案六：治湿温阴津被灼案

【医案】

陈某，女，年十六。1954 年 8 月 16 日初诊。湿温三候，始则邪热留恋，今则神志陡然昏瞀，时时搐搦，胸腹部赤疹累累，舌绛起刺，苔焦黑，根部腻，脉来弦细而数。阴津被灼，邪郁不达，手足厥阴俱为所累，以致神明无主，内风时动。亟予清温达邪，透营泄热，开昏蒙而息内风，冀出阴入夷为幸。

鲜生地 24g，玄参心 12g，白犀角另煎兑入 9g，肥知母 9g，石菖蒲 6g，银花 15g，带心连翘 9g，生玳瑁先煎 24g，川郁金 6g，大青叶 15g，辰灯心 1 束，钩藤后入 18g，活水芦根 30g，紫雪丹另服 2g，1 剂。

8 月 17 日二诊，神识犹然昏瞀，时仍搐搦，身热未退，胸腹部赤疹累累，渐呈紫黑，大便多日未解，脉舌如前。因思陆九芝于《世补斋医书》中，有"阳明为成温之薮"之说，此证邪虽在营，累及手足厥阴；然泄阳明之热仍不容少忽，本原意而参入通腑撤热一法。

鲜生地30g，生锦纹_{与生地同捣}9g，白犀角_{另煎兑入}9g，紫花地丁9g，知母9g，带心连翘12g，生玳瑁_{先煎}24g，玄参12g，银花15g，石菖蒲6g，人中黄9g，大青叶24g，川郁金9g，局方至宝丹_{去腊壳溶化服}1粒，钩藤_{后入}18g，活水芦根30g，全蝎4.5g，1剂。

8月18日三诊，前方服后，得大解二次，身热渐得少杀，刻下神志渐得清慧，搐搦间作，亦不若前此之甚，舌质绛而渐见津泽，苔焦黑略退，渐转焦黄，脉来弦细而数，证势略见转机，犹未入于坦途也。

原方去生锦纹，再接服1剂。

8月19日四诊，身热十退五六，神清搐定，胸腹部赤疹渐淡，渐渐知饥欲食。舌质红，仍乏津润，上罩薄黄苔，脉诊细而数。湿温化火之邪，已有退机，阴津伤而未复也。

南沙参、北沙参各12g，银花12g，生粉草4.5g，鲜石斛18g，连翘9g，白茅根_{去心衣}30g，天花粉9g，大青叶12g，鲜芦根30g，生谷芽12g，糯稻根须18g，4剂。

8月22日五诊，身热十退八九，舌转津润，质亦渐淡，上泛白苔，脉来濡软，近日当脘微觉痞闷不快，纳谷衰少。此正气内虚，温邪退而余湿未尽，湿之为物，黏腻重浊，纵使化火入营，亦往往余湿犹滞。昔方耕霞论此等证，力主清到六七，即须审顾，以防其燥去而湿或再来，从而戕伐脾肾之阳气，与温邪内发，火退而病减者，截然不同也。法当振脾元，扶胃气，参以化余湿之剂，以为善后之图。

太子参9g，清半夏4.5g，茯苓9g，土炒於术6g，无花果9g，生熟苡仁各9g，佩兰9g，范志曲9g，青蒿梗9g，炒扁豆衣12g，滑石_包12g，荷叶边12g，生谷芽15g，4剂。

【评析】

王氏本案以生津达邪、开窍息风法治湿温阴津被灼之候。湿温之治，首先是辨别表里气血之层次，再就是权衡湿与热二者之孰为偏重，而透、化、渗、清是为分解湿热的常用方法，几乎贯穿于本病始终，只是视其症情之转化而有所侧重而已。一般说，清热之要不难理解，化湿却往往为初学者所忽略，其实湿热相郁之病，化湿在里面占了相当重要的位置，良由湿热两合，则黏腻重浊，最难骤解，故清其热尤须化其湿，湿去则热势孤，拔之自易，不然，徒清其热，不化其湿，不仅热无由解，其甚者戕害阳气，变化将不可胜言。至于湿从热化，伤阴劫津，此时救阴通腑，而生津液，治法与一般温病无二致，然又有不同者，他种温病（如春温、风温）从温化火，火退而病亦解；湿温病从湿化燥，往往余湿犹滞，故燥邪一去，湿的现象尚可能再来，昔人所谓"抽蕉剥茧"之喻，用于湿温证尤为贴切。本病案为湿温由气及营，劫及阴液，而至风动痉厥之病，症见湿温三候，始则邪热留恋，今则神志陡然昏瞀，时时搐搦，胸腹部赤疹累累，舌绛起刺，苔焦黑，根部腻，脉来弦细而数。阴津被灼，邪郁不达，手足厥阴俱为所累，以致神明无主，内风时动。故予生津达邪，开窍息风。又由于患者大便多日未解，故少佐通腑，用生锦纹 9g 俾得气通而病解。

案七：治肝肾不充心悸案

【医案】

宋某，女，73 岁，1992 年 8 月 26 日初诊。心悸荡漾，时有恐惧感，夜寐不沉，且有耳鸣，舌红略紫，脉弦细。法当柔肝达木而安心神，目视眈眈，亦肝肾不充之证，一并及之。

处方：归身 10g，干地黄 18g，甘杞子 15g，夜交藤 30g，青龙齿先煎 20g，炙甘草 6g，炒淮小麦 30g，生白芍 10g，北五味子 6g，磁石先煎 30g，茯神 12g，甜百合 18g，钩藤 12g，密蒙花 4g，决明子 15g，7 剂，水煎服。

【评析】

王氏本案以柔肝达木法治心悸之候。《黄帝内经》云："心者，五脏六腑之大主，精神之所舍也。""肝为将军之官。""胆主决断。"本案患者心悸，恐惧不安，耳鸣，脉弦，提示病在心肝二脏。脉弦细不充视为虚证，所以王氏治以柔肝达木，而安心神。肝体阴而用阳，柔肝即柔润肝气，以夜交藤、生白芍、干地黄、归身、甘杞子充养肝肾之阴，阴血充养，肝气自然柔顺而不亢；青龙齿、磁石重镇降逆，使肝气入于肝血；炙甘草、小麦取甘麦大枣汤之意，以养心安神；五味子酸收敛营；茯神、百合安神；钩藤、密蒙花、决明子养肝明目，以治目视眈眈。诸药相合，柔肝达木，补母实子，心悸自平。

案八：治风热袭表风斑案

【医案】

李某，男，65岁，1991年9月14日初诊。风热袭于肌腠，周身风斑，舌红苔薄腻，脉弦濡，治以宣透。

处方：归身10g，荆芥6g，红花10g，炒赤芍10g，牛蒡子10g，防风6g，炒白芷6g，炙僵蚕、土茯苓各18g，地肤子10g，钩藤15g，净蝉衣4g，干地龙12g。

9月21日二诊，上方中加生地15g，忍冬藤12g，全蜈蚣研、分吞2条，白鲜皮12g，徐长卿15g，去干地龙。

【评析】

王氏本案以宣透疏风、活血凉血法治风疹之候。风斑，即风疹也。本案患者因风热外感，袭于肌腠，迫血出于脉，致使周身风疹发作。因此，王氏治以宣透疏风，活血凉血。用荆芥、牛蒡子、防风、炒白芷以疏风清表；僵蚕、蝉蜕轻清透邪；土茯苓、地肤子祛风止痒；干地龙通经活络；归身、红花、赤芍活血息风，取"治风先治血，血行风自灭"之意。二诊时，加生地黄滋阴凉血，徐长卿活血以息风，忍冬藤疏风通络，加白鲜皮助土茯苓、地肤子祛风止痒之效，三者走皮以息风，蜈蚣易地龙增强入经搜风之功。纵观本案，王氏治风之时勿忘治血，血行则风自灭。

案九：治肝胃阴亏，气机着滞致胃脘痛案

【医案】

龚某，女，60岁，退休职工。1992年3月20日初诊。胃脘隐痛已两年余，时轻时重。且嗳气频作，易饥而纳少，食入则脘胀不适。平素大便干结，二三日一行。舌质红尖绛，略有糙苔，脉来弦细。胃镜诊示慢性萎缩性胃炎。证属肝胃阴亏，气机着滞。仿魏氏一贯煎出入，益肝胃之阴而达木郁。

处方：北沙参15g，归身10g，生白芍10g，干地黄18g，金石斛12g，甘杞子10g，延胡索10g，川楝子10g，甘松6g，生代赭石先煎15g，红花10g，

娑罗子 10g，女贞子 15g. 蒲公英 15g，火麻仁 10g。

上方先服 7 剂后，胃脘感到舒适，疼痛减轻，大便亦畅继服 14 剂，以巩固疗效。

【评析】

王氏本案以滋肾柔肝法治肝胃阴亏，气机着滞胃脘疼痛之候。本案患者患病两年有余，病程较长，耗伤阴液，又噫气频作，气滞胃脘，脉来弦细，病在肝胃，气机郁滞，阴虚不足，且舌质红尖绛，有化火之象。所以王氏治以滋肾柔肝，用一贯煎加减，以生地黄滋阴养血，补益肝肾；当归、枸杞子、白芍、女贞子养血滋阴柔肝；北沙参、石斛滋养肺胃，养阴生津；甘松理气止痛，开郁醒脾；代赭石平肝；红花活络，"久痛治络"；娑罗子理气宽中，和胃止痛；延胡索、川楝子疏肝泄热，理气止痛；蒲公英清热化火；火麻仁润肠导邪。诸药合用，使肝体得养，肝气得舒，则诸症可解。一贯煎为魏柳州为肝肾阴虚，津液枯涸，血燥气滞而变生胸胁胃脘疾病之证而设。且王氏赞赏张山雷之论，张氏谓："气之所以滞，本由液之不能充。芳香气药，可以助运行，而不能滋血液，且香者自必燥，燥更伤阴，频频投之，液尤耗而气尤滞，无不频频发作，日以益甚，而香药气药，不足持矣。"本案患者因气滞而致胃脘疼痛，故王氏每喜用若娑罗子、川楝子、青橘叶等理气而不伤阴之品。纵观本案，用药精良，用药缜密，通过"滋水生木，润肺养金"，从而达到"金盛则木自平"的效果。

案十：治月经愆期案

【医案】

孙某，女，30 岁，就诊于 1991 年 10 月 21 日。月经愆期，乳癖作胀，时作肢体麻而脘痛频甚，舌红脉濡细，治当养营调冲，条达木郁。以冲为血海，亦须赖血以养之；肝木失达，常不利于血行也。病关情志，必也怡情释怀。

处方：当归、炒白芍、娑罗子、玫瑰花、制香附、炒延胡索、茺蔚子各 10g，乌贼骨 12g，白蒺藜 20g，紫苏梗、甘松、青橘叶各 6g，炒橘核 15g。14 剂。水煎服，每日 1 剂，早晚各一服。

【评析】

王氏本案以养营调冲、条达木郁法治月经愆期之候。本案患者月经愆期且乳癖作胀，王氏认为病关情志，是由情志不遂所致，且"女子以肝为先天"，所以治以养肝血、调肝气。方中用当归、白芍、夜交藤养血和营，同时用娑罗子、玫瑰花、制香附、炒延胡索、茺蔚子、甘松等疏肝之品以条达木郁。本案患者为情志致病，所以本案在治疗的过程中，嘱咐患者保持心情愉悦，使肝气不郁得以舒展。再配合疏肝养血之品，恢复肝疏泄之功，使其藏泄得当，月经如期。

伍　李士懋医案评析

李士懋（1936—2015），国医大师，山东黄县人，河北中医学院教授，主任医师，博士生导师，第二、三、四、五批全国老中医药专家学术经验继承工作指导老师，中国中医科学院传承博士后合作导师。临床擅长治疗内科杂症，形成了"溯本求源，平脉辨证"的思辨体系。认为温病学的治疗大法主要是透、清、滋。对于汗法有独到见解，其发汗法不仅仅用于表证，而是大量用于里证，尤善于用发汗法治疗寒凝证。代表性著述有《平脉辨证温病求索》《脉学心悟》《汗法临证发微》等。

案一：治郁热发热案

【医案】

邵某，男，3岁。1977年4月24日初诊。因外感发热入院，经输抗生素、注射退热剂后，体温已降至正常，精神亦可，准备出院。恰值其父准备出差，其母恐孩子再烧，一人无法照应，故请余相商。余诊其脉仍然沉而躁数。余告其母，郁热未透，虽用退烧药热暂降，恐至午后复热，且脉躁数较甚，可能将发热较高，其母慌慌，严拒其夫出差，夫妻争执一番。至日晡，果热至39.7℃，后予新加升降散。

僵蚕7g，大黄3g，豆豉9g，蝉蜕3g，连翘9g，薄荷4g，姜黄6g，栀子皮6g，羚羊角_{先煎}2g。

2剂，6小时服1煎。

次日上午再诊，2剂已服完，昨日通体汗出，至后半夜身热渐降，今晨已正常，诊其脉已静。嘱其饮水，饮食清淡，勿滋腻，恐食复，曰其夫可安心出差矣。

【评析】

李氏本案以升清降浊、清热解郁法治疗郁热发热之候。本案患儿因外感发热入院，经输抗生素、注射退热剂治疗之后，体温已降至正常，精神亦可。从外在表现症状来看，患儿基本无恙，但李氏通过诊脉发现，患儿脉象沉而躁数，为典型郁热脉象，即说明患儿郁热未透，有热势重起之象，即表里邪气未解。李氏用自拟方新加升降散，在升降散的基础上加入豆豉、连翘、薄荷、姜黄、栀子皮四味药。升降散出自杨栗山的《伤寒温疫条辨》，杨栗山认为郁热会导致"三焦表里阻碍阴阳不通"，其治疗必"清热解郁以疏利之"。其中"僵蚕味辛苦气薄，胜风除湿，清热解郁，从治膀胱相火，引清气上朝于口，散逆浊结滞之痰"，"蝉蜕能祛风而胜湿，涤热而解毒，故为臣"，"姜黄气味辛苦，大寒无毒，祛邪伐恶，行气散郁，能入心脾二经建功辟疫故为佐"，"大黄味苦，大寒无毒，上下通行，苦能泻火，苦能补虚故为使"。两两相伍，一升一降，可使阳升阴降，内外通和，而温病表里三焦之热全清。但患儿在入院治疗后，外感已解，郁热未透，所以李氏在此基础上加入豆豉、连翘、薄荷、姜黄、栀子皮四味药，加大郁热透发之力；又加入羚羊角，加强清热之功，同时防止郁热发作之时热极生风。纵观整个诊疗过程，最为耀眼的是李氏的平脉辨证。在外在症状尽除的情况下，通过脉象准确判断患儿为郁热未透，不得不使后人赞叹李氏临床才能，值得后人学习思考，也提示后人脉象在诊治中是极为重要的一部分，不可舍弃。

案二：治热毒夹滞麻疹案

【医案】

司马某，女，1岁3个月。1964年4月7日诊。发热已6日，颈项及耳后疹密而紫黯，身躯疹稀少。咳喘气粗，烦热渴饮，下痢赤白，日十余行。脉数大，舌红，苔黄腻。此热毒夹滞壅结于内，疹出不透。急当清泄热毒、畅达气机，佐以消导，予增损双解散加减。

僵蚕7g，蝉蜕3g，姜黄4g，酒大黄3g，桔梗4g，防风3g，薄荷3g，芦根6g，黄芩4.5g，黄连4.5g，栀子4g，石膏8g，紫草10g，槟榔4.5g。

1剂，疹即出透，喘、痢、热皆减。

【评析】

李氏本案以清泄热毒、畅达气机法治疗热毒夹滞麻疹之候。本案患儿疹密紫黯，咳喘气粗，烦热渴饮，下痢赤白，脉数大，舌红苔黄腻，一派实热之象，且疹刚出色暗紫，说明热毒内盛，又下利赤白，夹杂郁滞。郁热上攻于肺而为喘，夹滞下迫大肠而为痢。热毒壅盛，气机不畅，疹不能透发。《医宗金鉴》虽云："疹宜发表透为先，最忌寒凉毒内含。"但诊治不可教条，本案患儿热毒内盛，若毒热得透，疹即出齐，喘利顿减。所以李氏用增损双解散加减，内清外透，使热分消。增损双解散为升降散十五方之一，细看杨栗山升降散十五方，清透郁热为主，形成清、透、滋三个用药特点，其中十五方皆用僵蚕、蝉蜕以透热；增薄荷、豆豉、桔梗、牛蒡子、荆芥、防风等，增强疏透之力；选姜黄、枳实、厚朴、陈皮等，疏达气机。本案李氏所用增损双解散加减以升降散为基础，升清降浊，内清外透，加桔梗、防风、薄荷叶疏风清热；加葛根，与黄连、黄芩形成葛根芩连汤，治疗协热下利；栀子、石膏清热；槟榔行气消积；紫草活血散瘀。各药相伍，清肺热以平喘，消导以止痢，气机通畅，麻疹自出。

案三：治阴盛格阳案

【医案】

杨某，女，23岁。1987年7月23日诊。产后下利，周身彻寒，虽盛夏犹着棉衣，裤脚尚怕风入，以带系之。曾服多种抗生素，中药曾予补益气血、健脾止泻、温补脾肾、温阳固涩等剂，利时轻时重，周身寒冷如故。历时一个半月未愈，登门求诊。脉沉滑数，舌红，苔黄腻，此湿热蕴遏胃肠，升降悖逆而下利，阳郁不达而身寒。

予新加升降散合葛根芩连汤。

3剂利止而恶寒除。

【评析】

李氏本案以辛凉宣透、苦寒清泄法治阴盛格阳之候。本案患者23岁，正值青年，却因产后而下利，出现肢冷、腹冷、腰冷、周身冷等畏寒极重之候，辨证之时极易认为本案患者为气血亏虚所致，然而诸温补之剂全然无效，且脉沉滑数，舌红，苔黄腻，所以李氏诊为阳气郁闭，内热不外达之证。因此，李氏治以辛凉宣透、苦寒清泄，方用新加升降散合葛根芩连汤，使内热从外透达，湿热从下泄出，从而解阳气之郁阻。纵观本案，李氏提示后人患畏寒肢厥之候，阳虚生寒虽为常见，但阳气郁闭生寒而冷者亦不可少。李氏认为阳郁而寒与阳虚而寒以脉为辨。若脉沉而躁数，且按之有力，即使舌不甚红，亦可断为火郁。若脉虽沉数，但按之无力，此属虚寒。且虚证亦有数脉，凡脉沉无力者皆虚，且愈虚愈数，愈数愈虚，当予温补，不可误作火郁而犯虚虚之戒。

案四：治血热发斑案

【医案】

杨某，女，14岁，学生。面部及周身起大片红色斑块，热痒，夜间尤甚，心烦难以入眠，曾用抗过敏药反而加重，已4天。脉沉数。

证为血热，复感风热以致斑块。治以凉血化斑、祛风止痒，方用犀角地黄汤加减。

金银花20g，蒲公英20g，赤芍10g，地肤子8g，生地10g，栀子8g，紫草20g，紫花地丁20g，丹皮10g，白蒺藜10g，蛇床子8g，僵蚕10g，水牛角30g。4剂。

另：羚羊角10g，煎水频服。

3月6日二诊，药后症减，斑块仍在，但色红减，纳呆，舌红，苔黄厚，脉数。上方去栀子加鸡内金10g，3剂。羚羊角10g，煎水频服。

3月9日三诊，症愈，但仍纳呆，舌红，苔白，脉数。上方去白鲜皮，加焦三仙各12g，莱菔子10g，4剂。

【评析】

李氏本案以凉血化斑、祛风止痒法治疗血热发斑之候。本案患者素有血热，然又复感风热邪气，导致外热入里，两热相合，遂见沉数之脉，热邪郁于阴分，逼迫营血外出，从肌肉向外而发，导致成斑。章虚谷说："热闭营中，必多斑疹。"提示斑疹发病，多是由于热邪闭于营血，蒸迫营血泛溢肌肤而导致的。所以李氏选用犀角地黄汤清除营血邪热，因无犀角，用水牛角代之，亦有清热凉血之功，在整体上凸显清热解毒、凉血消斑的作用。除此之外，羚羊角不仅清心肝肺之热，又能透邪外出；金银花、僵蚕透散风热表邪；蒲公英清热解毒；栀子泻火除烦，凉血；紫草、紫花地丁清热凉血。以上诸药共奏凉血消斑之功，佐以地肤子、白蒺藜、蛇床子等祛风之品以止痒，从而表里同治，祛风清热。二诊之时，患者诸症缓解，斑色减退，说明用药对证，但是患者出现纳呆、苔黄厚之症，说明用药存在寒凉之过，损伤脾胃，所以除去苦寒之栀子，加入甘平化积之鸡内金以顾护脾胃。三诊之时，症状痊愈，舌苔转白，仍有纳呆，所以又去除苦寒泻火之白鲜皮，加入甘温健脾之焦三仙、甘平消食之莱菔子，防止寒凉之品进一步损伤中焦。整体看来，李氏辨证精准，从血热入手，不忘透发入里之风热，亦兼顾在表之邪风，做到表里同治，给邪气以出路，但是在二三诊之时，虽然血热化斑痊愈，但出现了用药过于寒凉损伤脾胃之纳呆症，所以亦在提示后人用寒凉清热药时，勿忘顾护中焦脾胃。

案五：治外感风热案

【医案】

翟某，男，19 岁，大学生。2002 年 11 月 21 日就诊。发热已 10 余天，曾服中西药、打针输液均无效而前来就医，体温持续 38℃左右，已 10 余天，同时伴有发热恶寒，头晕头痛，口苦咽干，腰痛身楚，动辄汗出，疲乏无力。舌正常，苔薄白。脉浮数。病已 10 余天，但邪仍在表，诊为风热外感表证。治以辛凉解表，方用银翘散加减。

金银花 20g，连翘 15g，桔梗 10g，青蒿 30g，苏叶 10g，牛蒡子 8g，黄芩 10g，菊花 10g，桑叶 10g，芦根 20g，生石膏 30g，荆芥 8g。两剂而愈。

【评析】

李氏本案以辛凉解表法治疗外感风热之候。患者发热虽然有十余日，但是其脉浮数，同时又发热恶寒、头晕头痛、口苦咽干等，所以提示患者病位仍在卫分，浮数之脉提示为风热外感。其治疗，叶天士在《温热论》指出"……温邪则热变最速。未传心包，邪尚在肺。肺主气，其合皮毛，故云在表。在表初用辛凉轻剂"。辛凉平剂银翘散为治疗温病外感第一方，所以李氏用银翘散辛凉解表以治疗外感风热。由于患者为外感疾病，已有十余日，属日久未愈者，所以在银翘散的基础上，加菊花、桑叶疏风清热，加强解表之力；黄芩助石膏、青蒿清上焦邪热；以苏叶换竹叶，加强解表之功。同时，重用生石膏、青蒿，加强其清热透热之效。《医学衷中参西录》曰："而石膏之退热，逐热外出也，是以将石膏煎服之后，能使内蕴之热息息自毛孔透出。"所以生石膏味辛，性寒，辛能散，寒能清热，石膏具有透散风热之功，且"而果有外感实热，石膏且为必须之药……外感实热者，放胆用之直胜金丹"。青蒿味辛发散，性寒气芳香，能透散风热之邪外出，故有解表之功。诸药相伍，清热之力大增，共奏清热解表之效。放眼整体，在整个诊疗过程中，李氏掌控整体，精准把握病机，虽外感日久，热势严峻，但是仍以表证为主，所以在解表同时，加强清热，重用石膏、青蒿使人叹服。

案六：治刚痉案

【医案】

孙某，男，2岁5个月，1978年3月5日诊。昨因玩耍汗出感受风寒，于晨即恶寒发热，喷嚏流涕，体温39.8℃，灼热无汗，头痛烦躁，手足发凉，突然目睛上吊口噤手紧，抽搐约3分钟。今晨来诊，见面色滞，舌苔白，脉弦紧数。

诊为刚痉，予荆防败毒散加僵蚕2剂，3小时服一煎。翌日晨，周身汗出热退，抽搐未作。

【评析】

李氏本案以宣散表邪法治疗刚痉之候。根据《金匮要略》可知无汗为刚痉，且痉证的产生根本原因在于筋脉拘急。吴鞠通在《温病条辨·解儿难》中明确地指出："痉者，筋病也。知痉之为筋病，思过半矣。"指明治疗痉病在于治筋。李氏认为痉病无论寒热虚实，还是由于其他原因所诱发，其本质都在痉为筋之病这一本质，皆因筋脉拘挛所致，而筋脉的柔和，需阳气的温煦、阴血的濡润，二者缺一不可。吴鞠通言："只治致痉之因而痉自止，不必沾沾但于痉中求之。若执痉以求痉，吾不知痉为何物。"所以治疗本案时，务必祛除致痉之因。本案患儿玩耍时汗出腠理张开，感受风寒，袭于肌表，致腠理闭郁邪壅经络，使阳气不布，阴血不敷，筋脉失养而拘急为痉。治当宣散表邪，祛其壅塞，气血调达，刚痉自出。李氏选用荆防败毒散发散风寒、解表止痉。同时，加入僵蚕胜风除湿，增加荆防败毒散宣散表邪的功效。刚痉代表方为葛根汤，李氏未用葛根汤，李氏认为二者机理相通，唯败毒散较和缓些，少些偏弊于稚嫩之体更相宜，以此可见李氏对方药之精通，以及对患者诊治的认真。

案七：治火毒成痈案

【医案】

胡某，女，32岁，护士。1982年4月6日初诊。因左乳痈，高热住院手术。术后又肿痛化脓，此起彼伏，已手术 6 次。因手术斑痕收缩，乳房似核桃状。体温波动在 37.2～39.7℃，或高或低未停。已用多种抗生素，均未奏效，改请中医治疗。脉滑数，苔黄。

此乃火毒攻窜成窜囊痈，予黄连解毒汤加减。黄连 12g，栀子 12g，黄芩 12g，大黄 5g，瓜蒌 30g，橘叶 10g，蒲公英 30g，青皮 10g，连翘 15g。

4 月 12 日二诊：上方服 6 剂，热退，乳痈红肿疼痛减其大半，又服 6 剂，痛消，未再新起。

【评析】

李氏本案以泻火解毒法治疗火毒成痈之候。《黄帝内经》指出"诸痛痒疮，皆属于心"，《重订广温热论》："热与火，未有不当清凉者也。当其伏邪外溃在表，法宜辛凉开达，使热从表泄，则发表法亦清凉法也。伏邪内结在里，法宜苦寒通降，使火从下泄，则攻里法亦清凉法也。伏邪在半表半里，法宜双方和解，使热从表泄，火从里泄，则和解法亦清凉法也。"指出火热邪气侵袭表里不同部位所用治法不同。本案患者火毒内窜，袭于左乳，发为疮疡，为里证，法宜苦寒。患者虽使用手术手段解决问题，但此只局限于局部，治标之法。必釜底抽薪，清泻火毒，方可杜其再起。所以，李氏使用黄连解毒汤泻火解毒，《重订广温热论》载："苦寒直降，即叶天士所谓苦寒直清里热也……黄连解毒汤（外台方）较重……"并且在此基础上，加入大黄化瘀泄热通经，泄下导邪；蒲公英、连翘清热解毒，消肿散结，且蒲公英为治疗乳痈要药；瓜蒌清热涤痰；橘叶、青皮行气。诸药相合，助黄连解毒汤清热解毒、化痰散结之功。整体看来，李氏着眼整体，把握疾病本质，是本案的精髓所在，亦在提示后人，治病仍要求本，切莫头痛医头脚痛医脚。

案八：治湿热痞满案

【医案】

王某，女，67 岁。胃炎，脘痞不欲食，身倦乏力，舌红，苔中黄，脉弦濡数。余用半夏泻心汤加减治之，服 20 余剂病减但未瘥。适他医至其家，撺掇与诊，与大剂黄芪建中汤杂合温中理气等药。服 2 剂病重，胸脘痞塞，嗳气频频，恶心欲吐，心中烦乱，夜不能寐，鼻干无涕，口唇干红。舌红苔中黄，脉数。

嘱芦根 30g 煎汤，冲泡黄连 3g，苏叶 2g。

服 3 剂，药后呕恶止而脘舒，但身倦乏力、气短较著，食欲尚差。此胃气虚，余热未清。上方加西洋参粉，每剂冲入 3g，5 剂而愈。

【评析】

李氏本案以清热理气法治疗湿热痞满之候。本案患者用半夏泻心汤无效，用黄芪建中汤加剧，说明患者并非寒热错杂、中焦虚损之人，查看舌脉，湿热中阻，所以李氏选用连苏饮。连苏饮系为后人命名，此方出自薛生白《湿热病篇》第 17 条 "湿热证，呕恶不止，昼夜不瘥，欲死者，肺胃不和，胃热移肺，肺不受邪也，宜用川连三四分，苏叶二五分。两味煎汤，呷下即止"，为薛生白治疗胃热呕吐之方。且薛生白自注："肺胃之气，非苏叶不能通也。" 所以此方治疗胃热气滞之呕吐。而本案患者胸脘痞塞，嗳气频频，恶心欲吐，舌红苔中黄，脉数亦是说明中焦湿热阻滞，气机不通。方中黄连清热燥湿，苏叶通胃中之气。又因为患者鼻干无涕，口唇干红，津液已伤，所以加入大剂量芦根，生津清热除烦。3 剂之后湿热渐除，气机已动，所以痞满呕恶缓解，身倦乏力气短，说明胃气虚、余热未清，所以李氏加入西洋参，达到补气养阴、清热生津的效果。总览本案，李氏将临床弯路展现于众人，毫无遮拦，可见其研学之认真；并且依据经典改变方剂服用方法，使方剂效果最佳，李氏之临床功底可见一斑。

案九：治湿热痿病案

【医案】

郭某，女，56 岁。1986 年 4 月 18 日就诊。患脑梗已 4 个月。左侧肢体不遂，酸痛且肿，抬臂不及肩，屈伸不利，下肢软无力，不能行走。头有些昏沉，语言尚清，他可。脉弦滑濡数，舌苔黄腻。

此湿热侵入经络脉隧，致肢体痿废。法当宣化经络湿热，予薛生白《湿热条辨·第四条》方。地龙 12g，秦艽 10g，威灵仙 10g，滑石 12g，丝瓜络 10g，海风藤 18g，黄连 9g，炒苍耳子 12g，防己 10g，晚蚕砂 12g。

上方共服约 30 剂，苔退，肢体已可正常活动。

【评析】

李氏本案以宣化经络湿热法治疗湿热中风之候。中风之病为邪壅经络，从患者舌脉来看，此为湿热证候。薛生白在《湿热条辨》第4条提到"湿热证，三四日即口噤，四肢牵引拘急，甚则角弓反张，湿热侵入经络脉隧中。宜鲜地龙、秦艽、威灵仙、滑石、苍耳子、丝瓜藤、海风藤、酒淬川连等味"，指出湿热侵入经络脉隧，阻遏气血的运行，使筋脉失去气血的温煦濡养而拘挛为痉，此为典型痉病表现，其病因为湿热侵袭。李氏举一反三，认为湿热侵入经络脉隧，阻遏气血运行，筋经不养而成痉病，亦可形成痹病、痿病，出现麻木、肿胀、肢挛不伸、肌肉消烁、肌僵等症状。尽管各种病症表现不一，然而其病机相通，皆符合中医异病同治之理，所以本案选用薛生白《湿热条辨·第四条》方。本案患者为中风后的肢体痿废，因其肢体不遂，酸痛且肿，抬臂不及肩，屈伸不利，所以其病位在于经络脉隧之中，所以方用地龙、海风藤、丝瓜络通经活络；秦艽、威灵仙胜湿疏风；黄连、滑石清利热湿；苍耳子散风湿，行于周身上下，为祛风疗湿之圣药；防己急走经络之湿，蚕砂化经络中浊气而生清，取吴鞠通之宣痹汤。统揽本案，李氏高明之处在于疾病基本病机，异病同治，灵活选方，为后世点明学习方法精髓所在。

案十：治气滞血瘀痰阻痴呆案

【医案】

李某，男，54岁，司机。1999年9月14日初诊。脑腔隙性梗死两次，恢复尚可，一年来智力下降，健忘。不识路径，不辨红绿灯，不能继续开车。继之言语减少，答非所问。常呆坐，看电视后不知看的是什么，后来电视也不看。脉弦滑有力，舌红暗。此痰瘀互结，闭阻心窍。予活血涤痰开窍。

陈皮100g，半夏100g，胆南100g，枳实100g，菖蒲100g，郁金100g，白矾30g，天竺黄100g，茯苓100g，川芎90g，赤芍100g，桃仁30g，红花30g，当归100g，土鳖虫100g，水蛭100g，蜈蚣60条，全虫90g，怀牛膝100g，天麻100g，乳香80g，地龙100g，银杏叶90g，丹参120g，珍珠粉50g，炙鳖甲120g，炮山甲100g，生牡蛎120g，夏枯草100g，海藻100g。

1料，共为细面，早晚各1匙。

2000 年 1 月 17 日二诊，上药共服 4 个月，精神状况明显好转，能简单计数，看电视后故事情节可大致复述，可帮助料理家务。脉转缓滑、尺较差。当增扶正之品。

菟丝子 120g，巴戟天 100g，淫羊藿 90g，肉苁蓉 100g，何首乌 100g，鹿茸 30g，红参 60g，生黄芪 100g，茯苓 120g，半夏 100g，胆南星 90g，天竺黄 100g，枳实 80g，菖蒲 80g，郁金 80g，川芎 70g，归尾 90g，赤芍 100g，桃仁 100g，红花 100g，土鳖虫 70g，水蛭 60g，蜈蚣 40g，全虫 80g，天麻 100g，怀牛膝 120g，地龙 100g，珍珠粉 30g，银杏叶 90g，丹参 120g，炙鳖甲 120g，白矾 20g，海藻 100g，炮山甲 100g。

1 料，共为细面，服如上法。

2001 年 3 月 2 日三诊，上药共服二料。现精神、智力与常人无明显差异。其妻诉曰：常与我吵架。吾笑曰："这是好事，话茬能赶上吗？"其妻曰："话来得挺快，一点不饶人。"嘱其继服 1 料，以固疗效。

【评析】

李氏本案以破滞破瘀法治疗气滞血瘀痰阻痴呆之候。薛生白在《湿热病篇》第 34 条指出痴呆的病机，"湿热证，七八日，口不渴，声不出，与饮食亦不却，默默不语，神识昏迷，进辛香凉泄，芳香逐秽俱不效者，邪入厥阴，主客浑交"。提示邪气与血胶着，且薛生白自解此为"阴阳交困，气钝血滞而致，湿不得外泄，遂深入厥阴，络脉凝瘀使一阳不能萌动，生气有降无升。心主阻遏，灵气不通，所以神不清而昏迷默默也。破滞破瘀，斯络通而邪得解矣"。所以治宜破滞破瘀，导邪外出。本案患者两次脑梗，痴呆一年有余，病情冗长，邪气入血，与血胶着难处。初诊脉弦滑有力，舌红暗，为痰瘀互结之证，所以选破滞破瘀化痰之药，方用陈皮、枳实、石菖蒲、郁金强行气化痰之功；半夏、白矾、胆南星、天竺黄增豁痰之力；茯苓渗湿，断生痰之源；川芎、赤芍、桃仁、红花、当归、怀牛膝、乳香、丹参、炮山甲、银杏叶活血破瘀；土鳖虫、水蛭、蜈蚣、全虫、地龙通经活络；天麻、珍珠粉、生牡蛎平抑肝阳，缓脉弦之力；夏枯草、海藻、炙鳖甲软坚散结。诸药相伍，散剂而服，缓缓而治，防行气破瘀豁痰之力太强，损伤患者。二诊之时，诸症缓解，脉转缓滑、尺较差，恐瘀滞已动，正气亏虚，所以原方之上，填补正之品，用菟丝子、巴戟天、淫羊藿、肉苁蓉强腰肾；何首乌活血补血；鹿茸壮阳；红参、生黄芪补气，在破血破滞之上，扶助人体正气，有泻中寓补之意，依旧散服，缓缓而治。三诊之时如常人。细品本案，主客浑受提纲挈领，李氏对薛生白医理的理解应用不得不为后人叹服。

案十一：治阳明热盛夹湿案

【医案】

剧某，男，53 岁。2002 年 7 月 3 日初诊。于 1 个月前外感发热，热退后汗多动辄汗出，进食时汗如浴，自腋下流至腰，尚不觉烦热口渴，二便调。脉洪大而濡数，舌略红苔白薄腻。

证属：阳明热盛夹湿。

法宜：清解阳明之热，兼以祛湿。

方宗：白虎加苍术汤加减。生石膏 30g，知母 7g，炙甘草 7g，粳米 1 把，苍术 12g。

3 剂，水煎服。

7 月 6 日二诊，药后大汗止，脉转濡滑，腻苔退，停药。嘱食宜清淡，不可厚腻。

【评析】

李氏本案以清解阳明，兼以祛湿法治疗阳明热盛夹湿之候。本案患者虽然外感表证已解，但是其动辄汗出，进食时汗如浴，脉洪大，所以李氏认为此为邪热入里。方用白虎加苍术汤，《温病条辨》第 26 条原文载"手太阴暑温，或已经发汗，或未发汗，而汗不止，烦渴而喘，脉洪大有力者，白虎汤主之……身重者，湿也，白虎加苍术汤主之……"认为白虎汤的应用应该具备：汗大出、口大渴、脉洪大，有湿之时加苍术化湿。而李氏在应用白虎汤的临床经验中发现，白虎汤的应用尤以脉洪大为准。本案患者脉洪大濡数，以洪大为主，所以李氏认为此以阳明之热为主，兼暑湿邪气，累及口腹，湿蕴于中，致成阳明热盛兼湿之证。阳明热盛，逼迫津液外泄而为汗，同时湿邪阻滞，导致营卫不和，汗亦出，二者相合，汗出如浴。所以方用白虎加苍术汤，清解阳明，兼以祛湿，治疗汗出如浴，亦是防其大热将起，因脉洪大而数为大热之征。李氏在本案中用经典而不拘泥于经典，紧密结合临床，将经典方剂发挥最大作用。

案十二：治气滞痰瘀案

【医案】

芦某，女，35 岁。2006 年 12 月 19 日初诊。寐差 10 余年，卧后两三个小时不能入睡，或整夜无眠。服两片安定，亦仅能睡二三个小时，心情焦躁郁闷，头痛，腰痛，纳差，面起痤疮，便干。患子宫肌瘤，经量多。脉右弦左滑，舌暗红。

证属：气滞痰郁，血行不畅。

法宜：行气涤痰活血。

方宗：温胆汤加减。陈皮 9g，半夏 30g，茯苓 15g，白术 10g，胆南星 10g，石菖蒲 9g，枳实 9g，竹茹 8g，柴胡 9g，瓜蒌 30g，生蒲黄 10g，炒五灵脂 12g。

2007 年 2 月 2 日二诊，上方共服 42 剂。睡眠已好转，无须安眠药，每夜可睡 6 小时左右，食增，头痛除，痤疮轻，经血已少，便已不干。脉滑略减，舌稍红。上方加党参 12g，当归 12g，炙黄芪 12g，减瓜蒌为 15g，14 剂，水煎服。

【评析】

李氏本案以分消上下法治疗气滞痰瘀之候。叶天士在《温热论》中说道"再论气病有不传血分而邪留三焦，亦如伤寒中少阳病也。彼则和解表里之半，此则分消上下之势，随症变法，如近时杏朴苓等类，或如温胆汤之走泄"，指出温胆汤可以分消上下。本案患者脉右弦左滑，滑为痰蕴，弦为气滞，且舌暗红，乃血行瘀泣，所以本案患者诊为气滞痰蕴，血行不畅。痰气郁结，滞而不行，内扰而神魂不安；上扰则头痛，面起痤疮；下扰痰瘀阻于胞宫，则血不循经，月经量多。所以李氏选用温胆汤，分消上下，宣展气机，泄化痰热，在此基础上，加白术健脾化湿；胆南星、石菖蒲、瓜蒌，助温胆汤化湿化痰；柴胡升提阳气，引药入肝，促进肝主疏泄之功；生蒲黄、炒五灵脂二药相合为失笑散，取其活血祛瘀之功。诸药相伍，行气涤痰活血之力大增，上下损伤病证减轻。所以，二诊之时，诸症减轻，气机已畅，渐露气虚之象，遂瓜蒌减半，减其化痰之效，加党参、当归、炙黄芪以扶正，补气活血补血。整体分析本案，李氏法予行气、涤痰、活血，多法并用，分消上下，直捣黄龙。

案十三：治邪伏募原案

【医案】

曹某，女，22 岁，学生。2001 年 8 月 17 日上午初诊。高热 40℃，持续不退已九日，血象偏低，已排除伤寒病肺部感染、泌尿系感染、肝胆疾病，未能明确诊断，仍是高热待查。已用多种抗生素，包括进口的昂贵抗生素，均未控制发热，诊时见高热阵汗出，汗后恶寒发热，头身痛，恶心不食。日下利二三次。脉濡数，苔厚腻微黄。

此湿热遏伏募原，予达原饮治之。川朴 6g，常山 6g，草果 8g，焦槟榔 10g，青蒿 15g，青皮 10g，黄芩 9g，知母 6g，石菖蒲 9g，藿香 12g。

两剂，水煎服，嘱 8 小时服 1 煎。

8 月 18 日上午二诊，服完一剂即遍身染染汗出，一夜持续未断。今晨药已服完，体温已然正常，舌苔未净，继予六和定中丸加消导之品用之而愈。

【评析】

李氏本案以透达膜原、辟秽化浊法治疗邪伏募原之候。吴又可在《温疫论》说："疫者感天地之疠气……邪从口鼻而入，则其所客，内不在脏腑，外不在经络，舍于伏膂之内，去表不远，附近于胃，乃表里之分界，是为半表半里，即《针经》所谓'横连膜原'者也。"指出膜原的位置。而温热邪气入膜原半表半里，邪正相争，故见憎寒壮热；邪气内侵入里，导致呕恶、头痛、烦躁等一派秽浊之候。由于邪不在表，亦不在里，忌用发汗、单纯清热之法，当以开达膜原、辟秽化浊为法。本案患者见高热阵汗出，汗后恶寒发热，头身痛，恶心，脉濡数，苔厚腻微黄，提示邪伏募原。达原饮虽出自吴又可《瘟疫论》，但此处李氏所用者为秦伯未改辑之达原饮，在吴又可达原饮的基础上去芍药，加常山、石菖蒲、青皮，主治湿热温疟，加强清热化痰之功，正对本案脉濡数、苔厚腻微黄之湿热之候。李氏认为邪伏募原，表里阻格之高热恶寒、汗出、头身痛等，非一般芳香化湿所能胜任。达原饮中常山、草果、厚朴、槟榔等，溃其募原伏邪，石菖蒲、青皮开痰下气，黄芩、知母和阴清热，甘草和之。又加轻清之品青蒿、藿香增加达原饮透达之力。主治湿热蕴阻高热不退者。纵览全局，叹服李氏学识之宽广，遣方之恰当，用药之灵活，为后世值得学习。

案十四：治气分热盛血行案

【医案】

张某，男，21岁。1970年3月22日初诊。1969年因食蓖麻油炸的油条而中毒，继发再生障碍性贫血。血红蛋白在4g/L左右，红细胞2.0×10^{12}/L左右。经常衄血、发热、烦躁、自汗，身有瘀斑多处，此起彼落。每周输血400mL维持住院治疗4月余，未见起色，请中医会诊。舌淡红，苔薄黄。脉洪大而数。

此气分热盛，淫于血分，迫血妄行。予化斑汤。无犀角以白茅根代之。生石膏60g，知母10g，生地30g，玄参30g，生甘草9g，白茅根40g，粳米1把，上方出入，经两旬热不再发，血止脉敛，血色素增至6g。后石膏减量至45g，加阿胶继服。两月后血色素稳定在10g以上。

【评析】

李氏本案以咸寒苦甘、清热凉血法治疗气分热盛血行之候。本案患者发斑因食蓖麻油中毒，继发再生障碍性贫血而引起的，且经常衄血、发热、烦躁、自汗，出现血热之证，但诊其脉，洪大而数，气分实热之象明显，又诊其舌与苔，淡红而薄黄，说明血热之证虽有，但非主证。所以李氏认为本案患者以气分热盛为主，波及血分，出现血热之证。在《温病条辨》上焦篇第16条和中焦篇第21条分别提到"发斑者，化斑汤主之""阳明斑者，化斑汤主之"，均是由气分邪热传至血分。吴鞠通自注化斑汤方义"此热淫于内，治以咸寒，佐以苦甘法也。前人悉用白虎汤作化斑汤者，以其为阳明证也。阳明主肌肉，斑家遍体皆赤，自内而外，故以石膏清肺胃之热，知母清金保肺而治阳明独胜之热，甘草清热解毒和中，粳米清胃热而保胃液，白粳米阳明燥金之岁谷也。本论独加玄参、犀角者，以斑色正赤，木火太过，其变最速，但用白虎燥金之品，清肃上焦，恐不胜任，故加玄参启肾经之气，上交于肺，庶水天一气，上下循环，不致泉源暴绝也，犀角咸寒，禀水木火相生之气，为灵异之兽，具阳刚之体，主治百毒蛊疰，邪鬼瘴气，取其咸寒，救肾水，以济心火，托斑外出，而又败毒辟瘟也；再病至发斑，不独在气分矣，故加二味凉血之品"。所以李氏选用化斑汤治疗本案，犀角贵重以白茅根代替，在此基础上重用石膏以清气分热盛，加生地黄凉血滋阴，增强化斑汤咸寒苦甘之效。后期石膏减量，恐过于寒凉，加入阿胶补血，以稳固疗效。

案十五：治肝阴亏虚心动案

【医案】

刘某，男，56岁。2005年10月24日初诊，心中悬摇惊怵，左胸痛，常太息头晕，阴缩。诊为冠心病、心绞痛。脉弦细而劲，舌红绛少苔。

证属：肝阴虚，肝风内旋。

法宜：滋阴潜阳，平肝息风。

方宗：三甲复脉汤加减。生龙骨30g，生牡蛎30g，怀牛膝12g，干地黄15g，炙鳖甲30g，阿胶15g，地龙15g，败龟板30g，白芍18g，天麻15g，生石决明30g，山茱萸15g，白蒺藜12g。

11月7日二诊：上方共服14剂，症状消失，又以上方20剂配面药，以固疗效。

【评析】

李氏本案以养阴柔肝息风法治疗肝阴亏虚心动之候。本案患者以心中悬摇惊怵为主症，有胸痛太息之症，说明患者出现气滞之证，波及外阴，肝经环阴器，入毛中，所以提示病位在肝。观其舌脉，脉弦更加确定病位在肝，同时脉细而劲，舌红绛少苔，提示此为阴虚之证，即肝阴亏虚，肝风内旋。肝风上扰而头晕，内窜于心则惊悸怵惕，胸痛太息。肝经绕阴器，阴亏而筋挛，致阴缩。吴鞠通在《温病条辨·下焦篇》第14条写到"下焦温病，热深厥甚，脉细促，心中憺憺大动，甚则心中痛者，三甲复脉汤主之"，指出三甲复脉汤为治疗肝阴亏虚生风扰心之方。一甲复脉汤、二甲复脉汤与三甲复脉汤同属于复脉汤类，均为养阴之方剂。吴鞠通自注"前二甲复脉，防痉厥之渐；即痉厥已作，亦可以二甲复脉止厥。兹又加龟板名三甲者，以心中大动，甚则痛而然也"，指出三甲复脉汤在前两甲之上出现肝风扰心之症，本案患者便是如此。所以李氏选用三甲复脉汤，又加怀牛膝引虚火下行；地龙通经活络；生龙骨、天麻、生石决明平抑肝阳；山茱萸滋补肝阴；白蒺藜平肝解郁祛风。共奏养阴柔肝、平肝息风。二诊之后，李氏以散剂嘱患者服用，邪深已久，徐缓而治，以巩固疗效。

参考文献

［1］高尔鑫.汪石山医学全书［M］.北京：中国中医药出版社，2015.

［2］李家庚，陶春辉.汪石山经典医案赏析［M］.北京：中国医药科技出版社，2019.

［3］褚玄仁，李顺保.缪仲淳医学全书集［M］.北京：学苑出版社，2000.

［4］郑小伟.明代医家缪希雍诊疗特色探析［J］.中国中医学报，2001，16（3）：19.

［5］徐左北.缪氏吐血三要法刍议［J］.中国中医急症，2003，14（9）：882.

［6］李孝刚.论降气法及其应用［J］.上海中医药大学学报，2002，6（2）：18.

［7］邱立新.试论缪希雍用童便的特色［J］.中国中医急症，2004，13（5）：311.

［8］缪廷杰.明代医家缪仲淳及其神农本草经疏［J］.上海中医药杂志，1957，8：17.

［9］陈熠.喻嘉言医学全书：寓意草［M］.北京：中国中医药出版社，1999.

［10］方芳，赵艳茹，顾媛媛，等.喻氏学术思想初探［J］.中医药信息，2013，30（05）：12-13.

［11］沈英森.试论喻嘉言学术渊源及贡献［J］.暨南大学学报，1981，02：113-117.

［12］李金垣.喻嘉言的学术思想［J］.天津中医，1987，06：32-34.

温病名家医案评析

［13］廖家兴，姜建国.喻嘉言学术思想探讨［J］.江西中医药，1981，03：38-43.

［14］徐美春.喻嘉言学术思想与医疗研究浅说［J］.中医杂志，2007，18（06）：20-21.

［15］叶天士著，吴少祯编.临证指南医案［M］.北京：中国医药科技出版社，2011.

［16］叶天士著，程门雪校.未刻本叶氏医案［M］.上海：上海科学技术出版社，2010.

［17］陈克正.叶天士诊治大全［M］.北京：中国中医药出版社，2013.

［18］叶天士，缪宜亭，薛生白著，吴金寿纂.三家医案合刻［M］.上海：上海科学技术出版社，2010.

［19］秦伯未.清代名医医案精华［M］.北京：人民卫生出版社，2006.

［20］薛生白.扫叶庄医案［M］.上海：上海科学技术出版社，2010.

［21］薛雪著，鲁兆麟编.薛雪医案［M］.北京：北京科学技术出版社，2014.

［22］潘桂娟.中国历代名家学术研究丛书：薛雪［M］.中国中医药出版社，2017.

［23］刘奎.松峰说疫［M］.北京：学苑出版社，2004.

［24］吴瑭.吴鞠通医案［M］.上海：上海科学技术出版社，2010.

［25］宋恩峰，黄廷荣.吴鞠通经典医案赏析［M］.北京：中国医药科技出版社，2015.

［26］盛增秀.重订王孟英医案［M］.北京：中国中医药出版社，2011.

［27］雷丰.时病论［M］.北京：中国中医药出版社，2011.

［28］雷少逸著，唐文吉，唐文奇编.重编时病论集注［M］.北京：学苑出版社,2013.

［29］柳宝诒著，张耀卿整理.柳宝诒医案：6卷［M］.北京：人民卫生出版社，1965.

［30］刘越.张锡纯医案［M］.北京：学苑出版社，2003.

［31］叶勇.张锡纯经典医案赏析［M］.北京：中国医药科技出版社，2015.

［32］上海中医学院.程门雪医案［M］.上海：上海科学技术出版社，2002.

［33］张栋.名医经典医案导读［M］.北京：人民军医出版社，2009.

［34］朱世增.赵绍琴论温病［M］.上海：上海中医药大学出版社，2009.

［35］赵绍琴著；杨连柱，彭建中整理.赵绍琴临床经验辑要·赵绍琴亲传医学全集［M］.北京：中国医药科技出版社，2018.

［36］王键，吴毅彪，任何，等.中国现代百名中医临床家·王乐匋［M］.北京：中国中医药出版社，2009.

［37］李士懋，田淑霄.平脉辨证相濡医案［M］.北京：中国中医药出版社，2015.

［38］李士懋，田淑霄.平脉辨证治专病［M］.北京：中国中医药出版社，2015.